DIAGNÓSTICO DEL ABUSO SEXUAL EN NIÑAS Y NIÑOS MENORES DE 5 AÑOS

María Cecilia López

EDITORIAL
MAIPUE

Diagnóstico del abuso sexual en niñas y niños menores de 5 años
María Cecilia López

1ª edición, octubre de 2021
2ª reimpresión, octubre de 2023

ISBN: 978-987-8461-19-9

Arte de tapa: Mariana Gabor, *Entre cardones*, acrílico sobre tela, 80 x 80 cm
Diagramación: Mariana Cravenna
Corrección: Silvina Crosetti

López, María Cecilia
Diagnóstico del abuso sexual en niñas y niños menores de 5 años / María Cecilia López.- 1a ed. - Ituzaingó : Maipue, 2021.
384 p. ; 22 x 15 cm. - (Niñez y adolescencia. Abuso en la infancia)

ISBN 978-987-8461-19-9

1. Abuso Sexual Infantil. I. Título.
CDD 362.76

Tel.: 54 (011) 4624-9370 / 4458-0259
Zufriategui 1153 (1714) – Ituzaingó
Pcia. de Buenos Aires – República Argentina
Contacto: promocion@maipue.com.ar / ventas@maipue.com.ar
www.maipue.com.ar

Queda hecho el depósito que establece la Ley 11.723.

Libro de edición argentina.

Índice

Palabras iniciales

"Quien tenga ojos para mirar y oídos para escuchar, puede convencerse a sí mismo de que ningún mortal es capaz de guardar un secreto. Aquel cuyos labios callan, se delata con la punta de los dedos; el secreto quiere salírsele por todos los poros. Y por eso es posible dar cima a la tarea de hacer consciente lo anímico más oculto".

Sigmund Freud, 1905

A la hora de realizar el psicodiagnóstico de un abuso sexual existe un mito generalizado que parte del supuesto de que evaluar a un niño/a menor de 5 años es una tarea quijotesca y demasiado complicada; se suele argumentar que los tests y técnicas que tradicionalmente son utilizados en niños/as más grandes presentan dificultades para ser administrados a los más pequeños dado que su psiquismo está en formación, no han aprendido aún a hablar o no cuentan con el suficiente desarrollo psicomotriz como para dibujar, por ejemplo. Se puede observar que en muchas ocasiones los psicólogos evalúan a los niños/as preescolares de una manera similar a cómo lo harían con un niño/a ya escolarizado o, peor aún, con un adulto. "¿Sabes para qué has venido aquí?", preguntan al niño/a en su primera entrevista; y cuando reciben como respuesta un gesto de confusión, se limitan a tomar apuntes en vez de explicar con palabras simples que la función de un psicólogo en estos casos es intentar ayudarlo con algún problema que pudiera llegar a ponerlo triste o nervioso. Si tan solo nos limitamos a ofrecerle juguetes sin explicar nada, eso no hará otra cosa que confundirlo aún más... No hablar con el niño/a, no darle las explicaciones que se merece y a las cuales tiene derecho, tratarlo como un no-sujeto y un clon de sus adultos por ser tan solo un niño/a, significa faltarle el respeto, subestimarlo. Vaya a saber por qué, también es frecuente la costumbre de pasar por alto algo tan simple como la edad y la etapa evolutiva del niño/a; se le exige que hable y se comporte de forma idealizada, según las expectativas del profesional. Así, suele observarse a profesionales que pretenden que un niño/a que aún usa pañales y ni siquiera ha aprendido los nombres de la anatomía humana relate cómo ha sido abusado, cuente su historia respetando lineamientos témporo-espaciales o responda cuestionarios sin tener en cuenta si está motivado, exigiéndole concentración, exigiéndole que utilice una semántica y estructuras sintácticas propias de un adulto y, peor aún, esperando que dibuje y juegue de forma realista y sin mediatización simbólica su trauma. Parecería que en este tipo de casos todo y cualquier cosa representa una excusa perfecta para evitar a toda costa diagnosticar un abuso sexual: "Estoy en dudas si es un abuso o no. Solo juega a cocinar dinosaurios papás, pero nunca jugó a que un muñeco violara a otro...", frases como la anterior son pronunciadas por muchos psicólogos. Paradójicamente, a la hora de evaluar a un niño/a tampoco se suelen respetar sus tiempos subjetivos, tan necesarios a para tomar valor –u organizarse mentalmente– y animarse a hablar. Siempre hay apuros, exigencias, un cierto grado de tensión, de incomodidad, que la víctima, por más pequeña que sea, capta al instante de forma intuitiva y tiene el efecto de hacerla desconfiada y temerosa de expresarse libremente. De esta manera, si el niño/a no ha sido específicamente derivado por una clara sospecha o diagnóstico confirmado de abuso, lamentablemente, es muy raro que, desde el inicio de una evaluación, entre todas las variables diagnósticas se tenga en cuenta el trauma sexual como causal de su sintomatología; y aunque sobren los indicadores de abuso sexual se los suele pasar por alto, adjudicándoselos a otro tipo de trastornos: "No desarrolló ningún juego sexual, solo intentó romper muñecos y no me sostuvo la mirada. Seguro que es un TGD...". Llamativamente, tampoco se tiene en cuenta toda la batería de mecanismos defensivos que el niño/a con este tipo de trauma suele implementar para hacer frente a un tipo de vivencia que constantemente amenaza su equilibrio mental, y parecería que es más fácil quedarse con "El niño/a dijo que a él no le pasó nada…", que detectar el mecanismo de negación; con "Dijo que todo lo que contó es una mentira y una broma…", que detectar el mecanismo de desmentida; con "Habló de un lobo pero no de su padre…", que detectar el uso del simbolismo y el mecanismo de proyección; con "Se niega a hablar...", que detectar la vergüenza y el mecanismo de la regresión; con "Está diciendo todo lo contrario de lo que dijo en un principio...", que detectar el mecanismo de retractación; con "Se vive tocando sus genitales porque es precoz...", que detectar el mecanismo de la repetición compulsiva del trauma; con "Es terrible, muy agresivo y se burla de todos...", que detectar el mecanismo de la identificación con el agresor; con "Habla como si tuviese un discurso aprendido de memoria...", que detectar el mecanismo de la disociación. Evidentemente, el tabú que gira en torno al abuso sexual en la infancia no solo atraviesa todas las épocas históricas y clases sociales sino también todos los estratos de profesionales encargados de evaluar a los niños/as, que llegando casi a un cuarto del siglo XXI parecería que continúan empeñados en desestimar cualquier indicador de abuso argumentando, refugiándose en silogismos teórico-abstractos que funcionan a modo de dogmas heredados de grandes maestros de la psicología de antaño pero que, a pesar de su vasta práctica profesional, jamás han mencionado en su bibliografía su experiencia en atención clínica con niños y niñas con este tipo de problemática. Desde la psicología, aún se suele hablar de los niños/as desde un antiguo paradigma idealizado que señala cómo deberían comportarse, teorizando sobre la base de innumerables supuestos, pretendiendo adaptar al niño/a real a un niño/a ideal, pretendiendo resolver sus problemas urgentes y concretos de manera abstracta, con un marco teórico desactualizado para este tipo de casos. ¿Qué sucedería si observásemos a un niño/a sin filtros teóricos, sin intentar encajarlo en lo que se supone es o debería ser? De esto se trata este libro, de comenzar a observar a los niños/as que nos llegan a la consulta de forma directa y simple, sin tanto prejuicio, atravesando los dogmas, aceptando otras posibilidades en cada una de las fisuras, en las dudas que cada caso en particular nos pueda llegar a plantear. Este libro es un intento de despojarnos de la sobredosis de teoría con la que comúnmente nos manejamos los psicólogos, para abrirnos a una perspectiva más pragmática que nos facilite un diagnóstico rápido y eficaz que pueda servir para rescatar de la muerte emocional –real– a los niños y niñas que agonizan traumas sexuales mientras esperan que alguien los pueda entender en su idioma, el idioma de la infancia.

Prólogo

La violencia contra las mujeres, las niñas y los niños, es un aspecto de la vida familiar y social que ha permanecido oculto y ausente como tema de estudio en la formación curricular de los profesionales que en el futuro tendrán a su vez sobre sus hombros la responsabilidad de formar, educar y tratar a las mujeres y a los niños y niñas. También, se ha invisibilizado en la literatura, así como en los indicadores de salud y desarrollo de los pueblos latinoamericanos.

Gracias a las denuncias de los movimientos de liberación de las mujeres y de los movimientos por los derechos humanos de niñas y niños, y a la impresionante cantidad de literatura e investigaciones que en otros países como Estados Unidos se han producido en las últimas décadas, Latinoamérica empieza, a plantearse interrogantes en relación con la violencia sexual. Surgen, cada vez más, estudios y grupos privados y estatales interesados en el análisis del problema.

Sin embargo, las viejas ideas y los mitos sobre la familia ideal siguen siendo más resistentes que la realidad. Sobre todo, cuando la realidad muestra que las mujeres y que las niñas o niños, son las principales víctimas de la violencia sexual, y que son victimizados en su gran mayoría por hombres, con quienes sostienen una estrecha vinculación. Hoy es evidente que la violencia en la familia es un problema serio, presente en todos los sectores socioeconómicos, religiosos, culturales y étnicos.

Organizaciones no gubernamentales, y estudiosas del tema como la licenciada María Cecilia López, empiezan a denunciar hechos, a capacitar a personas, a investigar y a desarrollar programas dirigidos a combatir, tratar y prevenir la violencia contra niños y niñas. Sin embargo, son escasos en la región los informes sobre la violencia de género. Esta situación no es sorprendente, ya que, para hacer estudios que examinen todos los aspectos ligados a la salud de la niñez en los que está presente la dinámica y las secuelas de la violencia, debe vencerse la resistencia de los científicos para considerar que los niños y niñas son un grupo social que enfrenta limitaciones particulares y el abuso sexual exige un tratamiento especializado.

Muchos estudios dan muestra de que la agresión física a mujeres, el incesto y otros tipos de abusos a niñas y niños son consecuencia de la estructura jerárquica patriarcal. De esta forma la familia se organiza dentro de una jerarquía de poder basada en el sexo, la edad y la posesión de recursos materiales y personales. La persona que tiene estos recursos y atributos es, por lo general, un hombre adulto, y esa posición de poder de los hombres como jefes de familia ha sido legitimada por todas las instituciones sociales que la apoyan y reconocen.

El patriarcado exige, igualmente, que las mujeres deban servir a los hombres en posiciones de subordinación. La investigación histórica muestra que la estructura jerárquica patriarcal de la familia confiere inmensos poderes a los hombres sobre sus esposas y, preferentemente, sobre sus hijas. El incesto y los golpes a la esposa son abusos que resultan de la estructura patriarcal de la familia.

La mayor parte de los estudios norteamericanos y regionales confirman que los hombres son los principales autores de la violencia sexual contra mujeres, niñas y niños.

Considero que la socialización diferenciada por el género proporciona explicaciones para comprender por qué los hombres son los principales perpetradores de la violencia sexual contra mujeres, niñas y niños. Algunos de los factores son los siguientes:

- El proceso de socialización diferenciada por sexo fundamenta en buena parte esta asimetría en el cumplimiento del abuso sexual, fundamentalmente en el incesto.
- El que los hombres sean socializados para utilizar la violencia como heroísmo y el hecho de que la violencia sea una cuestión de valor, el que sean impulsados a preferir compañeras menores, más débiles y con menos poder; y que las mujeres sean estimuladas a preferir y valorar compañeros mayores, más fuertes y poderosos, hace que los niños y las niñas se acerquen más a ese modelo de compañera internalizado por los hombres.
- Por el contrario, a la mujer se le socializa para ser responsable del cuidado de los niños. Este papel asignado socialmente por el género ha permitido desarrollar, inevitablemente, empatía por los niños y niñas, lo que explica el porqué, estando las mujeres más cercanas a los niños no sexualizan esta relación.

Todas las formas de abuso sexual tienen como sello el secreto y la negación. El secreto sirve a dos propósitos: proteger al perpetrador y permitir la repetición de su comportamiento.

El incesto padre/hija es el más frecuente y constituye el paradigma de la victimización sexual femenina, pues no existe una relación más desigual que aquella que se da entre un padre y su pequeña.

El trauma más severo del incesto lo provoca la traición, no es necesario ni el contacto físico para que esta se produzca. Basta que un padre pervierta su rol para que el daño quede establecido; y esta explotación sexual se da cuando un padre, por ejemplo, pide a su pequeña hija que le enseñe sus genitales con fines sexuales.

El abuso sexual de la niñez tiene lugar en un clima de terror persuasivo, en el cual las relaciones ordinarias de protección se han visto profundamente interrumpidas. Además del temor a la violencia, las victimas informan un sentido abrumador de impotencia. En este entorno familiar abusivo, el ejercicio del poder paternal es arbitrario y absoluto.

Se produce un conjunto de síntomas que esconden y revelan sus orígenes, verdades demasiado terribles para las palabras.

Es muy tentador asumir la posición de perpetrador. Apela al deseo universal de no ver, ni escuchar, ni pronunciar lo negativo.

Ponernos del lado de la víctima, demanda que compartamos el inmenso peso del dolor. Demanda acción y compromiso.

Esta es la dinámica del incesto y el abuso. El perpetrador niega la responsabilidad de los crímenes; sus armas son el ocultamiento y el secreto. En caso de que fallen ataca a la víctima; si no la puede silenciar lanza un número impresionante de racionalizaciones sofisticadas y elegantes: nunca sucedió, la niña miente, lo provocó o fue la ausencia de la madre, o su frigidez; y sea lo que sea, es hora de olvidar y seguir adelante.

Todos estos requisitos los encontramos de forma exhaustiva en este libro de la licenciada María Cecilia López, autora de numerosos títulos sobre el abuso sexual. La autora profundiza en diferentes áreas teóricas del abuso sexual que resultan en un completo conocimiento del tema.

Para neófitos y versados en la materia la información recogida en esta obra es de gran utilidad porque ayuda a conocer el contexto y la dinámica de la ocurrencia del abuso sexual en menores de edad.

Este conocimiento es necesario, yo diría obligatorio, para terapeutas y para quienes deseen estudiar el tema.

La terapia no se trata solo de arte, se requiere el conocimiento exhaustivo; no conocer en profundidad, ha llevado a catastróficas intervenciones terapéuticas.

Ahora contamos con esta información confiable en español, que debemos leer y apoyar porque aun así el estereotipo y la mala praxis es lo más frecuente en los pocos abordajes a los niños y niñas violentados sexualmente.

Observamos también en este texto, la habilidad terapéutica de esta autora que hoy nos convoca, su capacidad de ser flexible, intuitiva y su gran conocimiento de las secuelas del abuso sexual.

Quienes trabajamos el tema nos tomamos muy en serio y con respeto lo que sucede a los niños y niñas que acuden a nosotras en búsqueda de apoyo. El consultorio es tal vez el único y más confiable lugar seguro de niñas y niños violentados sexualmente. Este amor y respeto nos ha alimentado el deseo de conocer más y mejor el impacto del abuso, a huir de la ignorancia y la mala praxis.

La difusión del conocimiento es una de nuestras grandes tareas. Felicito a la licenciada María Cecilia López por su habilidad para escribir, pero aún más por enseñarnos con sus interacciones terapéuticas a llegar suavemente, con pericia y amor, al alma de nuestros niños y niñas con el propósito de sanarlos de una manera profunda, permitiéndoles salir de dolores innombrables, hacia la esperanza y la alegría de vivir.

Doctora Gioconda Batres Méndez
San José, Costa Rica

Introducción

La idea de este libro surgió a partir de muchos años de trabajar como psicóloga particular, perito de parte y supervisora en casos de abuso sexual, recorrido en el cual he podido observar múltiples falencias y confusiones en torno al diagnóstico de esta temática tan compleja y tabú; especialmente, cuando se realizan evaluaciones en la primera infancia, en las que no se pueden aplicar muchos de los tests y técnicas que tradicionalmente son utilizados con niñas y niños más grandes.

De esta manera, el objetivo que hoy nos convoca es proponer un método de diagnóstico basado en catorce criterios de evaluación, el cual, vale destacar, es complementario a los que generalmente son utilizados en los ámbitos forenses.

Este libro se divide en cuatro partes: 1) consideraciones generales; 2) criterios diagnósticos; 3) innovaciones metodológicas y 4) casos prácticos.

En la primera parte, repasaremos conceptos referidos al proceso psicodiagnóstico; definición, clasificación y mitos del abuso sexual; la entrevista psicológica; el inexistente SAP y marco jurídico.

En la segunda parte, describiremos los catorce criterios a partir de los cuales podremos basar nuestro diagnóstico del abuso sexual en los niños/as menores de 5 años.

En la tercera parte, hablaremos de la figura del psicólogo; de la toma de entrevistas; de los tests y técnicas más adecuados para este tipo de casos; haremos hincapié en el desarrollo de nuevas metodologías para diagnosticar específicamente a este tipo de niños/as aún no escolarizados; también, de las modalidades de intervención; de los materiales y espacio del consultorio.

Finalmente, en la cuarta y última parte del libro, compartiremos seis casos diagnosticados como abuso sexual de niños/as entre 1,8 (un año y ocho meses de edad) y 5 años, para ejemplificar lo aprendido a lo largo del anterior desarrollo teórico.

PRIMERA PARTE

Consideraciones generales

Capítulo 1

Psicodiagnóstico de niñas y niños

Generalmente, cuando los niños/as menores de 5 años tienen un problema no saben cómo explicarnos lo que les sucede, ni la manera más adecuada de pedir ayuda; y esto se agudiza en el caso de estar atravesando por un trauma sexual. Para averiguar qué les podría estar pasando existe un procedimiento llamado psicodiagnóstico, el cual, se considera que los únicos profesionales que están capacitados para realizarlo son los licenciados en psicología que se hayan especializado en la atención clínica de niñas y niños, y que cuenten con un debido entrenamiento en el tema del abuso sexual en la infancia. A continuación, desarrollaremos este tema.

Definición

Un psicodiagnóstico es un proceso de evaluación cuyo objetivo consiste en investigar sobre algún aspecto específico de la persona; en este caso, del niño/a. Como si fuese un detective, el psicólogo deberá detectar cuál es el verdadero problema que suele esconderse detrás del motivo inicial de la consulta, y luego averiguar qué o quién lo causó, así como también, cómo y cuándo pudo haberse originado.

A la hora de evaluar a niños/as es muy común que sus padres y/o madres consulten porque se los ha sugerido el pediatra, la maestra o porque han sido derivados desde un juzgado, por ejemplo. Frecuentemente, se consulta por un motivo que suele ser llamado el motivo manifiesto de la consulta, y el cual suele ser "la superficie del iceberg"; por ejemplo, el niño/a dejó de controlar esfínteres, dejó de hablar, comenzó a caminar en puntas de pie, etc. A partir de la sintomatología por la que se consulta, el psicólogo deberá deducir cuál podría llegar a ser su causa; para esto, establecerá una serie de pruebas con el objetivo de comprobarla de una manera similar a como lo haría un médico cuando un paciente lo consulta por un determinado síntoma físico y lo manda a hacer una serie de estudios clínicos.

Los psicólogos de niñas y niños cuentan con una batería de tests, técnicas y pruebas que permiten evaluar no solo conflictos escolares o familiares; también, la salud mental, la personalidad, habilidades y fortalezas, aspectos evolutivos y de desarrollo madurativo, intelectuales, cognitivos, conductuales, emocionales, así como aspectos del orden de lo psicopatológico y traumático, como es el caso del abuso sexual en la primera y segunda infancia. Luego de confirmar una hipótesis sólida de lo que en verdad le sucede al niño/a, se procederá a establecer un plan de tratamiento adecuado a cada caso en particular.

Vale aclarar que en el caso de los niños/as que sufren de traumas sexuales –los cuales, generalmente, emergen del contexto familiar–, las dificultades a la hora de la evaluación son frecuentes, razón por la que es muy común que el psicodiagnóstico del niño/a –especialmente, en su primera infancia–, se extienda por más tiempo de las ocho o diez sesiones en las que normalmente se lo suele administrar. Es más, muchas veces, se extiende por varios meses e, incluso, se suele superponer con el tratamiento, el cual se hace necesario para que el niño/a se anime y/o pueda poner en palabras sus vivencias y emociones. En este punto, vale recordar que el aparato psíquico de los niños/as menores de 6 años aún está en pleno desarrollo y que muchos de ellos no solo no saben las diferencias sexuales, sino que ni siquiera saben nombrar las partes anatómicas correspondientes a los órganos sexuales (esto también sucede con niños/as más grandes con los mismos traumas sexuales, quienes suelen hacer regresiones a estadios psicoevolutivos de su primera infancia).

Etapas

Un psicodiagnóstico se lleva a cabo a través de una serie de etapas:

1. **Etapa 1**: entrevistas iniciales.
    - Se trata de entrevistas estructuradas (anamnesis) y semiestructuradas.
    - Se conoce personalmente a la madre, padre o tutor del niño/a.
    - Se habla sobre el motivo inicial de consulta.

- Se indaga acerca de la historia del linaje familiar del niño/a (padre, madre, abuelas y abuelos, tías y tíos, etc.): sus trabajos, estudios, enfermedades, historia de vínculos, historias de abuso sexual, etcétera.
- Se recopilan síntomas físicos y psicológicos actuales y pasados del niño/a.
- Se averiguan datos sobre los conflictos del niño/a, su modo de vincularse, sus comportamientos, estados de ánimo, etcétera.

2. **Etapa 2**: estrategia de diagnóstico.
   - A partir de los datos obtenidos en la o las entrevistas iniciales, el psicólogo construye una hipótesis presuntiva que explique los síntomas del niño/a.
   - Se selecciona una batería de tests y técnicas para evaluar diferentes áreas conflictivas del niño/a. En el caso de los niños/as menores de 5 años que requieran de una evaluación por sospecha de abuso sexual, la batería de tests y técnicas podrían estar formada por tests proyectivos tales como: Hora de Juego Diagnóstica; Test Casa-Árbol-Persona o HTP (en inglés, *House-Tree-Person*); Test del Árbol; Test de la Persona; Dibujo Libre; Test Familia Kinética; Técnica Familia de Animales; Test Pata Negra, por ejemplo.
   - Se establece una cantidad estimativa de sesiones; aunque esta puede sufrir variaciones debido a diferentes emergentes no planificados que puedan ir surgiendo a lo largo del psicodiagnóstico.
3. **Etapa 3**: análisis del material.
   - Se realiza un análisis de todo el material recopilado, aportado a través de las distintas técnicas proyectivas administradas.
   - Se analizan los principales conflictos del niño/a, sus mecanismos de defensa, etcétera.
   - Se analiza la personalidad del niño/a, su manera de pensar y expresar sus emociones, comunicarse y vincularse, etcétera.
   - Se evalúa si existen indicadores de abuso sexual.
4. **Etapa 4**: entrevista de devolución.
   - Se establece un encuentro con la madre, padre o tutores del niño/a y se les comunica el diagnóstico al que se ha arribado; también, el pronóstico. Por ejemplo:

- Si el niño/a ha sido o aún es víctima de abuso sexual, y las consecuencias que este tipo de traumas pueden llegar a generarle: trastornos psiquiátricos, de personalidad, psicosomáticos, sociales, sexuales, escolares, etcétera.
- Se aconseja separar al niño/a víctima de su abusador.
- Se aconseja realizar una denuncia judicial.
- También, se realiza una devolución al niño/a, en la cual se le habla de acuerdo a su etapa evolutiva.

5. **Etapa 5**: informe psicodiagnóstico.
   - En los casos de abuso sexual los informes se realizan según quien los demanda; por ejemplo, el Juzgado Penal o de Familia, la escuela, otro psicólogo, etcétera.
   - El informe debe incluir el motivo inicial de consulta, el diagnóstico, los indicadores de abuso sexual (si los hubiera), el pronóstico del niño/a, las recomendaciones y, en caso de tener que continuar un tratamiento, con qué profesional va a seguir y/o a quién se realizará la derivación.

Duración

- El proceso psicodiagnóstico suele durar entre ocho y diez horas, las cuales pueden distribuirse en sesiones semanales o aumentando la frecuencia, según sea la urgencia del caso.
- Hay que tener en cuenta que no existe un modelo único de psicodiagnóstico; cada uno dependerá del niño/a en cuestión y de las complejidades que se desprendan de su problemática en particular.
- El diagnóstico en un niño/a con sospecha de abuso sexual no puede ser realizado por cualquier profesional de la salud; debe estar a cargo de un licenciado en Psicología, especializado en niñez y con una formación teórica y práctica en lo que se refiera al abuso sexual en la infancia.

Capítulo 2

Definición de abuso sexual

Antes de comenzar, es importante mencionar el hecho de que durante mucho tiempo se ha nombrado al abuso sexual contra las niñas, niños y adolescentes como "abuso sexual infantil". Sin embargo, dado el avance en las posturas respecto de este tema y considerando que el adjetivo calificativo "infantil" no hace más que minimizar y subestimar lo que en realidad es un acto de violencia aberrante cometido por un agresor que lejos de ser infantil tiene consciencia de su delito, hoy en día se lo suele denominar como "abuso sexual contra la infancia".

A continuación, compartiremos la definición de la Organización Mundial de la Salud, valorada como la más completa:

> Se considera Abuso Sexual en la Infancia a involucrar a un niño/a en actividades sexuales que no llega a comprender totalmente, a las cuales no está en condiciones de dar consentimiento informado, o para las cuales está involutivamente inmaduro y tampoco puede dar consentimiento, o en actividades sexuales que transgreden las Leyes o restricciones sociales. El abuso sexual en la infancia se manifiesta en actividades entre un niño/a y un adulto, o entre un niño/a y otro que, por su edad o por su desarrollo, se encuentra en posición de responsabilidad, confianza o poder. Estas actividades –cuyo fin es gratificar o satisfacer las necesidades de la otra persona– abarcan, pero no se limitan a: la inducción a que un niño/a se involucre en cualquier tipo de actividad sexual ilegal, la explotación de niños/as a través de la prostitución o de otras formas de prácticas sexuales ilegales y la explotación de niños/as en la producción de materiales y exhibiciones pornográficas.[1]

---

[1] Definición de la Organización Mundial de la Salud (OMS), octubre de 2001, en I. Intebi: "Valoración de sospechas de abuso sexual infantil", del Seminario de formación y supervisión técnica en valoración de sospechas ASI, España, [Documentos Técnicos].

De ella se desprende que a la hora de valorar la presencia de abuso sexual en un niño/a debemos tener en cuenta la existencia de tres aspectos fundamentales: la diferencia de poder, de conocimientos y de necesidades satisfechas. Respecto de esto, Irene Intebi dice lo siguiente:

1. Diferencia de poder

> El desequilibrio de poder implica que el agresor/a controla a la víctima y que el encuentro sexual no ha sido planeado ni realizado de manera consensuada. Este desequilibrio puede deberse a relaciones de parentesco, vínculos jerárquicos y de autoridad, a la diferencia de estatura, tamaño corporal y/o fuerza física que permite que el agresor/a pueda manipular al niño, niña o adolescente mediante la intimidación y/o la coerción física y/o emocional, mediante sobornos, promesas o engaños.

2. Diferencia de conocimientos

> Si una de las partes implicadas (el agresor/a) tiene conocimientos más avanzados acerca del significado y los alcances del comportamiento sexual, se pueden considerar abusivos los hechos investigados. El mayor grado de conocimiento puede deberse a que evolutivamente está más desarrollado o a que es más inteligente que su víctima. Esta cuestión se presta a polémicas en relación al tope de edad que se establece para determinar que un niño/a haya sido victimizado/a (...) no existen dudas cuando la persona involucrada en estos comportamientos tiene algún tipo de retraso madurativo o de minusvalía física o emocional. En estos casos no importa si la víctima tiene la misma edad o si es mayor que el agresor.

3. Diferencia de necesidades satisfechas

> Es sabido que en los casos de abusos sexuales a niños, niñas y adolescentes el objetivo de los comportamientos no es la gratificación sexual mutua. Lo habitual es que el agresor/a esté satisfaciendo exclusivamente sus propias necesidades sexuales. Esta gratificación diferencial ocurre más allá de que el agresor/a consiga excitar sexualmente a la víctima.[2]

---

[2] Intebi, I., ob. cit.

Capítulo 3

Etapas del abuso sexual

Cuando estamos realizando un psicodiagnóstico debemos averiguar cuáles de las etapas del abuso sexual el niño/a se encuentra atravesando. Este procedimiento se puede hacer observando en él qué indicadores conductuales manifiesta, para luego buscar si estos están reflejando una etapa más temprana o más tardía, que frecuentemente está asociada a un grado de mayor daño psíquico.

Vale destacar que el abuso sexual se diferencia del ataque sexual. Al respecto, María Beatriz Müller explica que el ataque sexual

> (...) sucede como un único episodio provocado por un desconocido. En general, en el ataque sexual intervienen la violencia física, las amenazas, y se trata de un único episodio. Es poco frecuente que los niños y las niñas sean víctimas de esta modalidad, pero sí puede ocurrir en los adolescentes.[3]

El abuso sexual en niñas y niños, en cambio, más que un acto puntual es un proceso que se va desarrollando a lo largo del tiempo y en diferentes etapas. Esto suele darse por varios motivos, entre ellos porque el agresor sexual suele ser alguien del entorno familiar cuyo goce no se relaciona tanto con la genitalidad propiamente dicha sino con un acto de venganza hacia un adulto que ama a ese niño, y/o al engaño de todo el círculo de personas que lo rodean.

En los siguientes apartados, describiremos cada etapa del abuso sexual a partir de los indicadores conductuales que suelen manifestar los niños/as.

Selección

Lo primero que hacen los agresores sexuales es buscar y seleccionar a un niño/a del cual puedan abusar. Generalmente, suelen elegir a niños/as con las siguientes características:

---

[3] Müller, MB. (2015) *Abuso sexual en la infancia. Mitos, construcciones e injusticias: el éxito judicial del falso síndrome de alienación parental*, Buenos Aires: Maipue.

Acorralamiento

Una vez que han seleccionado a su víctima, los agresores sexuales proceden a frecuentar los lugares en los que el niño/a suele estar solo; puede ser desde una plaza hasta su propia casa, ya que muchas veces los padres y madres dejan a su hijo al cuidado de un tío, un vecino, un abuelo… También, en los casos de incesto, el lugar puede ser la propia casa familiar donde vive el niño/a quien, generalmente, se siente solo aún estando acompañado. Así, por lo tanto, los niños/as que se encuentran en esta etapa suelen:

1. **Quedarse a solas con un familiar**: es común que el abuso se produzca en la propia casa del niño/a, en alguna de las habitaciones mientras la madre cocina, en la piscina mientras el resto de la familia reunida hace un asado en el quincho del fondo, por ejemplo.

2. **Dormir con su progenitor**: frecuentemente, se puede observar que mientras la esposa duerme en la habitación matrimonial, su pareja o marido lo hace en la habitación del hijo y aprovecha esta situación para abusarlo. Por el contrario, muchas veces el abuso puede acontecer en la propia cama matrimonial en aquellas familias que hacen colecho; el abusador aprovecha que la madre del niño/a está durmiendo para proceder a manosearlo, por ejemplo. Otro caso típico es cuando los padres y las madres están separados y el niño va de visita a la casa del progenitor.

3. **Dormir o estar en otra casa**: el abuso puede acontecer cuando se deja al niño/a al cuidado de un familiar, de un padrino; también, cuando va a jugar a la casa de un vecino o de un amigo de la familia, etcétera.

4. **Bañarse con su progenitor**: otro de los lugares en donde suele suceder el abuso es a la hora de bañar al niño/a; por ejemplo, cuando es bañado por el padre, la niñera, etcétera.

5. **Ir a la plaza solos**: si bien los niños/as pequeños no suelen frecuentar solos una plaza o parque, esto era algo común en generaciones pasadas, y también hoy en día en las ciudades pequeñas de zonas rurales o pueblos. En este contexto los niños/as pueden sufrir abusos por parte de un adulto extraño o de otros niños/as más grandes o adolescentes, por ejemplo.

6. **Estar en el baño de un club o un campamento**: cuando los niños/as van de campamento y se encuentran lejos de su familia pueden sufrir abuso por parte de otros chicos más grandes, un profesor, etcétera.

Seducción

En esta etapa el niño/a aún no se da cuenta de que está en peligro y mantiene una actitud de cariño y admiración hacia su agresor, que lo puede estar seduciendo a través de:

1. **Una actitud carismática**: el niño/a suele admirar a aquellos adultos que le brindan una imagen distinta a la de sus padres, quienes los educan transmitiéndoles reglas de conducta. En este caso, los abusadores suelen mostrarse como personas libres y divertidas, captan lo que al niño/a le gustaría hacer y se lo facilitan; le dan regalos, si están en penitencia y no pueden comer un chocolate ellos incitan a romper esta prohibición animándolo a que lo coma a escondidas de sus padres y madres, etc. También sucede que si al niño/a le gusta jugar al fútbol u otro deporte el abusador se muestra como si fuese el mejor jugador del mundo y procede a alabar al niño/a haciéndole falsas promesas, por ejemplo.
2. **Miradas cómplices**: el abusador busca la mirada cómplice con el niño/a, le hace bromas, chistes y lo hace reír como si fueran grandes amigos de toda la vida.
3. **Palabras complacientes**: el abusador le dice cosas lindas al niño/a, lo alaba, destaca sus virtudes y le insufla su autoestima. Esto es muy bien recibido por la víctima, quien, muchas veces, proviene de una familia en la que existe maltrato físico y psicológico.
4. **Falsa empatía**: el niño/a se siente escuchado y contenido por el agresor, quien se ubica en el rol de padre o madre ideal.
5. **Falsa apariencia**: el abusador adopta un papel de salvador omnipotente, de superhéroe, ostenta conocimientos, estudios y una sabiduría o destreza que el niño/a admira.
6. **Regalos y favores**: frecuentemente, el abusador suele dar regalos y favores a su víctima (hijo, amigo, nieto, etc.), con el objetivo de confundirlo y dejarlo perplejo, sin saber cómo reaccionar ni qué pensar. Esto también tiene otro objetivo: que sus hermanos

comiencen a celarlo y se aparten de él, con lo cual el niño/a queda solo y con pocas oportunidades de pedirles ayuda o contarles lo que está padeciendo.

Abuso propiamente dicho

En esta etapa el agresor procede a abusar sexualmente al niño/a, a quien, generalmente, le cuesta defenderse porque ha sido seducido previamente. Así, de esta manera, el niño/a puede ser abusado sexualmente desde:

1. **La mirada**: es utilizada por el agresor sexual como un instrumento de captación, ya que se trata de un tipo de mirada hipnótica, ante la cual el niño/a queda paralizado, debilitado, en una posición pasiva, y termina haciendo lo que su victimario le exige. La mirada del agresor sexual suele ser:
   - Libidinosa: cargada de contenido sexual.
   - Contradictoria: puede expresar amor y odio al mismo tiempo.
   - Confusa: el niño no sabe cómo interpretarla.
   - Intensa: sostenida y penetrante.
   - Intrusiva: el niño/a siente que le están leyendo la mente.
2. **La palabra**: el agresor sexual utiliza ciertas y determinadas palabras para manipular al niño/a, las cuales funcionan como disparadores de ciertas conductas. Dichas palabras se caracterizan por ser:
   - Triviales: mediante frases tan triviales como "Vamos a ver los dibujos animados" o "Tengo un regalo para ti", "Te voy a mostrar algo en el teléfono celular", el agresor sexual suele naturalizar su conducta perversa, como si fuese algo no tan peligroso.
   - Persuasivas: el agresor sexual persuade al niño/a (por ejemplo, diciéndole "Tú eres alguien muy especial para mí") para que este acceda "voluntariamente" a someterse frente al hecho abusivo y violento.
   - Descalificadoras: el agresor procede a desvalorizar al niño/a diciéndole frases como "Quién te va a aguantar con el carácter que tienes", "Eres un burro, yo te voy a enseñar cómo se hace".

- Coherentes, pero no congruentes: en apariencia el agresor sexual suele decir frases claras como "Vamos a jugar"; sin embargo, su mensaje es contradictorio con lo que luego hace.

3. **El tacto**: los brazos, los besos y las caricias que en una etapa previa podían parecer inofensivas e inocentes, en esta etapa adquieren una modalidad sexual. Si bien en un primer momento simulan ser tocamientos en forma de roces casuales, el niño/a, poco a poco, comienza a sentirse incómodo y puede llegar a decir frases como: "No me gusta que me acaricie el cabello" o "No quiero jugar con él", porque sabe que esas "caricias" normales a la vista de todos, muy pronto se transformarán en tocamientos en áreas sexuales de su cuerpo.
4. **El despertar sensorial**: el agresor sexual procede a tocar y estimular las zonas erógenas del cuerpo del niño/a, las cuales estaban destinadas a ser experimentadas con otro niño/a de su edad y en una etapa evolutiva posterior, ya que siendo tan pequeño no está preparado para metabolizar tan alta dosis de energía ni comprenderla.

Adoctrinamiento

El agresor procede a reprogramar la mente del niño/a con técnicas similares a las que suelen utilizar los líderes de sectas. Estas técnicas de adoctrinamiento son:

1. **Control de la conducta**:
   - Coacción psicológica: el agresor le hace creer al niño/a que, lo que él le hace, se lo hace porque en realidad el niño/a quiere. Suele decirle frases como "Yo sé que a ti esto te gusta". Esto hace sentir al niño/a confundido y culpable por "permitir" el abuso.
   - Destrucción de la personalidad: el agresor procede a destruir la autoestima del niño/a a través de maltrato físico, verbal, emocional y psicológico. Ante esto, el niño/a siente que nunca será capaz de defenderse.
   - Sumisión incondicional: el agresor exige sumisión y obediencia absoluta; ante esto, el niño/a se siente como si fuese el súbdito de un jefe todopoderoso.

- Manipulación del resto de los miembros de la familia para los fines del abuso sexual: el agresor dirige a todos y cada uno de los miembros de la familia, ejerciendo un control total sobre ellos. Para esto, manipula al niño/a, generando peleas con sus hermanos o entre esposos, por ejemplo.
- Obediencia ciega: el agresor exige lealtad absoluta por parte de su víctima y cuando el niño/a se muestra sumiso y obediente lo premia con regalos costosos, o que puedan aparecer como valiosos ante los ojos del niño/a.

2. **Control de la información**:
   - La información fluye verticalmente: el abusador se posiciona frente al niño/a (y a su familia) con una postura de superioridad, como si fuese más inteligente y supiese más que ellos.
   - Aislamiento total o parcial: cuando el abusador es el progenitor del niño/a, estimula un ambiente de endogamia, oponiéndose a que nadie de la familia se relacione con amigos; y cada vez que alguien debe salir, suele acompañarlo para vigilarlo de forma abierta o subliminal.
   - Destrucción total o parcial de la comunicación entre los propios miembros de la familia: el agresor intenta controlar que el niño/a no devele el secreto a nadie; por tal motivo, genera peleas con sus hermanos provocándoles celos, por ejemplo, con la intención de que no sean amigos y no hablen.
3. **Control de las ideas**:
   - Reducción de la alerta: los niños/as sometidos a abusos sexuales padecen de estrés, con lo cual no pueden dormir bien y bajan el rendimiento escolar.
   - Anulación de la crítica interna: los niños/as víctimas de abusos sexuales crónicos suelen presentar un deterioro psicológico que, muchas veces, no solo les impide rebelarse sino también hasta llegar a pensar distinto de su agresor.
   - Visión catastrófica de la sociedad: el agresor sexual suele convencer al niño/a y a su familia de que el mundo externo no es confiable (puede llegar a decirles "Todos son porquerías, traicionan, no ayudan…"), ante lo cual, se posiciona como el único salvador ("Yo los voy a ayudar, les voy a pagar el colegio…").

- La doctrina del abusador debe ser aceptada como verdad absoluta: el agresor suele mostrarse extremadamente seguro de sí mismo, hace lo que quiere sin dar explicaciones y logra de este modo que sus víctimas lo perciban como alguien con un halo de misterio y superioridad, a quien deberían respetar y creerle.

4. **Control de las emociones**:
   - Destrucción total o parcial de los lazos afectivos: el agresor no suele fomentar los lazos sociales y de amor; por lo cual, el niño/a víctima teme demostrar afecto y relacionarse con otros.
   - Confesión de culpabilidad: cuando el niño/a intenta relacionarse afectivamente con alguien, su agresor intenta convencerlo de que corre peligro o de que lo pueden engañar, por ejemplo; y esto termina haciendo sentir culpable a la víctima.
   - Insuflación de miedos: el agresor se encarga de bajar la autoestima de sus víctimas, con lo cual el niño/a suele sentirse demasiado inseguro y temeroso como para pedir ayuda.
   - Evocación del anclaje: como si fuera una especie de hipnotizador, el agresor enseña a la víctima a unir un estímulo externo a una emoción para manipularlo. Así, al mostrarle un dulce o guiñarle un ojo, por ejemplo, el niño/a sabe que debe ir a la habitación (en donde será abusado).

Develamiento

En este momento, el niño/a, por alguna razón, se anima a contar lo que le hicieron y a pedir ayuda. Muchas veces, esto sucede porque alguien descubrió al agresor sexual.

Retractación

Frecuentemente, los niños/as que lograron contar el abuso sexual que padecieron, suelen retractarse de sus dichos. Esto suele suceder cuando:

- Perciben que no se les ha creído.
- Implementan mecanismos de defensa (para evitar desestabilizarse psicológicamente).
- Temen que el agresor sexual cumpla sus promesas de venganza.

Capítulo 4

Clasificación del abuso sexual

En la generalidad de los casos, el abuso sexual no deja huellas físicas en el cuerpo del niño/a dado que, como dijimos anteriormente, se trata de un largo proceso que comienza con la selección, el acorralamiento, la seducción, caricias y manoseos sutiles que van *in crescendo* a lo largo del tiempo. Además, existen diferentes clases de abuso sexual, por ejemplo:

- **Incesto**: los niños/as víctimas de incesto son aquellos que son abusados sexualmente por algún miembro de su familia: padre o madre e hijo, tíos y sobrinos, abuelos con nietos/as, etcétera.
- **Abuso sexual endogámico**: los niños/as que sufren un abuso sexual endogámico son abusados sexualmente por una persona cualquiera dentro del ámbito de su casa; tanto por un familiar como por un vecino, un profesor particular o el propio padrastro.
- **Abuso sexual exogámico**: los niños/as que son víctimas de un abuso sexual exogámico son abusados fuera del ámbito de su casa por un desconocido, por un vecino, amigo de la familia, etcétera.
- **Abuso sexual ocasional**: los niños/as que padecen este tipo de abuso sexual generalmente han sido víctimas de no más de uno o dos actos de violencia sexual fuera de su casa, cometidos por una persona desconocida; por ejemplo, un hombre que estaba trabajando en el colegio, o alguien que lo asaltó justo cuando iba al baño de un club, etcétera.
- **Abuso sexual crónico**: los niños/as que transitaron esta clase de abuso sexual han sido sometidos a años de torturas y violaciones reiteradas sin que nadie los haya podido ayudar. Generalmente en estos casos el agresor es el propio progenitor o un pariente cercano que convive o cuenta con la confianza necesaria para entrar a su casa.

- **Violación**: los niños/as que han sido violados son aquellos que han sufrido una penetración (genital o con objetos o dedos) tanto en el área genital, anal o bucal. En este punto, como ya explicamos anteriormente, no está de más volver a aclarar que todo acto de abuso sexual constituye una violación al cuerpo, la psique y el mundo emocional del niño/a.
- **Manoseos**: muchos niños/as son víctimas de rozamientos y tocamientos en apariencia casuales; y si bien se sienten incómodos y con nervios, no llegan a darse cuenta de que, en realidad, se trata de manoseos con una carga sexual y una intencionalidad perversa por parte del agresor, quien está haciendo un trabajo previo antes de proceder a concretar un acceso de tipo carnal.
- **Masturbación**: muchos niños/as son víctimas de manoseos en sus propias zonas genitales o son obligados a tocar los genitales de una persona mayor que ellos; sin embargo, no saben que este tipo de actividad se denomina "masturbación". Así es cómo estos niños/as quedan sumidos en un estado de perplejidad, sin saber de qué manera reaccionar ante lo que ellos llaman "cosquillas lindas", que les los llenan de nervios y miedo.
- **Penetración con objetos**: en ocasiones, el agresor procede a introducir pequeños objetos o juguetes en la zona anal del niño/a, quien queda sin saber bien cómo reaccionar ante lo que cree que es un juego, pero que sin embargo le duele, lo incomoda y lo hace sufrir.
- **Penetración con dedos**: frecuentemente, el agresor sexual de niños/as, antes de proceder a realizar un acto de penetración genital con sus víctimas, suele comenzar introduciéndoles un dedo con la intención de hacer como una especie de "entrenamiento" perverso con ellas.
- **Contacto bucogenital**: muchos niños/as menores de 5 años suelen referirse a los besos de su progenitor como "Me da besos chupados" o "Me pone el dedo grande en la boca"; esto no es una casualidad ni un invento del niño/a sino por el contrario, se trata de una manera de contar lo que están sufriendo, aunque, en su propio idioma; recordemos que muchos de ellos ni siquiera saben acerca de la diferencia sexual.

- **Presenciar actividades sexuales**: muchas familias tienen por costumbre dormir todos juntos en la misma cama o en la misma habitación, aun teniendo una casa grande. Esta situación suele ser un factor de riesgo cuando el progenitor es un agresor sexual que aprovecha para abusar del niño/a cuando su esposa se duerme. También, sucede que los padres y las madres que practican el colecho dan por sobreentendido que cuando sus hijos se duermen dejan de percibir lo que sucede a su alrededor y no se enteran de cuando ellos mantienen actividad sexual. Esto representa un error de concepto, ya que está comprobado que hasta los pacientes en estado de coma continúan oyendo y percibiendo lo que sucede a su alrededor. Si bien muchas veces esto sucede debido a la ignorancia de los adultos de la familia, en otras ocasiones se trata de una práctica frecuente que encierra una intencionalidad perversa, en la cual, por ejemplo, sin llegar a violar al niño/a víctima se lo coloca en un lugar de fetiche sexual.
- **Voyeurismo**: se trata de una actividad que consiste en mirar a un niño/a desnudo, semidesnudo o teniendo algún tipo de actividad sexual sin que el niño/a se dé cuenta. En la actualidad muchos niños/as son víctimas de *voyeurs* en internet sin saber que esto constituye un delito conocido como *grooming*.
- **Exhibicionismo**: el exhibicionista disfruta de mostrarse desnudo ante otras personas; en este caso, ante niñas y niños. En muchas familias la práctica de desnudarse o bañarse con los niños/as es considerada como algo normal; sin embargo, hoy en día esto suele considerarse como un factor de riesgo dada la alta tasa de abuso sexual e incesto que se da en el ámbito familiar.
- **Fotografiar a niños/as**: actualmente muchos niños/as son fotografiados desnudos, o vestidos, pero en poses "sexis" o eróticas por adultos que tienen una clara intencionalidad sexual, la cual, a veces, a los más chiquitos les cuesta captar debido a su corta edad e inocencia.
- **Exhibición de material pornográfico**: algunas personas desestiman que el hecho de mostrarle a un niño/a fotos, películas o hacerle escuchar material con contenido pornográfico desde sus teléfonos celulares, por ejemplo, pueda llegar a ser algo nocivo;

sin embargo, esto constituye un abuso sexual, porque hace saltear etapas del normal desarrollo psicosexual, frente a lo cual el niño/a no es capaz de elegir, entender ni defenderse.

- **Miradas libidinosas**: muchos niños/as se sienten incómodos frente a las miradas perversas que sugieren un deseo sexual por parte de un adulto. Ante este tipo de miradas, no saben bien cómo interpretarlas, se confunden y llegan a creer que es algo que ellos se imaginan.
- **Comentarios fuera de lugar**: existen familias que, sin llegar a ser incestuosas, mantienen conversaciones cargadas de un contenido sexual en donde los roles de los adultos y de los niño/as no están claramente establecidos. En estos casos, el padre le puede hablar a su hija con los mismos términos que usaría para hablarle a su esposa, a una novia o amante. Esto se da, por ejemplo, cuando una niña escucha por parte de su propio padre que le dice cosas tales como "¿Quién es la novia de papá?", y luego procede a besarla en la boca. Si bien en este caso la niña no está siendo abusada, puede llegar a confundir la demostración de afecto de un padre con algún tipo de intención perversa, ya que los límites no están claros.
- **Conversaciones sexuales abusivas**: hay niños/as que suelen mantener conversaciones con su padre y/o madre en las cuales los adultos les cuentan pormenores de su actividad sexual, por ejemplo. Esto constituye una práctica que muchas veces puede llegar a malinterpretarse como conversaciones instructivas; sin embargo, son mucho más que esto e introducen al niño/a a una sexualidad adulta, sin estar preparado ni física ni emocionalmente para ello.
- **Acoso sexual**: muchos niños/as dentro de su propia casa son acosados sexualmente a través de miradas con carga sexual, insinuaciones, roces o tocamientos de apariencia casual, etc. Esto constituye un abuso sexual ya que no se los está considerando niños/as sino objetos de placer para otro adulto que está eligiendo por ellos sin tener en cuenta sus necesidades infantiles.
- **Matrimonio infantil**: el matrimonio infantil no es una práctica que tan solo sucede en el lejano oriente; lamentablemente, es una práctica frecuente, especialmente, en zonas rurales de nuestro

país, así como de otros países de Latinoamérica. Muchos niños/as inclusive desde que nacen ya han sido asignados a un potencial "candidato" para casarse o tener prácticas sexuales desde antes de la pubertad con el patrón de la estancia, por ejemplo.

- **Prostitución infantil**: la prostitución infantil de infantil no tiene nada; ningún niño/a elige prostituirse, eso es antinatural. Son los adultos quienes pagan por este tipo de prácticas perversas; y en este caso, vale destacar que quienes miran pornografía "infantil" son cómplices de este tipo de delito.

Capítulo 5

Mitos

Para hacer un psicodiagnóstico del abuso sexual a un niño/a, lo primero que debemos saber es que existen una serie de mitos y falsas creencias que aclararemos a continuación, dado que, lamentablemente, muchos profesionales se basan en ellos a la hora de comenzar una evaluación:

- **Los abusos sexuales son poco frecuentes**: no solo que no son poco frecuentes, sino que en esta época histórica en la que vivimos se han convertido en una especie de pandemia. Según estadísticas de Unicef, al menos dos millones de niños/as son abusados sexualmente cada año en América Latina; o sea, 228 por hora y uno cada 15 segundos. Además, se sabe que una de cada 5 personas ha sido abusada en el planeta; y para comprobar esta realidad, basta nada más con hablar con la gente y no habrá quien no conozca a nadie que nunca jamás haya sufrido algún tipo de abuso vinculado a la sexualidad.

- **Solo les sucede a los pobres**: todo aquel que trabaje en esta temática sabe que los peores abusos sexuales contra los niños/as son perpetrados en familias con un nivel socioeconómico alto; la diferencia está en que suelen esconderlo a nivel social.

- **Es algo que sucede en ambientes promiscuos o en donde circula droga y alcohol**: el abuso sexual contra los niños/as sucede en cualquier tipo de ambiente; en lugares religiosos, en escuelas, en sanatorios, etcétera.

- **Es algo típico de esta época por la violencia que hay**: si bien vivimos en una época de mucha violencia, especialmente contra las mujeres, el abuso sexual contra niñas y niños no siempre es perpetrado por alguien que es un golpeador; por el contrario, muchos agresores sexuales suelen mostrarse como personas totalmente amorosas, sociables y carismáticas.

- **Los niños/as los provocan**: naturalmente, los niños/as se interesan en jugar y en dibujar, no en desear tener relaciones sexuales; y cuando esto sucede, se sabe que se trata de víctimas que han sido captadas y manipuladas por un agresor adulto.
- **Los hombres no son de fierro**: aún hoy en día, incluso en ambientes judiciales, se tiene una falsa creencia originada en un paradigma patriarcal acerca de que la culpa del abuso la tiene la mujer por no haber sabido cómo satisfacer los deseos sexuales de su marido y que por esa razón el marido terminó descargándose con su hija; incluso, esto mismo lo dicen de los hermanos mayores que han violado a hermanos menores; se los trata de disculpar o minimizar el delito adjudicando la causa del delito a un estado hormonal propio de la adolescencia (si fuera por esa razón, todos los adolescentes serían violadores).
- **El abusador tiene cara de loco**: la idea de que los abusadores sexuales son sujetos que andan con un hacha o un cuchillo en la oscuridad de los bosques lindantes a los barrios es una falsa creencia que se origina en las películas de Hollywood. Contrariamente, en el 90 por ciento de los casos, el abusador sexual de niños/as tiene una apariencia normal; es más, son personas que suelen tener una apariencia muy agradable y nadie sospecharía de ellos jamás.
- **El abuso no tiene mayores consecuencias cuando le sucede a niños/as pequeños**: existe una falsa creencia en cuanto a que los niños/as pequeños por ser pequeños en edad son tontos y no se dan cuenta de nada, no sufren y viven en una realidad paralela a la de los adultos. Cuanto menos edad tiene un niño/a menos capacidad tiene para elaborar una situación traumática debido a que se encuentra en pleno desarrollo psicosexual; por lo tanto, un abuso sexual provocará en su vida mayores secuelas negativas.
- **Los niños/as confunden realidad con fantasía**: si bien es verdad que los niños/as menores de 5 años poseen un tipo de pensamiento llamado mágico que les hace creer que todo objeto que se mueve tiene vida propia (por eso, cuando se golpean contra una mesa suelen decir enojados "Mesa mala"), esto no significa que no se den cuenta de que algo les ha hecho doler o los ha puesto nerviosos, por ejemplo. Si bien es cierto que muchas veces no saben qué eso que les ha provocado dolor es algo extremadamente negativo (porque el abusador los haya querido manipular haciéndoles creer

que el hecho de sufrir o sentirse incómodo es algo "natural" en la demostración del "amor"), eso no significa que no lo padezcan y no tengan un cierto grado de intuición respecto de que eso que les han hecho es algo malo.

- **Los niños/as mienten para llamar la atención**: es verdad que los niños/as pueden llegar a decir mentiras, siempre lo hacen en un contexto de picardía o por temor a que los reten si es que han roto algo de la casa que saben sus padres consideran importante. Sin embargo, un niño/a jamás miente cuando se anima a decir que alguien lo ha violado o abusado a nivel sexual; y esto es porque todo lo relacionado con la sexualidad para ellos es algo muy vergonzante que los llena de incomodidad. Además, vale recordar que los niños/as víctimas suelen estar amenazados de muerte para que no develen el secreto, y no se toman a broma mentir al respecto.
- **Los niños/as abusados son raros**: frecuentemente, se suele escuchar decir "No me sorprende que ese niño haya sido abusado, siempre fue raro"; sin embargo, es justamente todo lo contrario: ese niño no fue abusado por ser "raro" sino que tenía ciertos y determinados trastornos conductuales (mala conducta, introvertido, hiperkinético, desobediente...) justamente porque estaba siendo abusado sexualmente.
- **A los niños/as abusados les gusta**: otra de las cosas de las que se suele acusar a las víctimas es de ser culpables y cómplices del abuso por no haberse animado a pedir ayuda. Es muy común escuchar frases como "Ya pasaron demasiados años, ¿ahora pide ayuda? Seguro que está inventando todo para llamar la atención". Quienes opinan de esta manera no comprenden todas las secuelas que deja el abuso sexual en sus víctimas; entre ellas: estrés postraumático, baja autoestima, inseguridad, pánico. En este aspecto, las víctimas suelen animarse a romper el secreto solo cuando pueden, cuando se sienten fuertes y contenidas emocionalmente.
- **Nuevos mitos contemporáneos**: ante los avances de las investigaciones actuales muchos de los mitos que anteriormente mencionamos han perdido fuerza; sin embargo, han comenzado a surgir toda una nueva serie de mitos que giran en torno a negar que el abuso sexual en la infancia sea cierto. Quizás este surgimiento represente un modo de continuar manteniendo oculta esta problemática social bajo la forma de tabú, como lo ha sido históricamente.

María Beatriz Müller hace referencia a que el objetivo de estos nuevos mitos parecería estar puesto en "responsabilizar a las madres de estos niños/as abusados sexualmente como las culpables de 'inventar' los abusos sexuales con el fin de recurrir a maniobras macabras para obtener sus espurios beneficios personales".

Esta autora menciona tres de estos nuevos mitos:

1. Divorcios controvertidos:

> Es la creencia de que las denuncias por abusos sexuales hacia los niños y las niñas se producen en medio de los divorcios controvertidos y son, por ende, una estrategia de la madre para perjudicar al padre. Suelen pensarse como parte de esa situación de desavenencias y peleas. Es complementario de otros mitos subsiguientes.

2. Madres alienadoras:

> Esta creencia ubica a la madre en lugar de aquella que puede dominar la mente de sus hijos/as para obligarlos a que no quieran al padre; y en ese camino, inventar un abuso sexual obligando a sus hijos a mentir y trasmitir esa mentira como si fuera una realidad. Tienen ese poder oculto de manipular a los hijos/as para lograr sus macabros objetivos sin importar el sufrimiento que provoquen.
>
> (...)
>
> Esta madre es la heredera de la madre maliciosa, figura que se instaló hace unos años sobre todo en Estados Unidos, y que luego se fue reemplazando por la figura de la madre alienadora.

3. Hijos como botín de guerra:

> Esta idea, muy instalada en el imaginario, es complementaria de las anteriores, ya que ubica a los hijos e hijas en el centro de las disputas de los padres, y se produce ese tiroteo entre ambos, esa pelea que puede implicar una falsa denuncia de abuso sexual, que curiosamente siempre es instada por la madre para perjudicar al pobre padre.[4]

A estos nuevos mitos podríamos agregar otros, que al igual que estos también pueden entenderse como maniobras o estrategias judiciales por parte de la defensa de los agresores sexuales y que están vinculados todos ellos al inexistente síndrome de alienación parental del cual hablaremos a continuación.

---

[4] Müller, MB. (2015) "Capítulo 4: Mitos y construcciones", en *Abuso sexual en la infancia*, ob. cit.

Capítulo 6

La inexistente teoría del SAP

Existen muchos mitos y falsas teorías cuyo objetivo es desarticular las denuncias por abuso sexual por parte de las madres de los niños/as víctimas; una de estas falsas teorías es el llamado síndrome de alienación parental (SAP) el cual no es otra cosa que, como decíamos anteriormente, una estrategia judicial de los abogados que defienden a los agresores sexuales. Sin embargo, como este supuesto síndrome ha sido desestimado por gran parte de los organismos oficiales dentro del ámbito de la psicología y psiquiatría, hoy en día su nomenclatura ha sido camuflada bajo otros nombres que mantienen oculto igual significado; por ejemplo: madre alienadora; madre alienada; madre loca; madre maliciosa; mujeres despechadas; falsas denuncias; implantación de memoria; confabulación; discurso materno en los dichos del niño/a; madre que "le llena la cabeza al hijo"; co-construcción del relato; falsos recuerdos implantados; adoctrinamiento del niño/a; disputas de adultos; divorcio controvertido; intereses económicos; hijos como botines de guerra.

En la actualidad este falso síndrome se puede observar en alegatos judiciales bajo estas otras nomenclaturas, los cuales también suelen ser utilizados de manera mediática en comentarios y debates generados en los medios de comunicación cuando se habla del abuso sexual en la infancia. Ante este tipo de situaciones, son cada vez más las asociaciones de psicólogos, las ONG y los colegios de psicólogos de la Argentina y de otros países que ya se han pronunciado en contra. Respecto de esto, el 6 de junio del año 2020 la licenciada Graciela González, directora del Departamento de Prevención de la Violencia de Género y el Abuso sexual a la Infancia de APBA (Asociación de Psicólogos de Buenos Aires) difundió una carta abierta a la comunidad en donde decía:

> Desde el Departamento de Prevención de la Violencia de Género y el Abuso Sexual a la Infancia de la APBA (Asociación de Psicólogos de Buenos Aires), repudiamos enérgicamente una supuesta mesa

> de expertos en un síndrome inexistente que han denominado SAP a pesar de que las asociaciones de profesionales de la psicología han declarado que el pretendido síndrome de alienación parental (SAP) es antiético y prohíben su uso se sigue aplicando bajo otros nombres. En el comunicado del 27 de noviembre de 2014 la APBA declaró que "... la aplicación de tales marcos teóricos en la intervención realizada por psicólogos en el ámbito clínico, desempeño como peritos o consultores en el ámbito legal, es incurrir a una falsa ética violatoria del artículo 3.3.5 del Código de Ética de FEPRA [Federación de Psicólogos de la República Argentina] y de los artículos 1.04 c) del Código de ética de APBA...". Dicha actitud profesional es opuesta a la vigencia de la Declaración Internacional de los Derechos del Niño con rango constitucional en nuestro país, de la Ley 23.277 del Ejercicio Profesional de la Psicología. Por lo tanto, cualquier diagnóstico basado en dicho síndrome u otro que pretenda sustituirlo será considerado antiético y se elevarán los detalles de los mismos al Tribunal de Ética de APBA (...) Las mujeres madres de niños/as abusados sexualmente, que tienen que lidiar con la incredulidad general y la estigmatización de quienes dicen que son unas despechadas que para perjudicar al ex recurren a denuncias falsas, son nuevamente revictimizadas cuando se difunden estas mesas anticientíficas.

La falsa teoría del síndrome de la alienación parental (SAP) tuvo su origen en 1987 mediante la invención de un psiquiatra norteamericano llamado Richard Gardner, que solía ser contratado por pedófilos en litigios de la custodia de hijos. Este supuesto síndrome, el cual intenta justificar la sintomatología característica del abuso sexual en un niño/a como un invento surgido de una madre malvada que ha manipulado a su hijo para vengarse de su ex marido, suele ser muy utilizado aún hoy en día en los ámbitos judiciales, muchas veces, bajo otros nombres, pero con sus mismos conceptos.

Si bien, como explicamos, en la actualidad el SAP no es aceptado oficialmente, es necesario no perder de vista que sigue siendo utilizado como la premisa principal de la cual se valen algunos peritos psicólogos a la hora de evaluar los casos de abuso sexual contra niñas y niños en los ámbitos judiciales y privados. Es por esta razón que consideramos importante aclarar que su autor, un pedófilo confeso, se basó en ideas enraizadas en una ideología netamente patriarcal, machista, misógina y con ningún sustento científico. Como ejemplo, procederemos a citar algunos párrafos del libro de María Beatriz Müller en los cuales se puede leer de forma textual lo que Richard Gardner escribió en sus libros:

> "En la actualidad, el niño sexualmente abusado es generalmente considerado como la víctima, a pesar de que el niño pueda iniciar encuentros sexuales 'seduciendo' al adulto". Gardner, RA. (1986) *Litigio por la custodia del niño*, p. 93.
>
> "La sexualización de los niños puede tener propósitos procreativos, porque un niño sexualizado puede reproducir a una edad más temprana...". Gardner, RA. (1992) *Verdades y falsas acusaciones de abuso sexual infantil*, p. 24.
>
> "Es extremadamente importante que los terapeutas se den cuenta que el niño que ha sido genuinamente abusado puede no necesitar intervención terapéutica". Ibídem, p. 535.
>
> "Hay un total *continuum* que debe ser considerado aquí, desde aquellos niños que fueron forzados y no obtuvieron placer (y podrían hasta ser considerados como habiendo sido violados) a aquellos que disfrutaron inmensamente (con respuestas orgásmicas) las actividades sexuales". Ibídem, p. 548.
>
> "Si la madre ha relacionado al abuso de manera histérica, o lo ha usado como excusa para una campaña de denigración del padre, entonces el terapeuta hace bien en tratar de 'traerla a la cordura' (...) Su histeria (...) contribuirá al sentimiento del niño de que ha cometido un horrible crimen y por lo tanto disminuirá la posibilidad de todo tipo de acercamiento con el padre. Uno debe hacer todo lo posible para ayudarla a poner 'el crimen' en una adecuada perspectiva. Ella debe ser ayudada a apreciar que en la mayoría de las sociedades en la historia del mundo, tal comportamiento era omnipresente, y que esto aún es así". Ibídem, pp. 584-585.
>
> "Las madres que han sido abusadas sexualmente en su infancia pueden tener enojo residual hacia su padre abusador u otro abusador sexual, y esto puede estar interfiriendo en su relación con su esposo. Esto debe ser explorado en profundidad, y ella debería ser ayudada a reducir tal enojo residual (...) Quizás ella puede ser ayudada a apreciar que en la historia del mundo el comportamiento de su padre ha sido probablemente más habitual que el comportamiento reprimido de aquellos que no abusan sexualmente a sus hijos". Ibídem, p. 585.

"Es muy probable que la madre tenga problemas sexuales (...) En muchos casos ella misma fue abusada cuando niña (...) Ella podría *no haber logrado nunca un orgasmo, a pesar del hecho de que ella fue abusada sexualmente,* a pesar de que tuvo muchos amantes, y a pesar del hecho de que ahora está casada. El terapeuta, entonces, hace bien en tratar de ayudarla en lograr tal gratificación. Afirmaciones verbales sobre los placeres de la respuesta orgásmica no parecen resultar muy útiles. Uno debe alentar experiencias, bajo adecuadas situaciones de relajamiento, que le posibiliten lograr la meta de la respuesta orgásmica (...) Los vibradores pueden ser extremadamente útiles a este respecto, y uno debe tratar de superar toda inhibición que ella pueda tener respecto a su uso (...) la reducción de su propia culpa sobre la masturbación hará que le sea más fácil alentar en esta práctica a su hija, si esto está justificado. Y su aumentada sexualidad podrá disminuir la necesidad de su esposo de dirigirse a su hija para una gratificación sexual". Ibídem, pp. 584-585. [Destacado por MC. López].

"Si él [padre abusador] no sabe ya esto, debe ser ayudado a darse cuenta que la pedofilia ha sido considerada la norma por la vasta mayoría de los individuos en la historia del mundo. Debe ser ayudado a darse cuenta que, aún hoy, es una práctica generalizada y aceptada entre literalmente billones de personas. Él tiene que darse cuenta que en nuestra sociedad occidental especialmente, asumimos una posición muy punitiva y moralista respecto a tales iniciaciones (...) Él ha tenido una cierta cantidad de suerte retrospectiva [*back* en el original en lugar de *bad* ¿mala suerte?] respecto al lugar y al tiempo en que nació con relación a las actitudes sociales hacia la pedofilia. Sin embargo, estas no son razones para que se condene a sí mismo". Ibídem, p. 593.

"Es de relevancia aquí la creencia de muchos de estos terapeutas de que un encuentro sexual entre un adulto y un niño, no importa cuán corto, no importa cuán tierno, amoroso, y no-doloroso, automáticamente y predeciblemente debe ser psicológicamente traumático para el niño (...) Lo determinante acerca de si la experiencia será traumática es la actitud social hacia esos encuentros". Ibídem, pp. 670-671.

"Necesitamos juicios civiles bien publicitados contra psicólogos, psiquiatras, trabajadores sociales, trabajadores en la protección de los niños, 'defensores de los niños', policía, detectives incompetentes y/o exagerados cuya ineptitud ha promulgado una falsa acusación". Ibídem, p. 26.

> "(...) El niño puede tener un deseo sexual fuerte cuando el abuso se interrumpe. Estos niños deben ser animados a masturbarse". Ibídem, pp. 580-585.[5]

Cuando analizamos en profundidad las palabras transcriptas de este autor que inventó el SAP, podríamos decir que quienes apoyan y adhieren a este falso síndrome (o a teorías enraizadas y derivadas de este), estarían apoyando las siguientes ideas:

- El padre es un pedófilo incomprendido por la sociedad actual.
- El padre nunca tiene la culpa ni la responsabilidad de nada.
- La madre es una persona desequilibrada psiquiátricamente debido a una insatisfacción sexual que insatisface al padre, a quien no le queda más remedio que violar a su hija por falta de sexo.
- Nunca se detiene a analizar al padre ni al varón; pero, sí a la madre, mujer y al niño/a.
- Justifica la pedofilia como un acto normal de la sociedad antigua porque existen muchos pedófilos, sin considerar que la historia ha demostrado con creces que, frecuentemente, "la mayoría" se puede equivocar cometiendo actos aberrantes y que el ser humano va evolucionando a partir de que comprende los efectos nocivos de sus actos.
- El niño no es una víctima, ya que goza de ser violado; y sufre cuando ya no puede seguir siendo abusado.
- No considera las diferencias de edades entre el adulto y el niño/a.
- No considera las diferencias de la anatomía genital ni física entre el adulto y el niño/a.
- No considera las diferencias psicológicas entre el adulto y el niño/a.
- No considera al niño/a como un sujeto de derechos.
- Considera al niño/a como un objeto sexual.
- Subestima al niño/a.
- En ningún momento se refiere al sufrimiento del niño/a víctima.
- Su discurso está plagado de una ideología machista patriarcal.

---

[5] Ibídem, "Capítulo 5: Del éxito judicial al falso síndrome de alienación parental".

- En su discurso se muestra claramente misógino.
- Coloca a las mujeres como las únicas victimarias.
- Coloca a los padres en el lugar de víctimas.
- Coloca a los niños en el lugar de mentirosos.
- Coloca al SAP en un contexto de litigio jurídico; con lo cual, como dice María Beatriz Müller, queda invalidada la intervención de los profesionales de la salud mental que fundamentan su diagnóstico tomando como base la teorización sobre este síndrome, ya que se trataría de un territorio desconocido para ellos.[6]

Para resumir, podríamos decir que el SAP está emparentado con el síndrome de la "madre maliciosa" propuesto por Turkat, como también lo explica María Beatriz Müller.[7] Este autor plantea cuatro criterios para su diagnóstico: 1) una madre que castiga injustificadamente a su ex marido; 2) intentos específicos para negar a los hijos las visitas regulares e ininterrumpidas del padre; 3) realizar una serie de actos maliciosos contra el padre y 4) el síndrome no se debe a otro trastorno mental, aunque se pueda presentar en simultáneo.

Como dice Eva Giberti,[8] no existe la alternativa de "padre malicioso", y la culpa siempre la tiene la mujer. Llamativamente, nunca se analiza la sintomatología física; y extrañamente, todo el diagnóstico que plantean estos autores se basa en el exclusivo análisis de la "madre mala", obviando también cualquier indicador psicológico o emocional que pueda presentar el propio niño/a víctima, resultados de tests, etcétera.

Nos hemos detenido en este tema dado que suele ser considerado uno de los principales argumentos con los que se pretende desestimar el abuso sexual en la infancia. Quienes nos dedicamos al diagnóstico y a la evaluación de este tipo de casos debemos saber no solo cómo argumentar contra falsas hipótesis diagnósticas, sino que tenemos la obligación de saber establecer líneas de análisis e investigación serias, centradas en el niño/a víctima, más allá del mundo de los adultos y de teorías sin fundamento científico.

---

[6] Ídem.

[7] Turkat, D. "*Divorce related malicius mother síndrome*", *Journal of family violence*, vol. 10, N° 3, 1995; citado en MB. Müller, ob. cit., p. 95.

[8] Giberti, E. (2015) *Abuso sexual contra niñas, niños y adolescentes. Un daño horroroso que persiste al interior de las familias*, Buenos Aires: Noveduc.

Capítulo 7

Marco jurídico

Con el objetivo de brindar más herramientas a los profesionales que trabajen con delitos sexuales contra niñas y niños, en este apartado analizaremos parte del marco jurídico nacional e internacional.

El derecho de las niñas y niños a ser protegidos de toda forma de abuso sexual

Todo profesional que trabaje con niñas y niños debe conocer aquellos artículos de la Convención Internacional de los Derechos del Niño (CIDN) vinculados directamente a la protección contra el abuso sexual en la infancia. A continuación, citamos algunos párrafos que hacen mención a varios artículos de la CIDN, del libro de la doctora Graciela D. Jofré:

> "**Artículo 9.1**: Los Estados Partes velarán por que el niño no sea separado de sus padres contra la voluntad de estos, excepto cuando, a reserva de revisión judicial, las autoridades competentes determinen, la conformidad con la ley y los procedimientos aplicables, que tal separación es necesaria en el interés superior del niño. Tal determinación puede ser necesaria en casos particulares, por ejemplo, en los casos en que el niño sea objeto de maltrato o descuido por parte de sus padres o cuando estos viven separados y debe adoptarse una decisión acerca del lugar de residencia del niño (...) Los Estados Partes respetarán el derecho del niño que esté separado de uno o de ambos padres a mantener relaciones personales y contacto directo con ambos padres de modo regular, salvo si ello es contrario al interés superior del niño".
>
> De este modo la CIDN determina la prioridad de este principio por sobre el contacto con los padres especificando como una de las causales el maltrato a esa niña o niño por parte de esos padres. Esto cobra especial relevancia cuando hay una denuncia de abuso sexual de una niña o niño, la manera más cruel y devastadora de

maltrato a la infancia y la adolescencia, situación por otra parte específicamente contemplada por la CIDN en sus artículos 19 y 34. Dice en su parte pertinente al artículo 19 de la CDN en su inciso 1:

"**Artículo 19.1**: Los Estados Partes adoptarán todas las medidas legislativas, administrativas, sociales y educativas apropiadas para proteger al niño contra toda forma de perjuicio o abuso físico o mental, descuido o trato negligente, malos tratos o explotación, incluido el abuso sexual, mientras el niño se encuentre bajo la custodia de los padres, de un representante legal o de cualquier otra persona que lo tenga a su cargo".

Y el mismo artículo, además de resaltar la necesidad de la protección del niño/a víctima de abuso sexual, entre otras formas de maltrato, en su inciso 2 precisa sus alcances de la siguiente forma:

"**Artículo 19.2**: Esas medidas de protección deberían comprender, según corresponda, procedimientos eficaces para el establecimiento de programas sociales con objeto de proporcionar la asistencia necesaria al niño y a quienes cuidan de él, así como para otras formas de prevención y para la identificación, notificación, remisión a una institución, investigación, tratamiento y observación ulterior de los casos antes descritos de malos tratos al niño y, según corresponda, la intervención judicial".

En el artículo 34 de la CDN vuelve a remarcarse la necesidad de protección del niño víctima de abuso sexual expresando:

"**Artículo 34**: Los Estados Partes se comprometen a proteger al niño contra todas las formas de explotación y abusos sexuales. Con este fin, los Estados Partes tomarán, en particular, todas las medidas de carácter nacional, bilateral y multilateral que sean necesarias para impedir: a) la incitación o la coacción para que un niño se dedique a cualquier actividad sexual ilegal; b) la explotación del niño en la prostitución u otras prácticas sexuales ilegales; c) la explotación del niño en espectáculos o materiales pornográficos".

Cuando hay una denuncia de abuso sexual infantil, constituye el "interés superior del niño" el resguardo y la recuperación de su integridad física, sexual y psicológica dañada; cuidar de esa niña, de ese niño, respetando su dignidad humana vulnerada.

Asimismo la CIDN es clara en el otro deber del juez/a, como funcionario/a del Estado: debemos disponer todas las medidas para que esa niña/o acceda a tratamientos terapéuticos o médicos que necesite en su calidad de víctima de delito. Esto está contemplado expresamente en el artículo 39 de la CIDN, el cual expresa:

"**Artículo 39**: Los Estados Partes adoptarán todas las medidas apropiadas para promover la recuperación física y psicológica y la reintegración social de todo niño víctima de toda forma de abandono, explotación o abuso; tortura u otra forma de tratos o penas crueles, inhumanos o degradantes; o conflictos armados. Esa recuperación y reintegración se llevarán a cabo en un ambiente que forme la salud, el respeto de sí mismo y la dignidad del niño".[9]

El derecho de las niñas y niños a ser escuchados en su propio idioma y su marco legislativo

Si bien desde la psicología sabemos que niñas y niños suelen relatar su trauma mediante un lenguaje lúdico o gráfico y no solo mediante palabras, también es importante conocer que contamos con un marco legislativo nacional e internacional que abala estas formas de expresión. En este apartado mencionaremos algunas de las leyes y artículos que garantizan el derecho de niñas y niños a ser escuchados en su propio idioma.

La Convención Internacional sobre los Derechos del Niño (CIDN), tratado de Naciones Unidas firmado en 1989, indica que los Estados que la suscriben deberán adoptar medidas legislativas, administrativas, sociales y judiciales con el objetivo no solo de proteger a las niñas y niños haciendo valer derechos tan básicos como comer, tomar agua potable o estudiar sino, entre otros, a la hora de ser protegidos contra el asesinato y toda forma de agresión. Aunque cueste creerlo, hace tan solo treinta años que se comenzó a considerar a los niños y niñas como sujetos de derecho y como seres autónomos, capaces de adoptar un rol activo y participar en aquellos procesos judiciales en los que pueden llegar a verse afectados.

La Convención sobre los Derechos del Niño fue ratificada por Argentina en 1990 mediante la ley 23.849, e incorporada a la Constitución Nacional en 1994. No obstante, recién en el año 2005 se sancionó una ley específica de Protección Integral de los Derechos de las Niñas, Niños y Adolescentes mediante la ley 26.061, que tiene como finalidad la protección de las niñas y niños y la garantía de su condición de sujetos de derecho.

---

[9] Jofré, GD. (2016) *Niñas y niños en la justicia. Abuso sexual en la infancia*, Maipue: Buenos Aires.

De esta manera, por primera vez, se consideró en el ámbito legislativo el derecho de niños y niñas a ser oídos. El doctor Rosello señala que podemos encontrar esta información en el artículo 12 de la Convención, el cual prescribe:

> "1. Los Estados Parte garantizarán al niño que esté en condiciones de formarse un juicio propio el derecho de expresar su opinión libremente en todos los asuntos que afectan al niño, teniéndose debidamente en cuenta las opiniones del niño, en función de la edad y madurez del niño.
>
> 2. Con tal fin, se dará en particular al niño oportunidad de ser escuchado en todo procedimiento judicial o administrativo que afecte al niño, ya sea directamente o por medio de un representante o de un órgano apropiado, en consonancia con las normas de procedimientos de la ley nacional".[10]

Y agrega:

> Como se puede apreciar el primer párrafo garantiza el derecho a todo niño que esté en condiciones de formar un juicio propio a expresar su opinión libremente, mientras que en el segundo párrafo se reconoce al niño el derecho a ser oído en todo proceso judicial administrativo que lo afecte.[11]

Asimismo, en el año 2009 el Comité sobre los Derechos del Niño dictó la Observación General N° 12 sobre el derecho del niño a ser escuchado. Al respecto, transcribiremos parte del artículo del doctor Rosello, en el cual cita sus puntos más salientes:

> "11. Los Estados parte deben alentar al niño a que se forme una opinión libre y ofrecer un entorno que permita al niño ejercer su derecho a ser escuchado.
>
> "15. El *artículo 12* de la Convención establece el derecho de cada niño a expresar su opinión libremente en todos los asuntos que lo afectan y el subsiguiente derecho de que esas opiniones se tengan debidamente en cuenta, en función de la edad y madurez del niño. Recae así sobre los Estados parte la clara obligación jurídica de reconocer ese derecho y garantizar su observancia escuchando las opiniones del niño y teniéndolas debidamente en cuenta. Tal obligación supone

---

[10] Asamblea General de las Naciones Unidas, "Convención sobre los Derechos del Niño", Nueva York, 1989, citada en Rosello, JI. "El derecho del niño a ser oído", en blog *Palabras del Derecho*, 2018.

[11] Rosello, JI. "El derecho del niño a ser oído", ob. cit.

que los Estados parte, con respecto a su respectivo sistema judicial, deben garantizar directamente ese derecho o adoptar o revisar leyes para que el niño pueda disfrutarlo plenamente.

"16. El niño, sin embargo, tiene derecho a no ejercer ese derecho. Para el niño, expresar sus opiniones es una opción, no una obligación. Los Estados parte deben asegurarse de que el niño reciba toda la información y el asesoramiento necesarios para tomar una decisión que favorezca su interés superior.

"20. Los Estados parte deben garantizar el derecho a ser escuchado a todo niño "que esté en condiciones de formarse un juicio propio". Estos términos no deben verse como una limitación, sino como una obligación para los Estados parte de evaluar la capacidad del niño de formarse una opinión autónoma en la mayor medida posible. Esto significa que los Estados parte no pueden partir de la premisa de que un niño es incapaz de expresar sus propias opiniones. Al contrario, los Estados parte deben dar por supuesto que el niño tiene capacidad para formarse sus propias opiniones y reconocer que tiene derecho a expresarlas; no corresponde al niño probar primero que tiene esa capacidad.

"21. El Comité hace hincapié en que el *artículo 12* no impone ningún límite de edad al derecho del niño a expresar su opinión y desaconseja a los Estados parte que introduzcan por ley o en la práctica límites de edad que restrinjan el derecho del niño a ser escuchado en todos los asuntos que lo afectan. (...)"

Hay estudios que demuestran que el niño es capaz de formarse opiniones desde muy temprana edad, incluso cuando todavía no puede expresarlas verbalmente. Por consiguiente, la plena aplicación del *artículo 12 exige el reconocimiento y respeto de las formas no verbales de comunicación, como el juego, la expresión corporal y facial y el dibujo y la pintura, mediante las cuales los niños muy pequeños* demuestran capacidad de comprender, elegir y tener preferencias. En segundo lugar, el niño no debe tener necesariamente un conocimiento exhaustivo de todos los aspectos del asunto que lo afecta, sino una comprensión suficiente para ser capaz de formarse adecuadamente un juicio propio sobre el asunto. En tercer lugar, los Estados parte también tienen la obligación de garantizar la observancia de este derecho para los niños que experimenten dificultades para hacer oír su opinión. Por ejemplo, los niños con discapacidades deben tener disponibles y poder utilizar los modos de comunicación que necesiten para facilitar la expresión de sus opiniones. También, debe hacerse un esfuerzo por reconocer el derecho a la expresión de opiniones para los niños pertenecientes a minorías, niños indígenas y migrantes y otros niños que no hablen el idioma mayoritario. Por último, los Estados parte deben ser conscientes de las posibles consecuencias negativas de una práctica desconsiderada de este derecho, especialmente en casos en que los niños sean muy pequeños o en que el niño haya sido víctima de delitos penales, abusos sexuales, violencia u otras formas de maltrato.

"Los Estados parte deben adoptar todas las medidas necesarias para garantizar que se ejerza el derecho a ser escuchado asegurando la plena protección del niño". [Destacado por MC. López].[12]

Una vez destacado lo fundamental de la Observación N° 12, el doctor Rosello comenta:

En el ámbito local vemos al derecho a ser oído en la ley 26.061 (artículos 2°, 3°, 24 y 27) denominada "Ley de Protección Integral de los Derechos de las Niñas, Niños y Adolescentes" reglamentada por decreto del Poder Ejecutivo Nacional N°415/2006. Antes de entrar a describir qué disponen los artículos arriba mencionados no está demás decir que la ley 26.061 se propuso adecuar el derecho interno a los delineamientos de la CDN como así también aclarar el alcance del artículo 123 que generó algunas dificultades interpretativas. Dicho esto, veamos qué disponen los artículos mencionados: A través del artículo 2 se establece que cualquiera que sea la forma en que se manifiesten los NNA [niñas, niños y adolescentes] tienen derecho a ser oídos y atendidos en todos los ámbitos y que todos los derechos y garantías contenidos en la ley son de orden público, inalienables e irrenunciables. Por medio del art. 3 se determina que debe entenderse por interés superior del niño al decir que la "máxima satisfacción integral y simultánea de los derechos y garantías reconocidos por esta ley", reconociendo expresamente el derecho a ser oído de los NNA. El art. 24 dispone que los NNA tienen derecho a participar y expresar libremente su opinión en todos los asuntos que les conciernan y tengan interés y que la misma sea tenida en cuenta de acuerdo a su madurez y desarrollo. Mientras que el art. 27 dispone que: "Los Organismos del Estado deberán garantizar a las niñas, niños y adolescentes en cualquier procedimiento judicial o administrativo que los afecte, además de todos aquellos derechos contemplados en la Constitución Nacional, la Convención sobre los Derechos del Niño, en los tratados internacionales ratificados por la Nación Argentina y en las leyes que en su consecuencia se dicten, los siguientes derechos y garantías: a) A ser oído ante la autoridad competente cada vez que así lo solicite la niña, niño o

[12] Comité sobre los Derechos del Niño, Observación General N° 12: "El derecho del niño a ser escuchado", 2009, citado en Rosello, ob. cit.

adolescente; b) A que su opinión sea tomada primordialmente en cuenta al momento de arribar a una decisión que lo afecte; c) A ser asistido por un letrado preferentemente especializado en niñez y adolescencia desde el inicio del procedimiento judicial o administrativo que lo incluya. En caso de carecer de recursos económicos el Estado deberá asignarle de oficio un letrado que lo patrocine; d) A participar activamente en todo procedimiento; e) A recurrir ante el superior frente a cualquier decisión que lo afecte".

El derecho a ser oído también fue reconocido expresamente en el ámbito de la Provincia de Buenos Aires a través de la ley 13.298 de Promoción y Protección Integral de los Derechos del Niño que en su artículo 4 inc. b establece que para determinar cuál es el interés superior del niño se debe apreciar su opinión teniendo en cuenta su desarrollo psicofísico y en la ley 13.634 que en su artículo 3 dispone:

"Los niños tienen derecho a ser oídos en cualquier etapa del proceso, a peticionar, a expresar sus opiniones y a que estas se tengan en cuenta en las decisiones que afecten o hagan a sus derechos, considerando su desarrollo psicofísico. En el caso de los niños por nacer ejercerá este derecho la madre. El juez garantizará debidamente el ejercicio de este derecho".

Por último, y en cuanto a la recepción legislativa hay que decir que el 1° de agosto de 2015 entró en vigencia el nuevo Código Civil y Comercial de la Nación –ley 26.994– el cual regula el derecho del niño a ser oído en los artículos que a continuación se transcriben:

Art. 26 (ejercicio de los derechos de las personas menores de edad): "La persona menor de edad ejerce sus derechos a través de sus representantes legales... La persona menor de edad tiene derecho a ser oída en todo proceso judicial que le concierne, así como participar en las decisiones sobre su persona..."

Art. 595 inc. f (principios generales que rigen la adopción): "El derecho del niño, niña o adolescente a ser oído y que su opinión sea tomada en cuenta según su edad y grado de madurez, siendo obligatorio requerir su consentimiento a partir de los diez años".

Art. 617 inc. b (reglas del procedimiento de adopción): que establece que: "el juez debe oír personalmente al pretenso adoptado y tener en cuenta su opinión según su edad y grado de madurez".

Art. 635 inc. c (causas de nulidad relativas a la adopción): que establece que adolece de nulidad relativa la adopción obtenida en violación a las disposiciones referidas a... al derecho del niño a ser oído y a que su opinión sea tenida en cuenta según su edad y grado de madurez".

Art. 639 (responsabilidad parental - principios): "La responsabilidad parental se rige por los siguientes principios... inc. c) el derecho del niño a ser oído y a que su opinión sea tenida en cuenta según su edad y su grado de madurez".

Art. 646 (responsabilidad parental - deberes de los progenitores): en su inciso c) dispone: "respetar el derecho del niño y adolescente a ser oído y a participar en su proceso educativo, así como en todo lo referente a sus derechos personalísimos".

Art. 653 (responsabilidad parental - cuidado personal unilateral del hijo): "establece que es deber del juez ponderar, inc. c) la opinión del hijo".

Art. 707 (procesos de familia): "Las personas mayores con capacidad restringida y los niños, niñas y adolescentes tienen derecho a ser oídos en todos los procesos que los afecten directamente. Su opinión debe ser tenida en cuenta y valorada según su grado de discernimiento y la cuestión debatida en el proceso".

Ahora bien, de la lectura de toda la normativa reseñada –internacional, nacional y provincial– si bien surge como regla general que el niño tiene derecho a ser oído, en ninguna de ellas se establece que la única forma válida de ejercerlo es a través del contacto directo con el juez, lo cual generó dudas en torno a cómo debía ser ejercido el mismo.

Estas dudas fueron aclaradas por la Corte Suprema de la Nación en la causa "Wilner, Eduardo Mario c/ Osswald, María Gabriela" en la que dijo: "...Que, por otro lado, no es un imperativo la consulta directa de la voluntad de la niña. El art. 12 de la Convención sobre los Derechos de los Niños impone a los Estados la obligación de garantizarle el derecho a ser oído, ya sea directamente o por medio de un representante o de un órgano apropiado, circunstancia satisfecha dada la intervención del Asesor de Menores en ambas instancias.

De lo dicho por nuestro máximo tribunal se desprende que el derecho a ser oído puede ejercerse, ya sea a través de una entrevista directa con el juez, como así también, al comparecer el menor ante el Cuerpo Técnico del juzgado como a través de la figura del abogado del niño. [Destacado por MC. López].[13]

---

[13] Rosello, JI., ob. cit.

La ideología SAP en el marco legislativo

En Argentina, en 1993 fue promulgada la ley 24.270 la cual, si bien se refiere al impedimento de contacto del niño/a con alguno de sus padres, suele jugar a favor de revinculaciones forzadas entre el niño/a víctima de un delito por incesto con su progenitor incestuador. La doctora Jofré dice al respecto:

> Es una ley conformada por solo seis artículos que facilita un proceso exprés, tipificando como delito penal la acción de un "padre o tercero" que "impidiere u obstruyere el contacto de menores de edad con sus padres no convivientes" y obligando al juez a la fijación de régimen comunicacional o de visitas en corto plazo. Esta ley penal omite expresamente toda alusión a principios esenciales que protegen los derechos humanos de niños/as regidos por leyes nacionales como la ley 26.061 e internacionales como la Convención Internacional sobre los Derechos del Niño. Es una ley que no discrimina el sexo en su terminología pero que en su práctica es ejercida contra las madres protectoras en situaciones de violencia de género y abusos sexuales de niñas y niños. Es una ley festejada ampliamente por agrupaciones de padres promotores de la ideología de la "alienación parental" y por sus profesionales del derecho acólitos.[14]

Ley Rozanski

En Argentina también tenemos la ley 25.852, conocida como "Ley Rozanski", que establece la reforma del Código Procesal Penal para la toma de testimonio de niños, niñas y adolescentes menores de 16 años víctimas o testigos de delito, que dice:

> Cuando se trate de víctimas o testigos de los delitos tipificados en el Código Penal, libro II, título I, capítulo II, y título III, que a la fecha en que se requiera su comparecencia no hayan cumplido los 16 años de edad se seguirá el siguiente procedimiento:
>
> a. Los menores aludidos solo serán entrevistados por un psicólogo especialista en niños y/o adolescentes, designado por el tribunal que ordene la medida, no pudiendo en ningún caso ser interrogados en forma directa por dicho tribunal o las partes;

[14] Jofré, GD., ob. cit.

b. El acto se llevará a cabo en un gabinete acondicionado con los implementos adecuados a la edad y etapa evolutiva del menor.

Sin embargo, en la provincia de Buenos Aires el Código Procesal Penal tiene una reforma que contradice la Ley Nacional que antes mencionamos mediante el artículo 102° bis (incorporado a la Ley Nacional mediante la ley 13.954). Respecto de esto, López y Müller, dicen:

> La diferencia básica se centra en que la Ley nacional habla de entrevista y la provincial habla de interrogatorio; la Ley nacional dice que solo puede entrevistar al niño, niña o adolescente un psicólogo especializado, la provincial dice que lo tiene que hacer el fiscal, juez o tribunal y que si quiere puede pedir colaboración del psicólogo; ahí, a nuestro modesto entender se está incumpliendo la Ley nacional que dice claramente que prohíbe a los fiscales, jueces o tribunales interrogar a niños, niñas o adolescentes en forma directa.[15]

La metodología que en la actualidad suele emplearse en la práctica de muchos juzgados para entrevistar a los niños y niñas menores de 5 años en el dispositivo de Cámara Gesell no considera la figura del psicólogo experto en psicología infantojuvenil ni en abuso sexual, lo cual suele tener una incidencia negativa a la hora de comunicarse y comprender en profundidad otros tipos de lenguajes de las víctimas más allá de su relato oral textual.

Ley Piazza y su reforma

En el año 2011 fue sancionada la ley 26.705, también llamada "Ley Piazza", a través de la cual se establece una reforma al artículo 63 del Código Penal Federal Argentino en lo que respecta a los plazos de prescripción para poder realizar una denuncia sobre abuso sexual que haya ocurrido en la infancia de una persona. Con esta ley una víctima de abuso sexual que no haya podido realizar la correspondiente denuncia mientras era un niño/a podrá hacerlo a partir de los 18 años, siendo que desde esa edad comenzará a computarse el tiempo para la prescripción de dicho delito.

[15] López, MC.; Müller, B. (2013) "Tercera Parte. Cuestiones legales", en *Madres de hierro. Las madres en el abuso sexual infantil*, Buenos Aires: Maipue.

Sin embargo, en el año 2015 la Ley Piazza fue modificada por la ley 27.206, también conocida como la "Ley de Respeto a los Tiempos de las Víctimas", ya que su objetivo es ampliar el tiempo de prescripción de la denuncia para que pueda comenzar a computarse no solo a partir de la mayoría de edad de la persona sino a partir del momento en que se sienta preparada psicológica y emocionalmente para realizar la denuncia. Así, con esta nueva ley el plazo de prescripción comienza a correr a partir del momento de la denuncia independientemente de la edad de la víctima. Vale destacar que las leyes penales no son retroactivas; es decir, comienzan a regir a partir de su año de sanción, en este caso, hace muy pocos años atrás.

Capítulo 8

Trauma sexual en la infancia, memoria y olvido

Frecuentemente, a la hora de evaluar un delito sexual se suele prejuzgar al niño/a considerándolo un mentiroso tan solo por el hecho de no recordar o por no saber cómo poner en palabras su trauma; sin embargo, al momento de evaluar otros tipos de traumas, a los adultos no se trata de igual manera. En un artículo de mi autoría se hace referencia a esto:

> Cuando una persona adulta que ha sufrido un accidente de auto pierde la memoria del hecho traumático como consecuencia de dicho trauma todo el mundo entiende y no suelen abrirse juicios de valor respecto de su relato; sin embargo, paradójicamente, a la hora de tomarle una entrevista a un niño/a víctima de abuso sexual suele darse por sentado que debería dar su testimonio con la mayor claridad posible y con una cantidad de detalles expresados con la destreza de un lenguaje evolucionado en su máxima expresión. Incomprensiblemente, no se tiene en cuenta la maduración neurológica del niño/a ni su edad cronológica ni mental a la hora de declarar, así como tampoco el desarrollo de su capacidad de sintaxis que le permite elaborar oraciones complejas o expresar conceptos témporo-espaciales, entre otras muchas cosas.[16]

Muchas veces, se puede escuchar a los entrevistadores de niños/as menores de 5 años afirmar la imposibilidad de evaluar en ellos la existencia del abuso sexual por el hecho de no saber explicar a la manera de un adulto normal los eventos traumáticos que debieron atravesar. Argumentan que como los niños/as no pueden describir ni expresar oralmente en detalle, de manera precisa y clara el contenido de su trauma, simplemente optan por dar por cerrado caso partiendo del supuesto que los niños/as antes de los 3 años cen de memoria y que, por lo tanto, les sería imposible recordar

---

'Consideraciones a tener en cuenta en el relato testimonial de los niños y niñas nas de delitos sexuales", *Cuaderno Jurídico de Familia*, El Derecho, UCA, N° 43, 13.

nada antes de esa edad. Así, terminan descansando sobre el mito de que el abuso no es otra cosa que el producto de un falso recuerdo o una simple mentira.

El prejuicio respecto de la credibilidad del relato del niño/a menor de 5 años no surge de la nada, se sustenta en un marco conceptual basado en mitos tales como que todos los niños/as son seres: 1) cognitivamente inferiores; 2) sugestionables; 3) incapaces de recordar cosas que sucedieron tiempo atrás; 4) incapaces de discriminar la realidad de la fantasía; 5) capaces de elaborar mentiras y sostenerlas a lo largo del tiempo; 6) con falencias mentales; 7) eróticamente seductores; 8) con una sexualidad adulta; 9) con el deseo de vengarse perversamente de adultos a los que idealizan y necesitan para vivir; 10) capaces de fingir sintomatología relacionada con el estrés postraumático y con las decenas de secuelas vinculadas al abuso sexual.

Este marco conceptual parte de premisas falsas y contradictorias entre sí, lo cual torna inconsistentes los fundamentos usados para desestimar tantas denuncias por delitos sexuales contra niños y niñas.

Pero, para poder entender mejor a los niños/as sobrevivientes a un abuso sexual, primero debemos entender algunas cuestiones. El trauma es un tema complejo que se puede abordar desde múltiples perspectivas. Comenzaremos con Laplanche y Pontalis, autores que definen el trauma como:

> Acontecimiento de la vida de un sujeto caracterizado por su intensidad, la incapacidad del sujeto de responder a él adecuadamente y el trastorno y los efectos patógenos duraderos que provoca en la organización psíquica. En términos económicos, el traumatismo se caracteriza por un aflujo de energía de excitaciones excesivo, en relación con la tolerancia del sujeto y su capacidad de controlar y elaborar psíquicamente dichas excitaciones.[17]

"Trauma" tiene su raíz etimológica en palabras griegas que significan "herida" y "perforar", con lo cual, se desprende que un trauma deviene de una herida resultante de un acto violento externo al individuo. Desde este punto de vista, el abuso sexual en realidad debería denominarse "violencia sexual", ya que es producto de un acontecimiento externo ejercido por otro con violencia, que provoca

[17] Laplanche, J.; Pontalis: *Diccionario de psicoanálisis*, Barcelona, Labor, 1981.

una sobredosis de energía en el interior del organismo de la víctima imposible de canalizar y elaborar a nivel mental; uno de los efectos patógenos que se derivan de esta situación es la desorganización psíquica en el sujeto.

Lo mismo sucede en los casos de abuso sexual a niños/as, sus cuerpos son invadidos por un monto tal de energía que no les da tiempo a metabolizarla, a expulsarla o a canalizarla. La energía del suceso traumático irrumpe y atraviesa la psiquis invadiendo y almacenándose directamente en el inconsciente, sin que la víctima pueda llegar a entender racionalmente –desde un nivel consciente– lo que le pasó. Esto explica por qué algunos sobrevivientes, ante una violación, por ejemplo, pierden la memoria a nivel consciente y tienen grandes dificultades para recordar y poner en palabras aquello que les hicieron.

Así, al igual que sucede en otros tipos de traumas, cada sobreviviente de trauma sexual tiene sus propios tiempos subjetivos para conectarse con la información de aquellas vivencias reprimidas en su inconsciente; y si bien hay quienes pueden recordar más rápido, a otros les lleva mucho más tiempo, semanas, meses, e incluso años. Es más, hay quienes no podrán recordar de manera clara los detalles del trauma ni ponerlos en palabras por distintos motivos. El libro de mi autoría *La entrevista psicológica a niñas y niños víctimas de abusos sexuales* hace referencia a este tema:

> Desde la teoría y haciendo uso de un lenguaje psicoanalítico, podríamos decir que este trauma reprimido en el sistema inconsciente deja tras de sí, como efecto, un agujero representacional dentro del sistema consciente-preconsciente del psiquismo de la víctima. Por lo tanto, podría decirse que una de las consecuencias del trauma por abuso sexual sería la imposibilidad de poder evocar a voluntad recuerdos. Porque, al menos en el nivel de la consciencia no quedaría registro de huellas mnémicas ni de palabras representativas de lo sufrido con las que describir o representar el terrible suceso, con lo cual se dificulta el hecho de recordarlo, contarlo, pensarlo, elaborarlo o entenderlo (...)
>
> Demás está decir que esto sucede en los casos más graves, cuando se produce una amnesia total de los recuerdos traumáticos. No todos los abusos presentan las mismas características, y cada caso en particular no repercute de la misma e igual manera que todos los demás. Cada bebé nace con una constitución psíquica innata y con un contexto familiar más o menos favorable; la práctica con los

pacientes nos demuestra que, definitivamente, hay personas más fuertes que otras a la hora de sobrevivir a las peores situaciones. Así, al ser entrevistados, existen niños/as (y adultos también) a quienes les resulta imposible recordar los sucesos traumáticos o hablar de ellos, mientras que otros –incluso, mucho más dañados físicamente que los anteriores–, por el contrario, no evidencian ningún tipo de secuelas en el área mnémica ni expresiva.

En este punto vale aclarar que el hecho de que el recuerdo traumático pueda permanecer reprimido en el inconsciente no significa que no se pueda llegar a filtrarse en la consciencia. Efectivamente, los sucesos dolorosos olvidados pueden manifestarse de forma camuflada en la consciencia a través de los sueños, pesadillas, síntomas psicológicos o somáticos y, también, a través de reviviscencias.[18]

Con respecto a este tema, Eva Giberti, explica:

> Es posible conjeturar que las reacciones y vivencias ante los estímulos que el ataque sexual produce no adquirirían el carácter de lo representable: circunstancia que habitualmente señalamos cuando se trata de recomponer el relato de una víctima que no logra reproducir con exactitud lo acontecido.
>
> Ese caudal no representable podría encontrar su camino por medio de la intuición, los sueños, las fantasías y los ensueños. Cualquiera de tales instancias corresponde a los procesos mentales de quien está preso, secuestrado o esclavizado. El cuerpo de un niño abusado es un cuerpo secuestrado inicialmente por el abusador (…)[19]

Frecuentemente, los sobrevivientes van teniendo acceso a la información de su trauma por medio de reminiscencias; es decir, a través de imágenes, sensaciones y/o sonidos vinculados a fragmentos de las vivencias traumáticas reprimidas en el inconsciente, que se les presentan en la mente de forma abrupta en cualquier momento y en cualquier lugar sin poder controlarlas.

Haciendo uso de la analogía, es posible comparar al psiquismo humano con una computadora de dos discos rígidos: el sistema consciente-preconsciente y el sistema inconsciente, mientras que las huellas mnémicas de los recuerdos serían la información que guardamos en estos dos discos rígidos. Así, de este modo, podemos

---

[18] López, MC. (2017) *La entrevista psicológica a niñas y niños víctimas de abusos sexuales*, Buenos Aires: Maipue.

[19] Giberti, E. (2015) "Capítulo 6: Géneros de niñas y niños víctimas", en *Abuso sexual contra niñas, niños y adolescentes*, ob. cit.

entender mejor cómo, cuando una información se pierde en el disco rígido de la consciencia y/o del preconsciente, aún sigue existiendo otra copia de seguridad o *backup* en el disco del inconsciente. Al igual que en las computadoras, los diferentes "discos rígidos" de la psiquis humana guardarán bajo distintos códigos esa información, dado que la consciencia y el preconsciente se manejan con un código digital o un código regido por las palabras, mientras que el inconsciente se maneja con un código analógico o un código regido por las imágenes (visuales, kinestésicas, olfativas y auditivas). En este tipo de casos, los psicólogos hemos sido entrenados en la facultad para hacer de traductores entre uno y otro código. La mente humana es una computadora biológica maravillosa, la más compleja del universo, en ella nada se pierde, todo se puede llegar a rescatar.

Pesadillas, síntomas físicos y emocionales, formas de caminar, posturas, torpezas, actos fallidos, olvidos, dibujos y juegos extraños... pueden llegar a ser el resultado de información proveniente del inconsciente referida a vivencias dolorosas reprimidas; incluso, desde épocas muy tempranas de la vida, como ya lo supo descubrir Sigmund Freud hace más de cien años atrás. El hecho de que haya personas –y también científicos– que insistan con la hipótesis de que nada de lo vivido antes de los 3 años se puede recordar, no impide que muchísimas personas sí seamos perfectamente capaces de tener recuerdos tempranos de nuestras infancias. Y si bien ante esto hay quienes insisten en que aquello que las personas dicen recordar pueden ser recuerdos falsos, inducidos por el entorno, la realidad es que en lo que específicamente concierne a la memoria vinculada a traumas sexuales en la primera infancia no existe ninguna investigación científica sobre el recuerdo de los traumas en la primera infancia realizada a los sobrevivientes niñas y niños que ofrezca evidencia de ello. Respecto de esto, Álvaro Burgos dice:

> La psicoterapeuta Karen Olio refiere, con relación al síndrome de los recuerdos falsos, que "no ha habido ningún ensayo clínico, ningún estudio con grupos controlados de comparación, ninguna investigación que documente o cuantifique el fenómeno sobre trauma infantil. Su principal objetivo es la propaganda a través de los medios de comunicación, disfrazada con el ropaje de la objetividad aparente".
>
> La propagación de la "teoría"-hipótesis de las memorias falsas se sostiene por viejos y poderosos estereotipos sobre sexo, edad, la clase y la raza. La mujer, el niño o la niña se instrumentalizan

> como débiles, crédulos; así, es suficiente hablar con ellos para hacerles un lavado de cerebro o convencerlos de una realidad que no es la suya.[20]

Aunque no existen estudios específicos de prevalencia de la memoria en los casos de abuso sexual en la infancia, entre los años 2008 y 2010 se realizó una investigación sobre la prevalencia y características del abuso sexual infantil, dirigida por la licenciada María Inés Bringiotti y el doctor Pablo Raffo, llevada a cabo en el marco del Programa de Investigación en Infancia Maltratada con sede en la Facultad de Filosofía y Letras de la Universidad de Buenos Aires. El ya citado libro de mi autoría dice al respecto:

> Si bien los objetivos de la investigación fueron varios, entre ellos detectar a través de una encuesta anónima características detalladas de situaciones vitales potencialmente traumáticas sufridas en la infancia y en la adolescencia antes de los 19 años, lo más trascendental de esta investigación podría considerarse el hecho de que los encuestados recordaron como la edad promedio del inicio de sus abusos en un rango de entre los 2 y los 19 años. Es decir que, según este estudio, existen personas absolutamente capaces de recordar situaciones de abuso sexual más allá de la franja de los 3 y 4 años de edad.[21]

Partiendo de esto, Álvaro Burgos dice:

> Desde su época, Sigmund Freud identificó el abuso sexual en la infancia como causa de muchas enfermedades mentales y emocionales en la edad adulta. Cuando hizo público su descubrimiento, Freud fue criticado y ridiculizado por sus colegas. Finalmente, se retractó, y puso la explicación de que los actos sexuales o bien eran fruto de la infancia o eran frutos de la fantasía, o bien del deseo de sus pacientes.[22]

Acerca del tema de la "falta de memoria" o las "confusiones" y del por qué los niños/as "olvidan" cuando son entrevistados en un proceso penal, Eva Giberti explica que tan solo se trata de "la implementación de los recursos del niño que es colocado en una

---

[20] Burgos, Á. "La memoria y su importancia en el campo forense", Tribunal Superior Penal Juvenil, en *Alter, Enfoques Críticos*, San José Costa Rica, año 1, N° 2, 2010.

[21] Bringiotti, MI.; Raffo, PE. "Abuso sexual infanto-juvenil. Prevalencia y características en estudiantes universitarios de la Ciudad de Buenos Aires", en *Revista de Derecho de Familia* N° 46, Abeledo Perrot, Buenos Aires, 2010, citado en MC. López, *La entrevista psicológica*, ob. cit.

[22] Burgos, Á., ob. cit.

situación anormal y tensionante"[23] ante la cual implementa una serie de mecanismos defensivos. Así, cuando la tensión y el agobio se le hace insoportable, el niño, entre otras cosas, procede a:

1. **Disociarse**: se desconecta, se abstrae e intenta evadirse de la entrevista.
2. **Negar**: puede llegar a declarar que no conoce a quien lo ha dañado, a pesar de que sea su propio progenitor u otro familiar cercano.
3. **Implementar el mecanismo de la formación reactiva**:

   > Otro mecanismo de defensa que puede utilizar durante la entrevista en el ámbito tribunalicio es la formación reactiva: después de haber expresado una información concreta acerca de los hechos introduce fantasías que le permiten equilibrar aquello que acaba de decir, por ejemplo: "Después de que Fulano me tocó la vagina, yo lo encerré en el placard y no se pudo escapar y no volvió a salir".[24]

4. **Racionalizar**: mediante este mecanismo los niños intentan explicar por qué ellos piensan que los abusaron. Pueden llegar a afirmar que, en realidad, la persona que los violó los confundió con otra persona, con su esposa, por ejemplo.

Los recuerdos no solo se manifiestan a través de palabras con un significado textual; también, se manifiestan a través de imágenes simbólicas en los sueños, juegos, dibujos, etc. Hace ya más de cien años atrás Jean Piaget (biólogo suizo, considerado el padre de la epistemología genética, reconocido por sus aportes al estudio de la infancia y por su teoría constructivista del desarrollo de la inteligencia) hablaba del desarrollo cognitivo y la incidencia que la capacidad de simbolizar –la cual aparece en el ser humano a partir del año y medio de edad–, tiene en el psiquismo y en el aparato mnémico. Hace ya más de cien años Sigmund Freud hablaba de cómo los niños/as podían expresar experiencias traumáticas a través de conductas simbólicas, lúdicas y síntomas conductuales... Sin embargo, en ciertas ocasiones parecería que los profesionales encargados de evaluar a los niños/as víctimas de abuso sexual parecen desconocer esto.

---

[23] Giberti, E. (2015) "Capítulo 15: Los que olvidan también están presentes. ¿Por qué interesa reconocer la experiencia de la memoria y los tiempos de los niños y de los que 'olvidan'?", en *Abuso sexual contra niñas, niños y adolescentes*, ob. cit.

[24] Ibídem, p. 168.

Es importante que los psicólogos, peritos que intervienen en el ámbito judicial evaluando a los niños/as, los jueces, fiscales, defensores de menores y todo aquel que realice entrevistas a los niños/as víctimas de abuso sexual en la Cámara Gesell estén debidamente entrenados en la práctica clínica con niños/as específicamente en lo que respecta a este tipo tan particular de traumas. Los niños/as no son seres tontos que no se dan cuenta de nada; todo lo contrario, cuentan con un cerebro biológicamente considerado como el organismo más inteligente del universo, con un aparato mnémico excepcional, son sensibles y ultra intuitivos; tanto es así que cuando se encuentran en una situación de una presión psicológica intolerable que los pueda llegar a conducir a un colapso psíquico –o al suicidio–, automáticamente proceden a defenderse implementando todo tipo de mecanismos de defensa como los que ya hemos nombrado. Los niños/as no pueden hablar como un adulto, y menos aún si tienen secuelas postraumáticas; quienes estamos en la obligación de adaptar la manera de hablar y escuchar a los niños/as somos los adultos.

SEGUNDA PARTE

Criterios diagnósticos

Introducción

Teniendo en cuenta que el lenguaje oral constituye tan solo entre el 3 y el 7 por ciento de la comunicación humana y el resto de la comunicación se establece mediante síntomas físicos, conductuales, emocionales y psicológicos, así como también mediante el llamado lenguaje corporal, lenguaje paraverbal, lenguaje lúdico o gráfico, en esta segunda parte nos detendremos a analizar en profundidad estos y otros criterios diagnósticos que posibilitarán arribar a conclusiones certeras con una mayor claridad, agilidad y rapidez.

Una de las maneras más prácticas a la hora de evaluar un abuso sexual en un niño/a menor de 5 años consiste en seguir una serie de criterios, los cuales no tienen otro objetivo más que funcionar como una simple guía. En realidad, se trata de una serie de indicadores diagnósticos agrupados bajo la modalidad de catorce criterios:

- Criterio 1: indicadores de estrés postraumático.
- Criterio 2: indicadores cognitivos.
- Criterio 3: indicadores psicomotrices.
- Criterio 4: indicadores psicosexuales.
- Criterio 5: indicadores físicos.
- Criterio 6: indicadores psicológicos.
- Criterio 7: indicadores emocionales.
- Criterio 8: indicadores sociales.
- Criterio 9: indicadores del lenguaje verbal.
- Criterio 10: indicadores del lenguaje paraverbal.
- Criterio 11: indicadores del lenguaje corporal.
- Criterio 12: indicadores del lenguaje lúdico.
- Criterio 13: indicadores del lenguaje gráfico.
- Criterio 14: indicadores en las secuencias.

Para evitar dudas y confusiones al momento de rastrear indicadores de abuso sexual en la primera infancia es fundamental conocer el normal desarrollo evolutivo. Por tal motivo, cada uno de los apartados de esta parte del libro abordará dos cuestiones: en una primera instancia se describirá lo que se considera normal en cada etapa del desarrollo del niño/a; y a continuación, lo que podría llegar a considerarse como un indicador de abuso sexual.

La frecuencia con que los niños/as pequeños víctimas de delitos sexuales presentan cuadros y sintomatologías confusas (como bajo rendimiento en la escuela, hiperactividad, encopresis, enuresis, trastornos de la alimentación, por ejemplo), que muchas veces suelen atribuirse erróneamente a otro tipo de problemáticas infantiles, siempre nos obliga a respetar los tiempos subjetivos de cada niño/a a la hora de contar su historia, con la finalidad de evitar arribar a conclusiones simplistas o ambiguas.

Cuanto más pequeños son los niños/as más tiempo pueden necesitar para establecer un vínculo de confianza con el terapeuta que los está evaluando; especialmente, si se trata de niños/as sobrevivientes de abuso sexual, quienes suelen ser particularmente desconfiados y muy temerosos.

Partiendo de esto, y al no existir una pauta fija de sesiones psicodiagnósticas en la evaluación del abuso sexual en los niños/as, en ciertos y determinados casos el psicólogo podría arribar a una conclusión psicodiagnóstica certera meses después de haber comenzado con dicha evaluación.

Por último, es necesario aclarar que para diagnosticar un abuso sexual no hace falta que hallemos en los niños/as todos los indicadores enumerados en cada uno de los criterios diagnósticos; más bien se trata de encontrar una serie de indicadores que puedan ser correlativos entre sí en relación con este tipo de trauma.

Capítulo 1

Criterio 1: indicadores de estrés postraumático

Uno de los principales indicadores a la hora de realizar un diagnóstico de abuso sexual en la infancia es el estrés postraumático. A nivel mundial, los organismos de salud mental más destacados han arribado a importantes conclusiones en este aspecto, las cuales se han volcado en el Manual Diagnóstico y Estadístico de los Trastornos Mentales DSM-5, en la sección "Criterios para el diagnóstico de F43.1. trastorno por estrés postraumático [309.81]".[25] A continuación, transcribiremos en detalle la sintomatología asociada al trastorno de estrés postraumático (TEPT) descripta en el DSM-5, en relación con los niños/as menores de 6 años:

A. Exposición a la muerte, lesión grave o violencia sexual, ya sea real o amenaza, en una (o más) de las formas siguientes:

- Experiencia directa del suceso/s traumático/s.
- Presencia directa del suceso/s ocurrido/s a otros.
- Conocimiento de que el suceso/a traumático/s ha ocurrido a un familiar próximo o a un amigo íntimo. En los casos de amenaza o realidad de muerte de un familiar o amigo, el suceso/s ha de haber sido violento o accidental.
- Exposición repetida o extrema a detalles repulsivos del suceso/s traumático/s (por ejemplo, socorristas que recogen restos humanos, policías repetidamente expuestos a detalles del maltrato infantil).

Nota: el criterio A4 no se aplica a la exposición a través de medios electrónicos, televisión, películas o fotografías, a menos que esta exposición esté relacionada con el trabajo.

[25] American Psychiatric Association (APA). (2013) DSM-5 *Manual diagnóstico y estadístico de trastornos mentales*, 5.ta edición, Panamericana, 2018.

Comentarios

En el criterio de diagnóstico "A", se vincula de manera directa al estrés postraumático en los niños/as menores de 6 años a solo a tres causas:

1. **Exposición a la muerte** (el niño/a ha sido testigo de cómo intentaban matar a alguien; por ejemplo, a su madre o a él mismo).
2. **Lesión grave** (el niño/a ha sufrido un trauma con riesgo de vida; como, por ejemplo, un accidente, una enfermedad grave, un desgarre en la zona genital o anal).
3. **Violencia sexual** (el niño/a ha sido agredido sexualmente).

Resulta interesante observar cómo en los casos de abuso sexual en la infancia estas tres causas, frecuentemente se hallan íntimamente relacionadas.

B. Presencia de uno (o más) de los síntomas de intrusión siguientes asociados al suceso/s traumático/s, que comienza después del suceso traumático/s:

B.1. Recuerdos angustiosos, recurrentes, involuntarios e intrusivos del suceso/s traumático/s.

Nota: en el caso de los niños/as los recuerdos espontáneos e intrusivos pueden no ser en apariencia angustiosos y se pueden expresar en sus juegos.

2. Sueños angustiosos recurrentes en los que el contenido y/o el afecto del sueño está relacionado con el suceso/s traumático/s.

Nota: en los niños pueden existir sueños aterradores sin contenido reconocible.

3. Reacciones disociativas (por ejemplo, escenas retrospectivas) en las que el sujeto siente y actúa como si se repitiera el suceso/s traumático/s. (Estas reacciones se pueden producir de forma continua, y la expresión más extrema es una pérdida completa de consciencia del entorno presente).

Nota: en los niños, la representación específica del trauma puede tener lugar en el juego.

4. Malestar psicológico intenso o prolongado al exponerse a factores internos o externos que simbolizan o se parecen a un aspecto del suceso/s traumático/s.

5. Reacciones fisiológicas intensas a factores internos o externos que simbolizan o se parecen a un aspecto del suceso/s traumático/s.

Comentarios

A continuación, relacionaremos los síntomas descriptos en el criterio "B" con el abuso sexual en la infancia:

B.1. Muchas veces, los niños/as víctimas de abusos sexuales dan la apariencia de ser desobedientes o distraídos cuando en verdad, internamente, están recordando a modo de *flashback* fragmentos de la escena traumática. Esta es una de las razones por las cuales niños más grandes suelen bajar el rendimiento escolar.

2. Los niños/as víctimas de abuso sexual suelen tener trastornos del sueño; por ejemplo, insomnio, dado que suelen tener pesadillas con escenas simbólicas (o no) vinculadas a su trauma, las cuales no saben explicar debido a su corta edad, o simplemente las olvidan al despertar. Además, en este punto, hay que tener en cuenta que, especialmente en el incesto, los actos de mayor crueldad suelen darse en la propia cama y habitación del niño/a.

3. Las reacciones disociativas se reflejan en la mirada perdida de los niños/as víctimas, la cual hace pensar que es como si realmente estuviesen en otro lado o le estuviesen hablando a otra persona.

4. y 5. Cuando los niños/as perciben a una persona o se encuentran ante un lugar, un olor, etc., similar al que sufrieron mientras eran abusados sexualmente, comienzan a sentirse mal, a descomponerse o a ponerse agresivos, por ejemplo.

C. Evitación persistente de estímulos asociados al suceso/s traumático/s, que comienza tras el suceso/s traumático/s, como se pone de manifiesto por una o las dos características siguientes:

C.1. Evitación o esfuerzos para evitar recuerdos, pensamientos o sentimientos angustiosos acerca o estrechamente asociados al suceso/s traumático/s.

2. Evitación o esfuerzos para evitar recordatorios externos (personas, lugares, conversaciones, actividades, objetos, situaciones) que despierten recuerdos, pensamientos o sentimientos angustiosos acerca o estrechamente asociados al suceso/s traumático/s.

Comentarios

C.1. y C.2. Es muy común que los niños/as con traumas por abuso sexual no quieran separarse de su madre o no quieran, por ejemplo, ir a la casa o al barrio en donde vive (o vivía) el agresor o hacer actividades que este solía hacer, ya que es tanta la angustia que esto les provoca que, simplemente, prefieren evitar todo lo que les recuerde a la escena traumática y, en consecuencia, los pueda llegar a desestabilizar emocional y psicológicamente.

D. Alteraciones negativas cognitivas y del estado de ánimo asociadas al suceso/s traumático/s, que comienzan o empeoran después del suceso/s traumático/s, como se pone de manifiesto por dos (o más) de las características siguientes:

D.1. Incapacidad de recordar un aspecto importante del suceso/s (debido típicamente a amnesia disociativa y no a otros factores como una lesión cerebral, alcohol o drogas).

2. Creencias o expectativas negativas persistentes y exageradas sobre uno mismo, los demás o el mundo (por ejemplo, "Estoy mal", "No puedo confiar en nadie", "El mundo es muy peligroso", "Tengo los nervios destrozados").

3. Percepción distorsionada persistente de la causa o las consecuencias del suceso/s traumático/s que hace que el individuo se acuse a sí mismo o a los demás.

4. Estado emocional negativo persistente (por ejemplo, miedo, terror, enfado, culpa o vergüenza).

5. Disminución importante del interés o la participación en actividades significativas.

6. Sentimiento de desapego o extrañamiento de los demás.

7. Incapacidad persistente de experimentar emociones positivas (por ej., felicidad, satisfacción o sentimientos amorosos).

Comentarios

D.1. Muchas veces, se descree de los niños/as y se los acusa de mentirosos cuando se les exige hacer un relato de sus recuerdos, y no se tiene en cuenta que, debido a mecanismos de defensa tales como la disociación y la represión, muchos de ellos simplemente se olvidan a nivel consciente del trauma.

2. Los niños/as víctimas de abusos sexuales suelen sentirse muy vulnerables; por lo cual, perciben al resto de la gente y al mundo como peligrosos.

3. En determinadas oportunidades, el niño/a víctima puede llegar a negar las consecuencias del trauma diciendo cosas como "En realidad, no fue nada..., no fue para tanto". También, puede negar las causas del trauma, diciendo cosas como "No fue mi papá quien me dio besos chupados".

4. Las emociones negativas asociadas al trauma impiden que el niño/a pueda confiar en alguien para pedir ayuda, lo cual hace que, por momentos, se sienta desahuciado y se resigne a seguir sufriendo.

5. El estrés en el que vive hace que el niño/a vaya perdiendo interés en las cosas lindas de la vida; así es como puede negarse a ir a cumpleaños de amigos o a jugar con otros niños/as de su edad.

6. El niño/a víctima de abuso sexual suele sentir que, si bien está presente físicamente, su alma se encuentra en otro lado. Desde afuera, se los percibe como desconectados y distraídos o desinteresados en lo que ocurre a su alrededor.

7. El niño/a víctima suele atravesar períodos de mucha tristeza y depresión, y esto es un factor importante para que se muestre cariñoso, por ejemplo, o se conecte con las emociones positivas.

E. Alteración importante de la alerta y reactividad asociada al suceso/s traumático/s, que comienza o empeora después del suceso/s traumático/s, como se pone de manifiesto por dos (o más) de las características siguientes:

- Comportamiento irritable y arrebatos de furia (con poca o ninguna provocación), que se expresan típicamente como agresión verbal o física contra personas u objetos.
- Comportamiento imprudente o autodestructivo.
- Hipervigilancia.
- Respuesta de sobresalto exagerada.
- Problemas de concentración.
- Alteración del sueño (por ej., dificultad para conciliar o continuar el sueño, o sueño inquieto).

Comentarios

Frecuentemente, los niños/as que han sufrido un trauma vinculado a la sexualidad suelen tener mala conducta en la escuela: no cumplen las consignas, les pegan a otros compañeritos, tienen reacciones desmedidas de enfado, son distraídos, no respetan la autoridad, se escapan del aula, etcétera.

El trastorno por estrés postraumático en los niños/as cursa con la presencia de síntomas disociativos que se caracterizan por una sensación de: 1) despersonalización (se sienten como si estuvieran aturdidos, desconectados o como si vivieran en una realidad paralela, viéndose a sí mismos en tercero observador) y 2) desrealización (por momentos, sienten que todo lo que les ocurrió fue un sueño).

Finalmente, a la hora de realizar el diagnóstico por estrés postraumático debemos aclarar tres cosas: 1) estos síntomas no deben atribuirse a los efectos fisiológicos de sustancias como el alcohol, la ingesta de medicamentos o a cuadros de epilepsias; 2) Todos los criterios diagnósticos antes mencionados pueden manifestarse de forma inmediata o retardada, luego de varios meses después del suceso traumático; 3) para el diagnóstico del abuso sexual en la infancia no es necesario que se cumplan la totalidad de estos criterios.

Capítulo 2

Criterio 2: indicadores cognitivos

Jean Piaget consideraba que la inteligencia se iba desarrollando junto al desarrollo cognitivo del niño/a, debido a una interrelación entre los procesos de maduración biológica y el medioambiente. Este autor investigó los orígenes y la estructuración del pensamiento en el desarrollo de los niños/as y, a su vez, cómo se veía reflejado en su comportamiento, en su aprendizaje, comunicación y en sus diversas funciones cognitivas.

Las funciones cognitivas como la percepción, atención, memoria, imaginación, lenguaje, aprendizaje y pensamiento van siendo desarrolladas por el niño/a desde que nace y a medida que va creciendo. Estas funciones hacen posible obtener información del mundo exterior e interior, del propio cuerpo, así como de las propias emociones, todo lo cual permite poder adaptarse al mundo y, paralelamente a esto, desarrollar la inteligencia.

Los niños/as nacen con una estructura mental básica que a lo largo de su infancia van desarrollando a través del proceso de una paulatina complejización de esquemas de pensamiento y comportamiento. Así, este autor propone cuatro etapas en el desarrollo cognitivo:

1. **Etapa sensoriomotriz**: abarca desde el nacimiento hasta los 2 años.
2. **Etapa preoperacional**: comprende desde los 2 a los 6 o 7 años.
3. **Etapa de operaciones concretas**: entre los 7 y los 11 años.
4. **Etapa de operaciones formales**: se inicia a los 11 o 12 años y se extiende a lo largo de toda la adolescencia.

De esta manera, podemos buscar indicadores de abuso sexual en la primera infancia a través de las distintas etapas del desarrollo de las funciones cognitivas del niño/a.

Etapas de evolución de las funciones cognitivas

A la hora de rastrear indicadores de abuso sexual en la primera infancia, primero es fundamental saber el normal desarrollo de las funciones cognitivas en las dos primeras etapas evolutivas, las cuales podríamos resumir de la siguiente manera:

1. **Etapa sensoriomotriz (0 a 2 años)**: los bebés van adquiriendo sus conocimientos acerca de sí mismos y del mundo que los rodea mediante experiencias sensoriales y objetos que son capaces de manipular.

El niño/a nace sin un aparato psíquico estructurado, no cuenta con un yo individual; por lo tanto, en sus primeras semanas y meses de vida no se diferencia de los objetos ni de las personas que lo rodean. Al principio, básicamente se relaciona con el pecho materno que lo alimenta hasta que llega un momento en que es capaz de reconocer a la madre como una parte de sí y, más tarde, como una persona diferente.

Cuando comienza a caminar y a hablar, es decir, a ser capaz de simbolizar, esta etapa concluye y pasa a la siguiente.

A continuación, repasaremos en detalle los aprendizajes y logros que se dan a lo largo de esta etapa sensorio-motriz:

a. **0-1 mes**:
   - Aún no existe una clara distinción de aquello que lo rodea. Su principal interés se orienta al pecho materno.
   - El bebé comienza a ejercitar sus movimientos reflejos: gradualmente, irá pasando de la succión del pezón a la succión del dedo, lo cual, le permitirá soportar la espera cuando tenga hambre.
   - Para él no existe el espacio y el tiempo se relaciona con las ganas de comer y la espera del alimento.

b. **1-4 meses**:
   - La actividad del niño/a es egocéntrica y se centra en su cuerpo.
   - A partir del reflejo de la prensión, el bebé toca o agarra algo sin intencionalidad; pero, se da cuenta de que su acción ha provocado un efecto y repite la acción para ir asimilándola (reacción circular primaria).

- Entre los 3 y 4 meses pasa del ver al mirar, y cuando reconoce a alguien o algo comienza a sonreír de forma consciente.
- El bebé escucha su grito o su llanto y lo reproduce; a partir de lo cual, comienza a pronunciar una mayor variedad de sonidos.
- Memoria: ya reconoce y distingue aquellos objetos y personas que le son más familiares.

c. **4-8 meses**:

- Comienza a haber una mayor coordinación entre lo que se ve y lo que se agarra. El bebé mira el sonajero y lo manipula con intención observando lo que sucede y poniendo atención en la reacción de los adultos; luego, repite la misma acción una y otra vez para ir asimilando dicho aprendizaje (reacción circular secundaria).
- Es capaz de acomodar su campo visual a los movimientos rápidos; sin embargo, puede ver mejor lo que está cerca de su campo visual y no tanto lo que está lejos.
- Puede coordinar mejor aquello que ve y toca con su boca. Esto quiere decir que tiene una mayor consciencia de los distintos sectores de su cuerpo: área bucal, visual y táctil.
- Todavía no percibe el orden de los fenómenos; excepto, cuando él mismo los ha causado.
- Es capaz de suprimir o mover un obstáculo que le impide mirar algo.
- Memoria: entre los seis y los ocho meses se considera que el niño/a ya puede ser capaz de reconstruir un objeto que no ve a partir de una de sus partes visibles.

d. **8-12 meses**:

- Ahora, el bebé puede alcanzar cosas en un espacio más lejano desplazando un objeto, golpeando algo o llamando la atención para que se lo alcancen. Es decir, es capaz de resolver situaciones nuevas que se le presentan con una mayor eficacia, lo cual significa que ha comenzado a diferenciar el medio del fin.

- Comienza a desarrollar nociones de espacio y tiempo, las cuales están íntimamente relacionadas con las acciones. Ahora, el bebé es capaz de esconder y/o alejar un objeto y luego descubrirlo y recuperarlo.
- Percibe e imita nuevos gestos y sonidos de las personas que lo rodean.
- Memoria: capaz de recuperar un objeto o juguete a pesar de que esté oculto, siempre que haya visto cómo se lo han ocultado.

e. **1-1,5 años**:

- Cada vez más el niño/a comienza a adaptarse a situaciones desconocidas y para ello descubre nuevos medios a través de los cuales experimentar. Así, puede elaborar nuevos métodos que practica repitiéndolos muchas veces con la intención de explorar el mundo que lo rodea (reacción circular terciaria).
- El niño/a busca explorar y comprender el mundo a través de la acción en el tiempo presente, en el aquí y ahora.
- Experimenta activamente manipulando cosas (comida, por ejemplo) que luego deja caer, ya que su atención está más centrada en provocar nuevos efectos y en experimentar nuevos movimientos más que en sujetar.
- Si bien es capaz de seguir con la vista a un objeto mientras se desplaza, aún no puede inferir a dónde irá ese objeto.
- Aún no hay un lenguaje desarrollado ni existe la comprensión de los conceptos.
- Ahora, el bebé descubre que puede llegar a un mismo lugar por medio de dos caminos diferentes. Esto indica que ahora, el espacio ya es objetivo; es decir, ha dejado de percibir el espacio de una forma subjetiva (relacionado con sus propias acciones) y es capaz de percibirlo objetivamente.
- Intenta construir torres con cubos; aunque, al principio de esta etapa no logra apilarlos correctamente y se le suelen caer.
- Cada vez más diferencia su yo del mundo exterior.
- Comienza a reconocer mayores zonas de su cuerpo a partir de observar el cuerpo de aquella persona con la que está; por lo cual, se va identificando con gestos familiares.

- Comienza a construir la noción de causalidad. Con cada una de sus acciones puede causar ciertos y determinados efectos.
- Memoria: si bien reconoce acciones que han sucedido; aún no ha desarrollado la memoria remota y no es capaz de evocar hechos sucedidos en el pasado lejano.

2. **Etapa preoperacional (2 a 7 años)**:

- Los niños/as comienzan a desarrollar el lenguaje de los símbolos, tanto el lenguaje hablado como el lenguaje lúdico.
- En este lapso de tiempo comprendido entre los 2 y los 7 años aproximadamente el niño/a comienza a caminar, aprende a retener los esfínteres y asume su identidad como diferente de las personas de su entorno; también, desarrolla la capacidad de simbolizar y de hablar; es decir, aprende a usar símbolos para designar y representar los distintos objetos, personas y lugares.
- Si bien continúa siendo egocéntrico y piensa que todo depende y gira alrededor de él, poco a poco va desarrollando sentimientos de empatía hasta ser capaz de ponerse en el lugar del otro y de entender diferentes puntos de vista, lo cual le permitirá el desarrollo de la sociabilización.

La etapa preoperacional se puede dividir en dos momentos:

a. **Etapa preoperatoria simbólica (2 a 4 años)**: los niños/as comienzan a desarrollar el lenguaje simbólico, que en esta etapa se caracteriza por:
   - Imitación diferida: el niño/a comienza a imitar sonidos correspondientes a un objeto; pero, en ausencia de este objeto.
   - Desarrollo de las funciones semióticas: cuando el niño/a diga "guau", "miau", "cua cuá", ya no será una mera imitación sino una representación verbal.
   - Desarrollo del simbolismo: comienza a distinguir la diferencia entre el significante y el significado, entre la palabra y lo que esta representa en la realidad. Se da cuenta de que con las palabras puede evocar objetos ausentes, y con esto comienza la adquisición de los conceptos, el lenguaje y los juegos simbólicos.

El pensamiento preconceptual se caracteriza por:

- Preceder a la inducción y deducción.
- Incapacidad por parte del niño/a para ir desde lo singular a lo general y desde lo general a lo singular. Tan solo puede ir de lo singular a lo singular.
- Egocentrismo: al niño/a le es difícil ponerse en el lugar de otro.
- Yuxtaposición: puede reunir distintas partes o cosas, pero no puede relacionarlas respetando una jerarquía ("Mamá tiene pinturas, por eso se pinta", por ejemplo).
- Sincretismo: el niño/a representa el mundo de una manera general, global, sin enlaces de causa-efecto ("El auto se mueve porque tiene ruedas", por ejemplo).
- No reversibilidad: le es imposible reconstruir una secuencia de acciones (ir de adelante para atrás) y tampoco puede anticipar transformaciones (ir de atrás hacia adelante). Al comenzar a caminar logran comprender que los objetos son permanentes; es decir, que pueden permanecer constantes en el tiempo. Logran comprender la constancia de tamaño y forma de los tamaños por más que se achiquen o agranden según la distancia, si se acercan o alejan. De esta manera, en esta etapa no solo el niño/a irá desarrollando el lenguaje y los conceptos; también, la posibilidad de ir hacia atrás en el tiempo y de evocar recuerdos.
- Memoria: cuando el niño/a pueda ser capaz de darse cuenta de que el tamaño de un objeto es el mismo (constancia de tamaño) a pesar de verlo más pequeño a medida que pasa un lapso de tiempo mientras se aleja de él, esto le permitirá evocar vivencias y acontecimientos que le han ocurrido en el pasado; es decir, recuerdos no vinculados a la percepción directa; aunque vale destacar que esto no implicará que pueda evocar las imágenes de estos recuerdos en un orden cronológico, lógico o correctamente seriados.

b. **Etapa preoperatoria intuitiva (4 a 7 años)**:

- El niño/a descubre nuevos medios no solo por tanteos en la realidad externa sino a través de la combinación de representaciones mentales, las cuales se ven reflejadas en *insight* o comprensión repentina e intuitiva del funcionamiento de las cosas. Así, antes de realizar una acción de manera reactiva, ahora se detiene, observa y luego resuelve.

- Adquiere la capacidad de analizar el espacio, a tal punto que puede ser capaz de desviarse y hallar un camino alternativo para encontrar un objeto; puede ir a un mismo lugar por dos caminos diferentes.
- Es capaz de representarse y darse cuenta de adonde irá a parar un objeto cuando este se desplaza a pesar de no verlo, ya que puede ser capaz de reconstruir y deducir su recorrido.
- Cuando conoce la causa es capaz de prever su efecto; pero, también, a partir del efecto puede reconstruir mentalmente la causa. Así, poco a poco el niño/a se va alejando de las casualidades y va comprendiendo que para todo existen causalidades.
- A esta etapa se la suele llamar la etapa de los "porqués", debido a que el niño/a, para conocer el mundo, necesita hacer preguntas que lo ayuden a encontrar respuestas. Así, suele hacer todo tipo de preguntas desde las más simples hasta las más complejas y/o filosóficas, porque quiere saber acerca de la muerte, la sexualidad, el nacimiento de los bebés, etcétera.

En esta etapa el niño/a se maneja con una lógica diferente a la de un adulto; así, de esta manera, su pensamiento se caracteriza por ser:

- Animista: atribuye intencionalidad a los objetos, creyendo que son similares a las personas y que tienen voluntad propia.
- Mágico: va realizando asociaciones simples entre las cosas y los sucesos partiendo de sus similitudes y diferencias; es decir, basándose en analogías.
- Irreversible: no puede concebir dos categorías en una; esto significa que no puede ir para atrás y para adelante en el tiempo. Por ejemplo, una madre no puede ser hija y una hija no puede ser una madre.
- Artificialista: cree que su padre creó el sol u otras personas crearon distintos fenómenos de la naturaleza, por ejemplo.
- Egocéntrico: tiene un pensamiento rígido y centrado en sus propios intereses.

- Simbólico: comienza a usar símbolos para pensar y hablar.
- Reversible: ya es capaz de poder evocar imágenes y recuerdos de adelante hacia atrás y de atrás hacia adelante.

Indicadores cognitivos de abuso sexual

Podemos rastrear indicadores de abuso sexual en cada una de las etapas del desarrollo cognitivo; por ejemplo: en el comportamiento, aprendizaje, comunicación y en las diversas funciones cognitivas del niño/a tales como la percepción, atención, memoria, imaginación, lenguaje, aprendizaje, resolución de problemas y pensamiento. Algunos de estos indicadores pueden ser:

- Mirada perdida.
- Ausencia de curiosidad.
- Desinterés en descubrir cosas nuevas de su entorno.
- Ausencia de juego a la hora de comer o a la hora de bañarse, por ejemplo.
- Parecería que por momentos no reconoce a personas familiares.
- Le cuesta mantener la concentración a la hora de aprender vocabulario nuevo o nombres de los números o colores, por ejemplo.
- Le cuesta cumplir consignas simples.
- Olvidos frecuentes.
- Retroceso a etapas previas en el desarrollo cognitivo.

Capítulo 3

Criterio 3: indicadores psicomotrices

El desarrollo psicomotor hace referencia a la psicomotricidad, la cual está estrechamente vinculada al desarrollo de las habilidades motoras gruesas y finas; pero también, a las habilidades cognitivas y emocionales del individuo. De esta manera, podemos decir que el desarrollo psicomotor no es un proceso independiente que solo depende de la maduración biológica; sino que, además, está íntimamente relacionado con los vínculos y estímulos afectivos, emocionales y sociales.

El niño/a nace sin una imagen unificada de su cuerpo, al cual debe ir conociendo hasta formar un esquema corporal que le permita manejar y controlar sus acciones sobre el mundo externo. Como representante del yo, en el cuerpo se asientan los pensamientos y es donde se expresa el placer y el displacer físico y emocional.

La psicomotricidad se va desarrollando a lo largo de diferentes etapas en la primera infancia del niño/a:

Etapas del desarrollo psicomotriz

a. **0-3 meses**: en el primer trimestre se producen los siguientes logros en el desarrollo motor:

- Motor grueso:
    - Se lleva a la boca todo lo que agarra.
    - Se chupa la mano.
- Motor fino:
    - Sostiene la cabeza cuando eleva el tórax.

b. **3-6 meses**: en el segundo trimestre se producen los siguientes logros en el desarrollo motor:

- Motor grueso:
    - Se balancea.
    - Rueda.

- Le gusta estar boca abajo, apoyado en los antebrazos y con los muslos estirados.
- Se sienta con ayuda; aunque, le cuesta mantener el equilibrio.

• Motor fino:

- Le gusta observar sus manos.
- Agarra (prehensión) de forma voluntaria y devuelve los objetos que se le dan.
- Agarra diferentes objetos y los observa y sacude.
- Cuando el objeto se cae o se lo quitan lo sigue con la mirada.

c. **6-9 meses**: en el tercer trimestre se producen desarrollos psicomotores vinculados a las siguientes áreas:

• Motor grueso:

- Se puede parar con ayuda, apoyando toda la planta del pie.
- Hacia los 9 meses ya es capaz de sentarse sin apoyo todo el tiempo que desee.
- Dice adiós con un gesto.
- Gatea.
- Busca objetos caídos.
- Intenta pararse con apoyo.
- Intenta caminar dando algunos pasos mientras lo sostienen.

• Motor fino:

- Une los dedos pulgar e índice.

d. **9-12 meses**: en el cuarto trimestre se producen desarrollos psicomotores vinculados a las siguientes áreas:

• Motor grueso:

- Se sienta solo.
- Gatea.
- Se pone de pie apoyándose en algo (paredes, muebles, etcétera).
- Se mantiene de pie solo unos segundos y se cae.
- Camina agarrado de la mano.

• Motor fino:

- Agarra objetos, los golpea y los tira al suelo.
- Alcanza objetos a sus padres.

- Agarra objetos entre sus dedos índice y pulgar.
- Agarra los objetos con cualquiera de sus dos manos, indistintamente.
- Sentado, puede manipular cosas manteniendo el equilibrio.
- Señala con el dedo índice.
- Le gusta explorar adentro de superficies huecas (tazas, cubos, etcétera).

e. **1-1,5 años**: desde los 12 hasta los 18 meses se producen desarrollos psicomotores vinculados a las siguientes áreas:

• Motor grueso:
  - Se para apoyando la planta del pie y da unos pasos solo sosteniéndose.
  - Puede agacharse y pararse sin ayuda.
  - Puede mantenerse sin ayuda en una posición erguida.
  - Trepa a sillas.
  - Sube y baja escaleras gateando.
  - Sube escaleras agarrándose.
  - Puede tirar una pelota por encima de su cabeza.

• Motor fino:
  - Sujeta objetos haciendo una pinza entre los dedos pulgar e índice.
  - Agarra una taza o una cuchara y se la lleva a la boca.
  - Desea alimentarse solo.
  - Tapa y destapa frascos.
  - Puede tirar una pelota por encima de su cabeza.
  - Abre y cierra una caja.
  - Puede introducir pequeños elementos adentro de una ranura.
  - Construye torres de dos a tres bloques.
  - Es capaz de valerse de un palo para atraer hacia él mismo un objeto.
  - Puede romper distintos tipos de papel.
  - Garabateo espontáneo.

f. **1,5 años**: desde los 18 hasta los 24 meses se producen desarrollos psicomotores vinculados a las siguientes áreas:

- Motor grueso:
  - Corre bien sin caerse.
  - Puede caminar para adelante, para atrás y hacia los dos lados.
  - Puede caminar en una habitación sorteando obstáculos.
  - Puede patear una pelota.
  - Sube y baja escaleras sujetándose.
  - Salta con los dos pies.
- Motor fino:
  - Es capaz de quitar la envoltura a un regalo o a un dulce.
  - Puede doblar papeles.
  - Puede abrir cremalleras.
  - Utiliza diferentes tipos de prensión según el tamaño de los objetos o el uso que quiera darle.
  - Torre de 4 a 5 cubos.
  - Imita trazos con el lápiz.
  - Es capaz de completar un juego de encastre.

g. **2 años**: desde los 2 hasta los 3 años se producen desarrollos psicomotores vinculados a las siguientes áreas:

- Motor grueso:
  - Corre sin caerse.
  - Puede saltar.
  - Sube y baja escaleras alternando ambos pies.
  - Permanece sentado en una silla.
  - Se mueve al compás de la música.
- Motor fino:
  - Utiliza bien la cuchara.
  - Puede dar vuelta de a una las páginas de un libro.
  - Construye torres con siete cubos.
  - Ordena objetos por color y forma.
  - Realiza garabatos circulares.
  - Dibuja rayas con el lápiz.

h. **3 años**: desde los 3 hasta los 4 años se producen desarrollos psicomotores vinculados a las siguientes áreas:

- Motor grueso:
  - Pueden correr y frenarse de forma brusca sin caerse.
  - Pueden saltar sobre un solo pie.
  - Pueden pedalear un triciclo.
  - Balancea los brazos al caminar.
  - Patea pelotas.
  - Se agacha sin dificultad.
- Motor fino:
  - Usa tazas, tenedor y cuchara con habilidad.
  - Arma rompecabezas de tres o cuatro piezas.
  - Construye torres de seis y diez cubos.
  - Construye puentes.
  - Puede abrochar botones.
  - Enrosca y desenrosca tapas de diferentes tamaños y/o envases.
  - Copia círculos y líneas curvas.
  - Se viste y desviste solo.
  - Ensambla cuentas en un hilo.

i. **4 años**: desde los 4 hasta los 5 años se producen desarrollos psicomotores vinculados a las siguientes áreas:

- Motor grueso:
  - Se para en un pie durante diez segundos o más.
  - Brinca y salta en un pie durante unos segundos.
  - Puede agarra una pelota que rebota.
  - Da volteretas.
  - Se hamaca.
  - Trepa.
  - Atrapa y lanza una pelota por encima de la cabeza.
  - Baja escaleras solo.
  - Utiliza el inodoro.

- Motor fino:
  - Construye una torre con diez bloques.
  - Escribe y copia algunas letras mayúsculas.
  - Usa tijeras para recortar.
  - Se viste y desviste sin ayuda.
  - Utiliza tenedor, cuchara y, a veces, el cuchillo de mesa.
  - Dibuja una persona con tres o cuatro partes del cuerpo.
  - Copia triángulos y otros patrones geométricos.

j. **5 años**: desde los 5 hasta los 6 años se producen desarrollos psicomotores vinculados a las siguientes áreas:

- Motor grueso:
  - Es capaz de pararse en un solo pie por varios segundos manteniendo el equilibrio.
  - Es capaz de hacer equilibrio en un pie con los ojos cerrados.
  - Salta y puede ser capaz de avanzar dando saltos cortos alternando entre un pie y el otro.
  - Puede saltar a la soga.
  - Usa tenedor y cuchara y, a veces, cuchillo.
  - Trepa.
  - Es capaz de ir al baño solo.
  - Puede vestirse solo.
- Motor fino:
  - Se ata los cordones de los zapatos.
  - Usa tijeras.
  - Maneja el lápiz con mayor precisión.
  - Copia formas mientras dibuja.
  - Dibuja la figura humana con más detalles y con algunas diferencias sexuales (en el pelo y vestimenta, por ejemplo).

Indicadores de abuso sexual en el desarrollo psicomotriz

- Pierde habilidades que había adquirido.
- No puede cepillarse los dientes, lavarse y secarse las manos o desvestirse sin ayuda.

- Camina en puntas de pie.
- Movimientos llamativamente torpes.
- Camina rengueando, como si estuviese con dolor.
- Se niega a hacer actividades deportivas.
- Dibuja como un niño más pequeño.

Capítulo 4

Criterio 4: indicadores psicosexuales

Uno de los argumentos que suele utilizar la defensa de los agresores sexuales es que, en realidad, serían ellos quienes habrían sido víctimas de seducción por parte de los niños/as. Respecto de esto, hay que tener en cuenta tres cuestiones fundamentales: 1) son los adultos quienes enseñan a los niños/as modos sexualizados de vincularse y los recompensan por esto recurriendo a distintas tácticas para manipularlos (regalos, muestras de afecto, etc.), y 2) si bien los niños/as tienen una sexualidad, se halla inmadura y en proceso de desarrollo.

La sexualidad no es igual en la adultez que en la infancia. A diferencia de lo que sucede con los adultos, la meta de la energía sexual de un niño/a no va a estar orientada sobre los órganos genitales de otra persona; por el contrario, va a estar puesta en el descubrimiento de las distintas zonas de su propio cuerpo. La sexualidad del niño/a es autoerótica y se va a ir desarrollando en paralelo a partir de las muestras de amor y ternura de su madre (o, de quien cumpla la función "madre") y de su desarrollo cognitivo y psicomotriz.

Cuando el bebé nace no tiene conocimiento de su cuerpo ni de sí mismo como sujeto con un yo independiente; a medida que vaya creciendo irá descubriéndose y haciéndose consciente de las distintas zonas de su cuerpo según sus necesidades y el placer que le produce el hecho de satisfacerlas.

Etapas del desarrollo psicosexual

Por lo explicado anteriormente, se puede decir que la sexualidad en la infancia va atravesando distintas etapas:

a. **Etapa oral (0-1,5 años)**: apenas nace, toda la atención y la energía del bebé está puesta en alimentarse; es por esta razón que esta etapa se denomina oral. Cuando el bebé siente hambre y toma el biberón tiene una experiencia de satisfacción que quedará guardada como una huella mnémica. Después de un tiempo de repetir esta experiencia, el bebé querrá obtener ese mismo placer más allá de la necesidad de alimentarse. A partir de entonces, la necesidad biológica se transformará en un deseo psicológico que buscará satisfacerse con otras cosas que no sean comida; por ejemplo, a través de la succión del dedo, chupete o de un muñeco, como representante psíquico del pecho materno.

En esta etapa la energía sexual del niño/a se orienta a satisfacerse en la zona oral de su cuerpo; lo cual da origen a los mecanismos de la introyección (de aquello que gratifica) y proyección (de lo que resulta desagradable). Estos mecanismos biológicos, que en un principio están íntimamente vinculados a la alimentación, muy pronto se transformarán en mecanismos psíquicos a través de los cuales el bebé irá introyectando e identificándose con aspectos de su madre y sus seres queridos, de los que irá aprendiendo a reconocerse como ser humano en gestos, idioma, formas de vincularse, etcétera.

Desde aproximadamente los 6 meses el bebé suele tocarse los genitales, pero con la única intención de explorar y conocer el lugar de su cuerpo por donde hace pis. De ninguna manera se toca sus genitales como lo haría un adulto que se masturba.

La sexualidad del niño/a en la etapa oral está orientada a la obtención de placer en la zona de la boca, y a través de esta zona del cuerpo comenzará a conocer el mundo y a desarrollar su psiquismo.

Como ya hemos dicho, el bebé se alimenta repetidas veces del pecho materno y obtiene una experiencia de placer que guardará como una representación mental y una huella mnémica. Así, de este modo, ante la ausencia del pecho el bebé podrá recuperarlo de su memoria y sustituirlo con su dedo u otros objetos que funcionarán como representantes de aquel.

Siendo un bebé, el niño/a depende totalmente del adulto, a quien considera como una parte o una extensión de sí mismo; pero, también, como un ser omnipotente y todopoderoso a quien idealiza. De esta manera, en la etapa oral el bebé intentará manejar sus emociones mediante mecanismos defensivos tales como: la omnipotencia y la idealización.

b. **Etapa anal (1,5-3 años)**: hacia el año y medio o los 2 años el niño/a ya ha comenzado a caminar; y junto a la ejercitación de sus piernas, habrá desarrollado la suficiente musculatura anal que le permitirá comenzar con el aprendizaje de la retención de esfínteres. Es por esta razón que a este período se lo denomina etapa anal.

El hecho de desplazarse en el espacio contribuye a que el niño/a vaya desarrollando la memoria; es decir, la capacidad de recordar y reconstruir mentalmente el espacio que ha dejado tras de sí. Por lo tanto, en este período de su vida centrará su atención –y energía sexual– en aquella parte de su cuerpo que no puede ver: la zona anal.

La etapa anal se divide en dos: 1) una fase pasiva, en la cual el niño/a centra su goce en el proceso de evacuación de las heces y en alguien que lo limpie; y 2) una fase activa, en la cual el niño/a centra su goce en el dominio y el uso de la musculatura para retener las heces a voluntad.

Mientras va obteniendo placer en el ejercicio de retener y controlar las heces, paralelamente, el niño/a va aprendiendo a tener un mayor dominio sobre sí y sobre el mundo. Es por esta razón que en esta etapa se va a expresar mediante berrinches y respondiendo con la palabra "no" a todo lo que se le pregunte como un modo de afirmarse y diferenciarse de los otros, para así construir su propia identidad.

En la etapa anal, el niño/a toma consciencia de que las heces son un producto de su cuerpo y de sí mismo, y las ofrece como regalo. Poco a poco, su psiquismo irá complejizándose cada vez más hasta el punto de ser capaz de introyectar reglas en los actos de dar y recibir, que lo ayudarán a vincularse y a relacionarse socialmente.

En esta etapa, se dará comienzo al aprendizaje de una ética de comportamiento en la educación (a través de la puesta de límites de los padres, por ejemplo); con lo cual, el niño/a atravesará por fuertes emociones. Así, el niño/a se manejará implementando distintos mecanismos tales como: la negación, la proyección y la introyección de lo que se le enseña y/o lo que va sintiendo.

Si bien en esta etapa los niños/as saben que existen varones y mujeres, aún no ha logrado el conocimiento de las diferencias sexuales a nivel anatómico. Desde este punto de vista, cuando observan a mujeres embarazadas suponen que los bebés se crean ingiriendo comida y que pueden nacer a través del ombligo o del conducto intestinal.

A su vez, será a partir de esta etapa, entre los 18 meses y los 2 años, que el niño/a comenzará a desarrollar la capacidad de simbolizar; es decir, de representar un objeto mediante otro. Por lo tanto, en este período podremos observar que los juegos no solo reflejan la necesidad de explorar el mundo que lo rodea; también, la capacidad de simbolizar: se despliegan escenas lúdicas en las que la arena y el agua representan las heces y el pis, o donde los muñecos pueden llegar a representar a sus padres.

c. **Etapa fálica (3-5 o 6 años)**: en esta etapa el niño/a centra toda su energía y atención en la zona genital de su cuerpo; pero, a diferencia de lo que sucede en la pubertad, cuando los chicos/as atraviesan una etapa genital, en la etapa fálica aún se desconoce la función del coito y de las diferencias sexuales entre el hombre y la mujer.

   A medida que explora el mundo se va dando cuenta de que hay otros bebés que nacen de las panzas de las mamás y comienza a establecer teorías respecto de cómo es que los niño/as nacen. En el caso del niño, partirá del supuesto que ambos poseen un órgano genital masculino. La niña, en cambio, partirá del supuesto que las mujeres también tienen un pene que se desarrollará a partir del clítoris.

   Alrededor de los 5 años el niño comienza a atravesar el llamado complejo de Edipo y la niña el complejo de Electra. En este período los niños/as quieren ser como aquellas figuras que los han criado, que han cumplido el rol materno y/o paterno; figuras a las que han idealizado y con las cuales naturalmente se identifican. El hijo quiere ser como su padre y así es cómo comienza a competir con él para conquistar el amor exclusivo de su madre; la hija, en cambio, quiere ser como su madre y así es cómo comienza a competir con ella para conquistar el amor exclusivo de su padre. Este proceso identificatorio no es lineal, tiene sus idas y vueltas, en las que los niños/as suelen ir identificándose alternadamente con una y otra figura materna y paterna, seduciéndolos con muestras de ternura o, por ejemplo, conquistando su atención con la adquisición de logros cognitivos, psicomotrices, etcétera.

En esta etapa los niños/as comienzan a centrar su interés en las diferencias sexuales y se los puede observar mirándose o masturbándose como un modo de investigar y descubrir la función de sus genitales, el erotismo y la sexualidad.

Entre los 5 y 6 años, lo que suele suceder normalmente es que los padres y las madres comienzan a poner límites, les hacen saber a los niños/as que nunca se podrán casar con ellos, simplemente por ser niños/as e hijos.

Así, el niño/a, que hasta ahora había experimentado un sentimiento de omnipotencia, poder y superioridad narcisista, comienza a darse cuenta de que, en realidad, es pequeño/a y vulnerable a recibir castigos (como, por ejemplo, cortarle la posibilidad de que su pene y/o órganos genitales continúen desarrollándose). Al tomar consciencia de esto, los niños/as atraviesan por el llamado complejo de castración, proceden a reprimir todo lo relacionado con la sexualidad y comienzan a centrar su interés en las reglas sociales, el aprendizaje de la lectoescritura, y el desarrollo del pensamiento abstracto. Es entonces cuando entran en la siguiente fase del desarrollo psicoevolutivo que se llama etapa de latencia (la cual coincide con el inicio de la escuela primaria hasta la pubertad), y que se caracteriza por la represión de la sexualidad y el desinterés por todo lo relacionado con esta.

Vale destacar que el complejo de castración va acompañado de lo que se denomina la ley de prohibición del incesto; es decir, la prohibición de tener relaciones sexuales con cualquier miembro del clan familiar. Esta ley es fundamental en el niño/a, dado que va a facilitar el proceso de exogamia (es decir, la búsqueda de una pareja externa a la familia), lo cual será de vital importancia a la hora de sobrevivir como especie (ya que se vincula a la reproducción y el intercambio genético); y también será fundamental a la hora de facilitar el intercambio cultural básico para el desarrollo psíquico y de la sociedad humana.

En la etapa fálica, para hacer frente a la frustración de sus deseos o al miedo frente a la posibilidad de perder a las figuras protectoras, el niño/a se manejará con mecanismos de defensa tales como la identificación, la racionalización o la formación reactiva (por ejemplo, comportándose o haciendo lo contrario a lo que siente).

Indicadores de abuso sexual en el desarrollo psicosexual

Podemos buscar indicadores de abuso sexual en la primera infancia a lo largo de las distintas etapas del desarrollo psicosexual:

a. **Niños de 0 a 1,5 años**:

- Masturbación: los bebés realizan frecuentes frotamientos a través de movimientos de su zona genital contra el cuerpo de la madre u otros objetos como muñecos, por ejemplo. (Se trata de algo diferente a la normal exploración y descubrimiento de esta zona de su cuerpo).
- Rechazo de contacto físico: se niegan a ser acariciados o besados; también, a que les cambien los pañales o les limpien la zona genital y/o anal.

b. **1,5 a 3 años**: alguno de los indicadores antes mencionados.

- Manoseos a otros: cuando los niños/as comienzan a caminar y ya han adquirido cierta habilidad psicomotriz, frecuentemente intentan tocarle a la madre y/o a otras personas (incluso, al pediatra o al psicólogo) su zona genital o pechos. (El adulto se da cuenta que el niño/a no busca alimentarse ni jugar puesto que, muchas veces, acaba de comer y se lo percibe excitado).
- Introducción de dedos u otros elementos en el orificio del ano o la vagina: la madre o quien cuida del niño/a lo descubre intentando meterse pequeños muñecos, lápices o puntas de peines, por ejemplo. (Esto, no es una normal exploración de su cuerpo ya que el niño/a en esta etapa de su vida no tiene el concepto de lo que significa un coito).
- Piden que le introduzcan objetos o dedos en la zona genital o anal: lo hacen como un pedido de ayuda.
- Masturbación compulsiva e hipersexualidad: todo el tiempo parecería que están buscando frotar su zona genital contra el cuerpo de su madre u otras personas; también, sobre otros objetos como muñecos, sillas, etcétera.
- Manifestaciones en público de conductas erotizadas: el niño/a se toca las zonas erógenas de su cuerpo delante de personas de su familia, ante la autoridad, en la escuela o frente a extraños, por ejemplo.
- Actitudes seductoras: tanto las niñas como los niños pueden caminar contorneando sus caderas y de forma insinuante

tocarse su torso o mojarse los labios con la lengua mientras miran fijo a quien pretenden seducir; insisten en sacarse fotos con poses sexualizadas, etcétera.

- Pretenden introducir la lengua al besar: intentan besar sacando o introduciendo la lengua en la boca de otra persona.
- Varones que se aprietan hasta lastimarse el pene: en los varoncitos se observa que se aprietan o estiran su pene de forma compulsiva –y sin mostrar pudor– hasta llegar al punto de lastimarse.

c. **3 a 5 o 6 años**: alguno de los indicadores antes mencionados.

- Coerción sexual hacia otros niños/as: suelen hacer a otros niños/as lo que a ellos les han hecho. Por ejemplo, la madre descubre que su hijo de 5 años está en una actitud de secreto intentando introducirle un marcador en la vagina de su hermanita bebé; o el niño/a puede querer enseñar a sus compañeritos de jardín de infantes actividades sexuales similares a las que sufrió por parte de su abusador.
- Exhibicionismo de genitales: el niño/a se quita la ropa interior en la escuela, en plena clase de gimnasia delante de sus compañeros y/o autoridades, por ejemplo. (Si bien los niños/as pequeños no suelen tener un sentimiento de vergüenza acentuado y, muchas veces, no tienen pudor a la hora de meterse en la piscina de su casa sin traje de baño debido al entusiasmo de jugar en el agua, a diferencia de esto, lo que sucede en estos casos es que el niño/a se quita la ropa interior sin una meta específica, como por ejemplo la necesidad de ir al baño, sino, por el contrario, en un lugar y en un momento absolutamente inadecuado en el cual no habría ningún tipo de razón para que lo hiciese).
- Curiosidad sexual inusual: un niño/a de 5 o 6 años puede hacer preguntas que reflejan un conocimiento detallado de la sexualidad adulta. Por ejemplo, pueden llegar a preguntar a su mamá: "¿Los bebés toman leche de los pitos?", o "¿Mamá, a ti te gusta que te metan el pito en la cola?".
- Conocimientos sexuales inapropiados para su edad: conocen una variedad notable de posturas sexuales adultas.
- Interés exagerado por los comportamientos sexuales de los adultos.

- Lenguaje sexualizado: poseen una información impropia para la edad, lo cual queda reflejado en su modo de hablar. Pueden llegar a usar un lenguaje obsceno y vulgar haciendo referencia a actividades sexuales adultas en cualquier lugar y delante de cualquier persona e, incluso, frente a los maestros, directivos de la escuela, pediatras, psicólogos o personas desconocidas. (Esto, lejos de ser considerado como chistes o bromas de los niños/as –como podría suceder en la adolescencia–, es un pedido de ayuda que queda reflejado en la mirada disociada o triste del niño/a).
- Juegos sexuales inapropiados para su edad: juega a introducir objetos en las zonas genitales y/o anales de animales u otros niños/as; también, puede querer jugar a imitar una relación de sexo bucogenital con su amiguita, por ejemplo. (Este tipo de juegos exceden lo que es un juego del doctor o la curiosidad normal de cualquier niño/a).

Llegada esta instancia, podemos agregar lo que dice Rosa Inés Colombo con respecto a las regresiones a etapas evolutivas previas en el desarrollo psicosexual que se suelen hacer los niños/as víctimas de este tipo de traumas:

> Cuando pensamos en una regresión a la etapa oral en cualquier niño o persona en atención debemos individualizar entonces cómo está reconociendo su interior y su entorno. Si su forma de relacionarse es más por reflejos y no por un pensamiento elaborado, si está preso de la omnipotencia o de la idealización, si toma a los objetos como totales y no puede ver gradientes y si a su vez encontramos indicios de voracidad y ansiedad propios de esta etapa (...). El comprender el conjunto de elementos que se encuentran en cada etapa evolutiva nos permite buscar indicadores en situaciones de crisis, estancamiento o malestar de un paciente y trabajar sobre estas actitudes regresivas.26

[26] Colombo, RI.; Beigbeder de Agosta, C. (2005) *Abuso y maltrato infantil. Hora de Juego Diagnóstica,* Buenos Aires: Cauquén.

Capítulo 5

Criterio 5: indicadores físicos

Si bien en la generalidad de los casos el abuso sexual no deja huellas físicas a nivel genital, sí pueden existir claros indicadores físicos que lo registren. Por ejemplo:

Indicadores físicos específicos

Cuando hablamos de indicadores físicos específicos nos estamos refiriendo a aquellas conductas que se vinculan de manera directa con el abuso sexual y en los niños/as son consideradas como una prueba irrefutable de este delito. A continuación, citaremos los principales:

1. **Lesiones en zona genital y/o anal**: la zona genital y/o anal puede tener indicadores visibles de irritación o enrojecimiento. Frecuentemente, esto suele ser interpretado –incluso por el pediatra– como producto del mal aseo, de la piel sensible del niño/a o por rascado.
2. **Sangrado por vagina**: a veces, se trata de una pequeña mancha de sangre en el pañal del bebé o en la ropa interior de la niña que suele subestimarse y no tenerse en cuenta. Frecuentemente, este tipo de lesión suele malinterpretarse como producto de la menstruación o una pubertad adelantada, un problema hormonal o, incluso, como consecuencia de una lesión causada por una constipación.
3. **Sangrado por zona anal**: frecuentemente, este tipo de lesión suele malinterpretarse como producto de una lesión producida a causa de la constipación.
4. **Infecciones genitales**: flujo vaginal infeccioso con presencia de gérmenes no habituales en la flora normal de las niñas.
5. **Enfermedades de transmisión sexual**:

- Sífilis: llagas en la vulva, en la parte superficial o en la parte más profunda de la vagina o el ano, el pene o el escroto y, a veces, en los labios y la boca. Muchas veces, las madres confunden este tipo de lesiones con un grano o vellos encarnados, por ejemplo. Si la enfermedad sigue avanzando, pueden existir erupciones en las manos, en las plantas de los pies e, incluso, en otras partes del cuerpo del niño/a. Esta enfermedad, si no es tomada a tiempo puede atacar al cerebro y provocar tumores, ceguera y parálisis.
- Gonorrea o blenorragia: necesidad frecuente de orinar, pus, micción dolorosa, aumento del flujo vaginal y excreciones anormales del pene, los testículos o la vagina, dolor en la zona inferior del vientre.
- Condilomas acuminados: se trata de verrugas genitales que suelen ser producidas por el virus del papiloma humano (HPV o VPH).

6. **Embarazos**: la causa de los embarazos en las niñas siempre son las violaciones. Si bien es muy poco frecuente que una niña menor de 6 años pueda quedar embarazada, en la historia de la pediatría se han registrado algunos casos; uno de los más famosos ha sido el de una niña de nacionalidad peruana llamada Lina Medina, que en 1939 dio a luz a un niño a la edad de 5 años.

Indicadores físicos inespecíficos

Cuando hablamos de indicadores físicos inespecíficos nos estamos refiriendo a aquellas enfermedades físicas que pueden ser de origen psicosomático; pero, que suelen estar asociadas al abuso sexual. A continuación, citaremos los más comunes:

- **Enuresis**: el niño/a que ya ha dejado los pañales comienza nuevamente a hacerse pis durante el día o la noche. Frecuentemente, suele pasar desapercibido porque se trata de pequeñas cantidades; no obstante, manchan la ropa interior.
- **Encopresis**: el niño/a que ya ha logrado el control de esfínteres comienza a manchar su ropa interior con las heces. Frecuentemente, suele pasar desapercibido porque se trata de pequeñas cantidades;

y muchas veces las madres lo justifican aduciendo que el niño/a se entusiasma tanto en su juego que olvida ir al baño o va demasiado tarde.

- **Trastornos psicosomáticos**:
  - Dolor de panza: suelen quejarse de dolores abdominales frecuentes que no tienen una causa física.
  - Dolor de cabeza: las cefaleas son muy comunes de observar en los niños/as víctimas.
  - Quejas somáticas: el niño/a se queja de que tiene ganas de vomitar, que le duelen las piernas u otras partes del cuerpo; sin embargo, cuando lo llevan al pediatra les dice que estos síntomas no tienen una causa médica.
- **Moretones o lesiones**: el niño/a presenta lesiones visibles como rasguños o moretones que fueron originados cuando su abusador lo sostuvo con fuerza a la hora de abusarlo. Es muy común que cuando sus madres les preguntan por la causa de estas lesiones, los niños/as, para guardar el secreto, digan que se han caído jugando a la pelota, andando en bicicleta o haciendo otro deporte.
- **Trastornos alimenticios**:
  - Anorexia: rechazo sistemático de los alimentos.
  - Bulimia: el niño/a tiene períodos en los que se niega a comer y otros en los cuales come mucho y vomita.
  - Obesidad: el niño/a comienza a comer en grandes cantidades en una época determinada, cuando lo están abusando, con el objetivo de volverse más robusto y menos atractivo a los ojos de su abusador.
  - Comen basura: se trata de un trastorno de la ingestión que en la psiquiatría se lo denomina "pica", el cual consiste en un deseo irresistible de comer o lamer sustancias no nutritivas y poco usuales como tierra, tiza, yeso, hielo, pegamento, moho, cenizas de cigarrillo, bolitas de papel, etc. Frecuentemente, las madres lo interpretan como una travesura del niño/a para llamar la atención y no suelen realizar una consulta por este motivo con el pediatra, el psicólogo ni el psiquiatra infantil.
  - Comen heces humanas: los niños/as víctimas de abusos suelen introducirse los dedos en la zona anal con la excusa de

extraer pedacitos de heces; sin embargo, luego de hacer esto, en vez de lavarse las manos se las meten en la boca y chupan. Frecuentemente hacen esto delante de los integrantes de su familia, quienes, si bien lo retan, malinterpretan esta conducta como una distracción propia de la edad.

- Comen cosas tóxicas: otra de las conductas observadas comúnmente en los niños/as abusados consiste en comer cosas en mal estado; como por ejemplo, comida para perro o gato, cosas sucias del tacho de basura o que recogen de la calle, etcétera.

- **Mordeduras**: mordeduras en las zonas erógenas; por ejemplo, en los pezones o en las tetillas de las niñas, con frecuencia son mal interpretadas por las madres –e incluso por los pediatras– como producto de una irritación. Sin embargo, cuando este tipo de marcas se repite se debe comenzar un psicodiagnóstico para averiguar si es que existe un abuso sexual.

- **Piojos**: uno de los síntomas más frecuentes en los niños/as de todas las edades son los piojos; sin embargo, en los niños/as abusados se observa el hecho de que no solo se contagian, sino que no muestran señales de molestia como quejarse o rascarse, siendo que en casos extremos hasta pueden llegar a negarse cuando alguien de su entorno quiere ayudarlos a quitárselos.

- **Caries**: según Claudia Amigo,[27] otra forma de somatizar el abuso que están sufriendo los niños/as pequeños, que aún tienen dientes de leche, son las caries y/o problemas bucales.

---

[27] Amigo, CA. (2018) *¡De esto sí se habla! Abuso sexual en bebés*, Letra Viva.

Capítulo 6

Criterio 6: indicadores psicológicos

En la generalidad de los casos, especialmente cuando la víctima es un niño/a menor de 6 años, los abusos sexuales no dejan una marca física; sin embargo, esto no significa que no dejen una huella en el alma de la víctima, reflejada en una serie de secuelas a nivel psíquico y comportamental.

Por todo esto, a la hora de evaluar un abuso sexual en la primera infancia podremos investigar si es que existe alguno de los siguientes indicadores psicológicos.

Indicadores psicológicos específicos

Cuando hablamos de indicadores psicológicos específicos nos estamos refiriendo a aquellas conductas que se vinculan de manera directa con el abuso sexual. Por ejemplo:

- **Relato del niño/a**: se considera que menos de un 30 por ciento de los niños/as son capaces de relatar el abuso sexual y esto también vale para aquellos que tienen menos de 6 años. Por eso, cuando un niño/a hace algún tipo de referencia verbal de una acción con connotación sexual nunca hay que subestimar lo dicho como el producto de una mera coincidencia sino por el contrario, esto debe ser considerado como un criterio suficientemente válido para iniciar una investigación psicodiagnóstica con un psicólogo especializado.

  Si bien abordaremos el tema del relato en los niños/as con este tipo de traumas en criterio 9 de abuso sexual referido al lenguaje oral, podemos decir que no todos los niños/as se expresan de la misma manera y que esto dependerá no solo del tipo de trauma (no será lo mismo un abuso casual que un incesto), sino también de la edad que tenga la víctima.

  a. **0 a 3 años**: a partir del año y medio los niños/as comienzan a ser capaces de expresarse a nivel oral a través de frases muy simples compuestas de monosílabos (palabras que poseen una sola sílaba; por ejemplo, "sol", "tren", "pis") o de palabras muy simples (como "mamá", "papá", "tío", "pato", "guau", "miau"); aunque sin verbos, conjunciones ni estructuras sintácticas, o a través de una semántica más compleja. Por lo tanto, un niño/a pequeño/a, a su manera, puede ser capaz de comunicar oralmente si es que está siendo abusado sexualmente mediante dichos tales como: "Papá toca pis", "Pito tío" o "Boca pis", por ejemplo.

b. **3 a 6 años**: a partir de los 3 años los niños/as van integrando cada vez más vocabulario (explicaremos esto detalladamente en el criterio 9). De esta manera, mientras que los niños/as de 3 años pueden llegar a decir cosas tales como: "Papá pega, martillo acá" o "Pega patada acá" (señalándose los genitales o la zona anal), los niños/as de entre 4 y 5 años ya podrán expresarse a través de oraciones más complejas tales como: "El tío me da besos chupados" o "Un lobo me muerde la cola", por ejemplo.

   A su vez, vale destacar que será necesario continuar haciéndole preguntas al niño/a para alentarlo a que pueda agregar más datos; por ejemplo: "¿Cuándo? ¿En qué lugar el lobo te hizo eso?", siempre teniendo en cuenta la importancia que en este tipo de casos tiene el hecho de hacer preguntas de forma indirecta (a través de un muñeco) y en segunda persona (sin involucrar al niño a través de preguntas directas y en primera persona que lo puedan llegar a asustar), o, por ejemplo, teniendo en cuenta los mismos simbolismos (lobo, martillo, patada, etc.) con los cuales se ha animado a pedir ayuda (en la segunda parte de este libro profundizaremos sobre la metodología para "interrogar" al niño/a víctima).

Indicadores psicológicos inespecíficos

Cuando hablamos de indicadores psicológicos inespecíficos nos referimos a aquellas conductas (que se repiten junto a otros indicadores) que suelen estar asociadas al abuso sexual; pero, que también pueden estar reflejando otro tipo de conflictos.

a. **0 a 2 años**:

- Miedo repentino frente a personas importantes para él: el bebé suele comenzar a llorar demostrando temor cuando aparece el padre, abuelo, tío, niñera, etcétera.
- Agresión o rechazo reiterado para con alguien: el bebé suele hacer berrinches y se niega a estar con su padre, abuelo, tío, niñera, etcétera.
- Trastornos del sueño: el bebé llora porque no puede conciliar el sueño, se escapa de la cuna o grita cuando se apaga la luz, por ejemplo.
- Mirada ausente: el bebé tiene la mirada perdida, le cuesta conectar su mirada con la de su madre o personas cercanas de su familia; lo cual, frecuentemente, suele dar lugar a dudas respecto de un posible diagnóstico de trastorno del espectro autista (TEA).

b. **3 a 6 años**: alguno de los indicadores antes mencionados.

- Lenguaje sexualizado: tienen información inadecuada para la edad, hecho que se advierte en su modo de hablar. Pueden emplear un lenguaje obsceno y vulgar aludiendo a actividades sexuales adultas en cualquier lugar y delante de cualquier persona: maestros, directivos de la escuela, pediatras, psicólogos o desconocidos. (Esto, lejos de valorarse como chistes o bromas de los niños/as –como podría pasar en la adolescencia–, representa un pedido de ayuda presente en la mirada disociada o triste del niño/a).
- Conductas regresivas: como explicamos cuando hablamos de indicadores sexuales (criterio 4), el niño/a se comporta tal y como lo haría otro de menor edad; por ejemplo, si tiene 5 años y se encuentra en la etapa fálica puede comenzar a comportarse con patrones de conducta propios de un bebé en la etapa oral: se hace caca o pis; come con las manos; deja de hablar, etcétera.
- Desobediencia permanente: el niño/a no acata reglas de ningún tipo y hace todo lo contrario a lo que se le indica. Por ejemplo, en el jardín de infantes todo el tiempo se escapa del aula, o cuando hay que realizar una actividad específica como jugar

con masas molesta a sus compañeros, o genera disturbios en el aula a la hora de escuchar un cuento que les está leyendo la maestra.

- Sumisión llamativa: el niño/a no opone resistencia y obedece todo lo que se le indica sin protestar en ningún momento, sin ser libre de expresarse en su subjetividad. Por ejemplo, no protesta como normalmente lo hacen todos los niños/as pequeños frente a la toma de medicamentos, a la hora de bañarse, de levantarse temprano y vestirse para ir a la escuela en invierno, o de comer algo que no le gusta.
- Aislamiento: teniendo más de 4 años le cuesta hacerse de amigos/as y prefiere jugar solo mientras el resto de sus compañeritos juegan juntos en la escuela; no le gustan las fiestas de cumpleaños, etcétera.
- Fallas en la atención: frecuentemente, los niños/as abusados son distraídos y dispersos; razón por la cual pueden llegar a bajar el rendimiento escolar o, incluso, a dar la apariencia de sufrir autismo o tener problemas auditivos.
- Retraso en el desarrollo madurativo: cuando un niño/a es abusado a una edad muy temprana, esto afecta su desarrollo evolutivo e intelectual, lo cual se puede ver reflejado en una menor capacidad de aprendizaje en comparación con otros niños/as de su misma edad.
- Relación extraña entre el niño/a y un adulto significativo: el niño/a comienza a relacionarse con un tío o un amigo de la familia, por ejemplo, de modo oculto, reservado, excluyente, o bien con patrones obsesivos.
- Cansancio extremo: manifiesta cansarse rápidamente frente a actividades que, normalmente, son muy estimulantes para cualquier niño/a (hacer deportes, jugar, etc.), lo cual puede ser el resultado de un estrés postraumático.
- Ponerse ropa sobre ropa: se niegan a desnudarse a la hora de ir a bañarse, cambiarse de ropa o vestirse, y cuando lo hacen, quieren ponerse dos o tres bombachas o calzoncillos superpuestos, por ejemplo; o, también, para conciliar el sueño pueden necesitar y/o exigir estar vestidos o disfrazados con trajes de superhéroes, de lo contrario, no pueden dormir.

- Romper la ropa: muerden hasta romper los escotes o puños de sus remeras o buzos, rompen su ropa interior, etcétera.
- Tics nerviosos: pueden manifestar movimientos involuntarios y repetitivos de distintos músculos de su cuerpo, lo cual suele ser mal interpretado como "mañas" del niño/a para llamar la atención; sin embargo, no son otra cosa más que el reflejo del niño/a ante una situación estresante. Por ejemplo, gira el cuello o sobre sí mismo; eleva los hombros; frunce el ceño; golpea una superficie; emite ciertos sonidos, gruñidos o carraspeos de forma repetitiva, etcétera.
- Fugas del hogar: se escapan o amenazan con escaparse de la casa.
- Se esconden por horas: pueden permanecer ocultos durante horas adentro de placares, rincones, altillos, en la copa de un árbol o debajo de la cama, por ejemplo.
- Problemas con la figura de autoridad: desobediencia permanente ante la maestra jardinera, la directora, etcétera.
- Trastornos del sueño: sufren de pesadillas, terrores nocturnos, sonambulismo, etcétera.
- Trastornos del habla: tartamudean, presentan mutismo, dislalia (pronuncian y articulan mal ciertas y determinadas palabras, muchas veces, relacionadas a su agresor y/o a su trauma), etcétera.
- Conflictos con la autoridad: rebeldía, no respetan ninguna pauta de comportamiento y les cuesta sociabilizar.
- Preocupación excesiva por la higiene: se quieren lavar las manos a cada rato, por ejemplo.
- Descuido en su higiene: algunos niños/as parecen obsesionados con el hecho de ensuciarse (por ejemplo, apenas se bañan se ensucian con barro o comida), o, como ya hemos mencionado, tienen sus cabezas repletas de piojos y no demuestran incomodidad ante esto.
- Retraimiento llamativo: son niños/as ensimismados, callados, poco sociables, que prefieren quedarse adentro del aula en vez de salir al recreo o participar de una fiesta o una reunión.
- Descenso del rendimiento escolar: niños/as que van al jardín de infantes y han aprendido a tirar la pelota con una mano,

a jugar saltando sobre una pierna o a escribir las letras de su nombre, por ejemplo, llamativamente comienzan a hacerlo mal, tal y como si nunca hubiesen logrado esa habilidad.

- Falta de curiosidad: manifiestan una abulia o desinterés generalizado; aun respecto de actividades que a cualquier niño/a entusiasmarían, como ver bichitos con una lupa, amasar galletitas junto a su mamá o maestra, etcétera.
- Baja autoestima: se llaman a sí mismos o a sus muñecos (que son una proyección de ellos) "tontín", "tonto", "burro", "malo", etcétera.
- Hiperkinesia: no paran de moverse ni un instante, se muestran muy ansiosos y nerviosos todo el tiempo; tanto, que alteran a las personas de su entorno familiar o al resto de sus compañeros del jardín de infantes.
- Intentos de suicidio: se trepan a lugares muy altos y peligrosos (escaleras, balcones, árboles, techos, etc.) desde los cuales parecería que buscan caerse para lastimarse, morir o demostrar que ellos podrían llegar a ser unos superhéroes más fuertes que su propio agresor. También, se los observa cruzar la calle cuando hay muchos autos circulando, quemarse con agua hirviendo, cortarse con cuchillos, tomar remedios prohibidos para ellos, etc. (Con respecto a este tipo de conductas, se las subestima considerándolas simples "travesuras"; sin embargo, cuando se las analiza, suelen ser el reflejo de una angustia muy profunda en el niño/a).
- Dibujos de naturaleza sexual: pueden dibujar líneas unidimensionales para simbolizar el genital masculino en todas las personas y animales que dibujan. Aunque no siempre hacen dibujos de naturaleza sexual sino dibujos tenebrosos, remarcados, dramáticos, borroneados o con alguna figura tachada, etcétera.
- Mentiras: suelen ser niños/as muy distraídos que pierden todos los días algo en la escuela y para evitar ser castigados dicen mentiras como, por ejemplo, acusan haber sido robados por alguno de sus compañeritos.
- Robos: pueden robar muñecos, juegos, materiales escolares o bufandas, gorros, etc., a sus compañeros, amigos o hermanos/as; también, dinero a sus padres, por ejemplo.

- Sobreadaptación y pseudomadurez: se trata de niños/as en los que no se evidencian a simple vista indicadores de abuso sexual; por ejemplo, en vez de bajar el rendimiento escolar, se empeñan en demostrar que son perfectos y no se equivocan en nada y pueden llegar a ser los mejores alumnos o mejores compañeros del jardín de infantes.
- Adultización en la comunicación: hablan y se expresan imitando a las personas adultas.
- Síntomas de apariencia psicopatológica: presentan episodios similares a brotes psicóticos, sintomatologías semejantes a otros cuadros psicopatológicos; por ejemplo, a los de algunos niños/as que han sido diagnosticados con trastorno del espectro autista (TED), trastorno por déficit de atención con hiperactividad (ADHD) o esquizofrenia infantil, etcétera.
- Mirada perdida: parecen no fijar la mirada cuando observan a alguien, dan la impresión de estar robotizados o no tener emociones.
- Comer cosas tóxicas: se introducen los dedos en su zona anal con el objetivo de extraer sus propias heces y luego metérselas en la boca (a veces, lo llegan a hacer, incluso, delante de sus familiares); comen excremento de perros, gatos u otros animales; comen bollitos de papel que ellos mismos hacen; chupan directo del frasco de pegamento (goma de pegar, plasticola); comen basura o cosas en mal estado, etcétera.

Capítulo 7

Criterio 7: indicadores emocionales

Los indicadores emocionales, según Koppitz,[28] son todos aquellos signos objetivos que no están relacionados con la edad y la maduración del niño/a, sino que reflejan sus ansiedades, preocupaciones y actitudes.

El abuso sexual tiene consecuencias a corto, mediano y largo plazo, deja sus marcas negativas en el desarrollo y en el mundo emocional del niño/a, lo cual perturba su autoestima, su entusiasmo y su estado de ánimo, su sexualidad, su modo de relacionarse y todo su mundo. Por lo tanto, a la hora de evaluar si un niño/a de menos de 6 años está siendo o ha sido víctima de este tipo de trauma, se hace necesario tener en cuenta lo tratado en el siguiente apartado.

Desarrollo normal de las emociones

Desde el punto de vista físico, las emociones son reacciones orgánicas que se generan a partir de ciertos y determinados estímulos externos e internos. Esto significa que surgen a partir de una predisposición biológica propia de cada individuo, así como de una respuesta ante las reacciones de otras personas, percepciones y pensamientos, etcétera.

Las emociones nos ayudan a adaptarnos al ambiente que nos rodea, ya que cada una de ellas se constituye como un "paquete" de información, asemejándose a una luz que nos va señalizando el camino a seguir para sobrevivir; pero, también, para obtener un bienestar suficiente que nos permita aumentar nuestra calidad de vida y consciencia; y, en definitiva, lograr bienestar y felicidad.

---

[28] Koppitz, EM. (1984) "Capítulo 4: Indicadores emocionales en el arte", en *El dibujo de la figura humana en los niños. Evaluación psicológica,* Buenos Aires: Guadalupe.

Las emociones se caracterizan por su tendencia a polarizarse en positivas o negativas; sin embargo, cuando no las juzgamos, podemos comprender que cada una de ellas tiene una función específica, su razón de ser.

Existen las emociones primarias, que son innatas: miedo, tristeza, ira, alegría, sorpresa asco o desagrado. Y existen las emociones secundarias, que se forman a partir de la combinación de otras emociones; por ejemplo: amor (alegría y confianza); optimismo (alegría y anticipación); sumisión (confianza y miedo); alarma (miedo y sorpresa); decepción (sorpresa y tristeza); desprecio (aversión e ira); agresión (ira y anticipación).

En cada etapa evolutiva el niño/a se va expresando a través de distintas emociones, las cuales resultan organizadores de su conducta, percepciones y su interacción con los demás. Por ejemplo, apenas nacido, el bebé comunica lo que siente y necesita a través de muestras de desagrado, llanto o mediante gritos de ira cada vez que tiene hambre, y logra tranquilizarse cuando le proporcionan alimento y le demuestran amor. A los 3 meses el niño/a toma consciencia de que al sonreír con alegría logra atraer a sus seres queridos. A los 8 meses, en cambio, sentirá una angustia aterradora cada vez que la madre se separe de él y aprenderá a imitar sonidos para que regrese y le demuestre afecto. Más adelante, alrededor de los 2 años se transformará en un pequeño gruñón que a todo y a todos dice "no", como un modo de lograr una mayor independencia que le permita diferenciarse de los demás. Así, a medida que va creciendo, tomará una mayor consciencia de lo que son las reglas sociales y comenzará a sentir vergüenza, celos y una gran variedad de emociones positivas y negativas que lo irán conectando no solo con su entorno, sino también con él mismo como individuo.

Cuando un niño/a menor de 6 años sufre un trauma por abuso sexual surgen en él todas las señales de alarma a través de una serie de emociones negativas que lo invaden y le suministran información de que eso que está viviendo es algo que puede lastimarlo e, incluso, hacer que pueda peligrar su vida. Estas emociones pueden ir desde el asco y el rechazo hasta la sumisión o la decepción, por ejemplo.

Indicadores emocionales

En los niños/as con traumas por abuso sexual las emociones positivas se ven dañadas y, muchas veces, parecen desaparecer; sin embargo, vale destacar que no todos los niños/as abusados se muestran tristes; por el contrario, muchos de ellos parecen reír y estar contentos en apariencia debido a mecanismos de defensa tales como la negación o la disociación. Aclarado esto, podemos observar:

a. **0 a 2 años**:

- Llanto excesivo sin razón aparente: bebés que lloran permanentemente; a pesar de no tener ninguna enfermedad física, resulta muy difícil calmarlos.
- Tristeza: bebés con una tristeza generalizada que se ve reflejada en la expresión de su rostro sin sonrisa y en la ausencia de curiosidad, así como en la disminución de sus movimientos; muchas veces, hasta se niegan a comer.
- Conducta irritable: bebés que demuestran enojo, gritan y patean cuando se les acerca una cierta y determinada persona del entorno.
- Agitación extrema: comienzan a moverse dando patadas al aire como si estuviesen molestos o perturbados por algo, a pesar de que, en apariencia, nada les ha sucedido.
- Desconfianza: se resisten y no se dejan cambiar los pañales, por ejemplo.
- Angustia: en comparación a otros bebés que no han sufrido este tipo de traumas, quienes han sido abusados sexualmente suelen angustiarse con tanta intensidad que resulta difícil calmarlos.

b. **3 a 5 años**: alguno de los indicadores antes mencionados.

- Anestesia emocional: niños/as que no demuestran emociones, no lloran, pero tampoco ríen. Darían la impresión de estar anestesiados o "robotizados". Tienen una mirada ausente, como si, en realidad, estuviesen en otro lugar.
- Miedos y terrores intensos: a la oscuridad, a desconocidos, a conocidos, a quedarse o dormir solos/as.

- Estado de alarma: viven temerosos, tensionados, alarmados, constantemente expectantes, temiendo un imprevisto o la posibilidad de que alguien les pudiera hacer algo malo.
- Sumisión: son niños/as que han desistido de la idea de rebelarse por temor a las venganzas del abusador, porque generalmente no cuentan con una figura de apego seguro en sus cuidadores que les pueda brindar protección.
- Fobias y temores inexplicables: comienzan a tener miedo e, incluso, se pueden llegar a aterrorizar llorando a los gritos al escuchar un sonido en particular (la bocina de los bomberos, cierta canción, etc.); al percibir un determinado aroma (perfume, queso de rayar, etc.), o al ver algún objeto (reloj de hombre adulto, un muñeco, etcétera).
- Retraimiento: se trata de niños/as muy inseguros, que suelen ser muy sensibles al rechazo de sus pares, maestros y cuidadores.
- Ira y hostilidad: rompen con furia objetos y muñecos.
- Berrinches: tienen enojos repentinos, gritan y lloran sin un motivo aparente.
- Culpa: los niños/as víctimas suelen adjudicarse la responsabilidad de lo que les hizo el abusador, dado que su abusador los manipula emocionalmente para eso.
- Vergüenza: a partir de los 3 o 4 años le dan mucha importancia a las opiniones de los demás y comienzan a sentir vergüenza porque piensan que los adultos tienen el poder de leer aquello que están pensando.
- Asco o repulsión: la sexualidad adulta suele provocar en el niño/a abusado una sensación de desagrado y rechazo hasta el punto de llegar a tener arcadas e, incluso, vómitos.
- Rebelión o enojo hacia la madre: al tener un tipo de pensamiento mágico e idealizar a sus madres, los niños/as pequeños suelen dar por sobreentendido que ellas saben del abuso que están sufriendo y, si no hacen nada o no los defienden, es porque no quieren. Partiendo de esta premisa se entiende mejor cómo es que a pesar de amarlas y llevarse bien con sus madres en muchos aspectos, tienen estallidos de furia contra ellas.

- Consternación: los niños/as las víctimas se sienten confundidos, consternados, paralizados, sin saber cómo actuar, sin poder explicar ni entender qué es lo que sienten.
- Ambivalencia: tienen emociones contrapuestas respecto de sí mismos; también, respecto de su abusador, ya que generalmente se trata de personas a quienes ellos han querido mucho, admirado e idealizado.
- Inseguridad: tienen un constante nerviosismo y temor, que en este tipo de casos suele provenir de una sensación de vulnerabilidad y menosprecio o baja autoestima que les impide afrontar y resolver los problemas.
- Ansiedad: son niños/as muy inquietos, constantemente excitados, que no pueden parar de moverse, con lo cual, generalmente, cometen errores y torpezas o terminan accidentados.
- Nervios: son niños/as a los que les cuesta estar tranquilos, se sienten inseguros y no pueden lograr tener paz.
- Vulnerabilidad: los niños/as víctimas se autoperciben frágiles y débiles, tanto, que cualquiera los podría llegar a dañar física o emocionalmente.
- Baja autoestima: no se valoran a sí mismos, se desvalorizan permanentemente diciendo que son tontos, torpes, etcétera.
- Baja tolerancia a la frustración: el hecho de ser ansiosos y de tener una baja autoestima los puede llegar a hacer muy autoexigentes, al punto de empeñarse en hacer cosas de niños/as más grandes como andar en bicicleta o nadar sin ayuda; con lo cual, terminan fracasando antes de empezar, sintiéndose muy frustrados y enojados consigo mismos.
- Agresión: viven a la defensiva, se empeñan en mostrarse como "niños/as malos" haciendo travesuras o pegándoles a sus compañeros del jardín de infantes o a sus hermanos, con el objetivo de convencerse a sí mismos de que, si quisieran, podrían llegar a ser más fuertes que su propio abusador, hasta el punto de poder defenderse de ellos. También, establecen juegos agresivos en los cuales les pegan a los muñecos y los destrozan.
- Miedo a ser nuevamente traicionados: generalmente, los niños/as víctimas han sido traicionados por personas muy cercanas

a quienes querían, y en quienes confiaban plenamente; por lo tanto, a partir de su trauma pueden llegar a volverse extremadamente desconfiados.

- Desilusión: el hecho de haber sido traicionados los hace sentir solos y desesperanzados.
- Impotencia: sienten que no tienen el control ni la habilidad para cumplir sus deseos y ser felices.
- Desesperación: se sienten desamparados, sin consuelo, con la sensación de que nadie los podrá ayudar jamás a resolver su problema.
- Resignación: muchas veces, adoptan una actitud de pasividad que refleja una especie de abatimiento existencial.
- Depresión: los niños/as con traumas tan severos como el abuso sexual también pueden llegar a sufrir de una depresión con intentos de suicidio; solo que muchas veces, en ellos suicidio no se da de la misma manera que en un adulto; generalmente, se exponen a situaciones de peligro tales como prender fuego y querer incendiar la casa; cruzar la calle sin respetar el semáforo; tomar remedios que saben que son peligrosos; jugar con la cacerola de agua hirviendo; treparse a un techo, árbol o escalera y caerse, etcétera.
- Enojo crónico: pueden sentir desprecio y un gran enojo contra las personas con autoridad.
- Sentimiento de estigmatización: sienten que son los únicos a los que engañaron a la hora de abusarlos y hacerles tanto daño.
- Rechazo ante las muestras de afecto: muchas veces, se muestran fríos y rechazan el cariño que los demás les dan (postura defensiva).
- Dibujos: si bien no siempre, los dibujos suelen ser tenebrosos, oscuros, reflejar emociones dramáticas, estar borroneados o tachados; frecuentemente, los esconden o los rompen con furia.

Capítulo 8

Criterio 8: indicadores sociales

Desde que nace, el bebé va desarrollando habilidades relacionadas con la interacción y el intercambio social a través de una serie de conductas que irán expresando sus percepciones, deseos y sentimientos. De este modo, el niño/a se dará cuenta de que sus habilidades sociales serán de suma importancia para conectarse con el mundo que lo rodea y de gran ayuda a la hora de resolver conflictos.

Desde su nacimiento, poco a poco, el niño/a va aprendiendo que sonreír; aprender a pronunciar palabras, caminar, saber esperar su turno, atrae la atención de sus padres y de su entorno; es por esta razón que las habilidades sociales también están relacionadas con la adquisición de roles o la autoestima, por ejemplo.

A partir de los 2 años el niño/a comienza a reconocer sus estados emocionales y los de los demás; y de los 3 a los 5 años, se materializa una etapa de vital importancia para el aprendizaje de nuevas habilidades sociales, debido a que podrá contar con las suficientes habilidades motrices, cognitivas y psicológicas que le facilitarán establecer vínculos no solo con sus padres y familiares cercanos, sino también con otras personas y niños/as de su edad en la escuela.

Clasificación de habilidades sociales

Podemos hablar de habilidades sociales a partir de la siguiente clasificación:

a. **Primeras habilidades sociales**:

- Escuchar.
- Iniciar una conversación.
- Mantener una conversación.
- Formular una pregunta.
- Dar las gracias.
- Presentarse.

- Presentar a otras personas.
- Hacer un cumplido.

b. **Habilidades relacionadas con los sentimientos**:
- Conocer los propios sentimientos.
- Expresar los sentimientos.
- Comprender los sentimientos de los demás.
- Enfrentarse con el enfado de otro.
- Expresar el afecto.
- Resolver el miedo.
- Autorrecompensarse.

c. **Habilidades para hacer frente al estrés**:
- Formular una queja.
- Responder a una queja.
- Demostrar deportividad tras un juego.
- Resolver la vergüenza.
- Arreglárselas cuando lo dejan de lado.
- Defender a un amigo.
- Responder a la persuasión.
- Responder al fracaso.
- Enfrentarse a los mensajes contradictorios.
- Responder a una acusación.
- Prepararse para una conversación difícil.
- Hacer frente a las presiones del grupo.

d. **Habilidades sociales avanzadas**:
- Pedir ayuda.
- Participar.
- Dar instrucciones.
- Seguir instrucciones.
- Disculparse.
- Convencer a los demás.

e. **Habilidades alternativas a la agresión**:
- Pedir permiso.

- Compartir algo.
- Ayudar a los demás.
- Negociar.
- Emplear el autocontrol.
- Defender los propios derechos.
- Responder a las bromas.
- Evitar los problemas con los demás.
- No entrar en peleas.

f. **Habilidades de planificación**:
- Tomar iniciativas.
- Discernir sobre la causa del problema.
- Establecer un objetivo.
- Determinar las propias habilidades.
- Recoger información.
- Resolver los problemas según importancia.
- Tomar una decisión.
- Concentrarse en una tarea.

Como vemos, es posible buscar indicadores de abuso sexual en la primera infancia a través de la evaluación de los conflictos a nivel social y vincular en el niño/a.

Desarrollo normal de los comportamientos sociales

Las habilidades sociales son algo que el niño/a va aprendiendo a partir de la relación y la clase de vínculos que va estableciendo con su entorno. Así, aprende a expresar sus deseos hablando, a ponerse en el lugar del otro; también, aprender a inhibir o exagerar algunas de sus conductas y emociones para lograr llamar la atención de su entorno y/o lograr que satisfagan algunos de sus deseos o necesidades, etcétera.

A continuación, mencionaremos la adquisición de comportamientos sociales a medida que el niño/a se va desarrollando en un ambiente normal, para luego, en un segundo momento, poder centrarnos en las fallas que se producen en este aspecto en el marco de un abuso sexual.

a. **0 a 3 meses**:
- Establece contacto visual.
- Fija la vista en su interlocutor, lo escucha y balbucea.
- Señala con el dedo índice (característica propia del humano).
- Expresa variadas emociones y las reconoce en los demás.
- Cambia la expresión de su rostro, según la situación: alegría, rabia, tristeza.
- Muestra cariño hacia las personas y hacia los objetos y juegos favoritos.
- Aún le asustan los lugares y/o personas extrañas.
- Se resiste a los cambios de rutina.
- Acepta separarse de sus familiares por un rato.
- Usa normas de cortesía, como saludar cuando llega o se va de un lugar.

b. **3 a 6 meses**:
- Gira la cabeza para ver quién lo llama.
- Sigue los objetos con la mirada.
- Reconoce rostros familiares.
- Coloca sus manos frente a sus ojos para observarlas.
- Le gusta que lo sostengan en brazos.

c. **6 a 9 meses**:
- Disfruta cuando lo estimulan con juegos.
- Desarrolla más gestos.
- Muestra timidez frente a la gente extraña.
- Reacciona cuando le dicen un "no".
- Reconoce a extraños.

d. **9 a 12 meses**:
- Entiende el "no".
- Imita gestos simples.
- Juega a escondidas.
- Responde orden gestual de un solo paso.
- Entrega en respuesta a pedido.

e. **1 a 1,5 años**:
- Comunica deseo sin llorar.
- Expresa variadas emociones y las reconoce en los demás.
- Muestra cariño hacia las personas y hacia los objetos y juegos favoritos.
- Aún le asustan los lugares y/o personas extrañas.
- Se resiste a los cambios de rutina.
- Acepta separarse de sus familiares por un rato.
- Usa normas de cortesía como saludar cuando llega o se va de un lugar.
- Inicio del juego simbólico (hace que cuida, baña y alimenta a un muñeco).

f. **1,5 años**:
- Usa palabras para comunicar deseos.
- Ayuda en su casa con tareas simples (alcanzando objetos, por ejemplo).
- Intenta sociabilizar con otros niños/as acariciándole el pelo, por ejemplo.
- Se desviste solo; pero, aún necesita ayuda para vestirse.
- Puede comer solo.
- Es capaz de beber sin derramar.
- Juego simbólico.

g. **2 años**:
- Inicia el control de esfínteres.
- Comienza a dejar los pañales.
- Conoce su nombre completo.
- Ayuda a recoger objetos.
- Sigue órdenes simples.
- Se interesa y juega con otros niños/as.
- Realiza juegos simbólicos.
- Se comunica con un tono de voz y una entonación adecuada a lo que dice.
- Sonríe y saluda a las personas que conoce (familiares, vecinos).

h. **3 años**:
- Se separa fácilmente de sus padres o madres.
- Cuando está con otros niños/as les cuesta compartir los juguetes o juegos.
- Se lava las manos.
- Controla esfínteres.
- Conoce la rutina del hogar.
- Tiene amigos imaginarios.
- Dice su nombre cuando se lo preguntan.
- Comparte comida o juguete con un amiguito.
- Cuando se relaciona con otros niños/as dice "gracias".
- Se acerca a otros niños/as para iniciar un juego o conversar.
- Se adapta a juegos de otros niños/as.
- Cuando no le agrada algo que hace otro niño/a se queja.
- Dice "gracias" en sus relaciones con sus padres.
- Puede responder a una pregunta sencilla.
- Pregunta a los adultos sobre el porqué de algunas situaciones.

i. **4 años**:
- Comienza a aceptar reglas.
- Quiere complacer a los amigos/as.
- Quiere parecerse a sus amigos/as.
- Le gusta cantar, bailar y actuar.
- Le gusta contar y que le cuenten cuentos.
- Muestra una mayor independencia en sus acciones.
- Puede distinguir la fantasía de la realidad.
- Algunas veces es exigente; otras, es sumamente colaborador.
- Sonríe y responde cuando las personas le hablan.
- Saluda cuando ingresa a un lugar conocido.
- Se une al juego de otros niños/as.
- Se presenta espontáneamente a otros niños/as.
- Se muestra dispuesto a ayudar a otros niños/as.
- Intenta comprender las actividades que están realizando otros niños/as y les pregunta por lo que están haciendo.

- Hace preguntas y, a su vez, puede responder a preguntas sencillas de un adulto.

j. **5 años**:
- Hace más caso a las reglas.
- Quiere complacer a los amigos y parecerse a ellos.
- Sabe la dirección y el número de teléfono.
- Le gusta cantar, bailar y actuar.
- Reconoce a qué sexo pertenecen las personas.
- Comienza a estar más consciente de su sexualidad.
- Puede diferenciar la fantasía de la realidad.
- A veces es muy exigente y a veces muy colaborador.
- Es más independiente para hacer las cosas (bañarse, por ejemplo).
- Saluda y se despide cuando conoce a la gente.
- Se presenta espontáneamente a otros niños/as y adultos.
- Hace algunos favores a otros niños/as.
- Muestra conductas de cortesía con otros niños/as (dice: "por favor", "gracias", "perdón").
- Se acerca a niños/as que no conoce.
- Ayuda a un amiguito cuando está en dificultades.
- Ayuda a otros niños en actividades y juegos.
- Inicia una conversación simple con otros niños/as.
- Responde con halagos a sus padres u otros adultos conocidos.

Indicadores de abuso sexual en los vínculos sociales

El normal desarrollo y la práctica de las habilidades sociales están íntimamente ligados a las características de la madre, el padre o los cuidadores, así como a las características del entorno en el cual se cría el niño/a, sus vivencias, experiencias y estados emocionales. No será igual la manera de vincularse de un niño/a que crezca con sus necesidades satisfechas y rodeado de amor, que otro que se críe en un contexto de carencia afectiva y económica, atravesando una enfermedad o intentando sobrevivir a un trauma por abuso sexual intrafamiliar.

Los bebés y los niños/as de menos de 5 años que padecen de abuso sexual suelen manifestarlo a través de fallas en la adquisición de las habilidades sociales que mencionamos en el punto anterior; también, en los siguientes problemas de conducta:

a. **0 a 2 años**:

- Por momentos, no establecen contacto visual.
- Presentan una expresión corporal inadecuada.
- Por momentos, no se observan cambios en su rostro adecuados y concordantes a la situación de alegría, rabia o tristeza, por ejemplo.
- No responden a las muestras de cariño.
- No les gusta que los abracen o besen.
- Tienen arranques de enojo y berrinches.
- Lloran con frecuencia.
- Se muestran inquietos, no paran de moverse.

b. **2 a 5 años**:

- Son ansiosos y siempre parecen estar tensionados.
- Molestan a otros niños/as en el jardín de infantes, en una fiesta de cumpleaños, etcétera.
- Quieren llamar la atención todo el tiempo.
- Se burlan de otros niños/as.
- Son burlados/as por otros niños/as.
- No responden al cariño de otros (abrazo).
- Se apegan a su madre o cuidadores y les cuesta sociabilizar.
- Evitan jugar con pares de su edad.
- Son agresivos/as, están constantemente a la defensiva (pegan, patean, empujan).
- Gritan cuando está enojados y no pueden autorregular esta conducta.
- En el jardín de infantes les quitan las cosas a sus compañeritos.
- Desobedecen las reglas.
- Tienen dificultades para hacer amigos.
- Son miedosos y se asustan sin motivo aparente.
- Son hiperkinéticos, les cuesta quedarse quietos.

- Les cuesta centrar su atención cuando les hablan.
- Les cuesta mantener una conversación con sus pares.
- Parecen incapaces de mantener la atención para escuchar y obedecer una consigna.
- Se resisten a ir al jardín de infantes.
- Dicen groserías, malas palabras e insultan a otros niños/as.
- Son difíciles de contener y/o consolar cuando se enfadan.
- Intimidan y asustan a otros niños/as.
- Son extremadamente celosos/as.
- Tienen arranques repentinos e imprevisibles.
- Actúan como si tuviesen menos edad.
- Destruyen las cosas que pertenecen a otros niños/as o adultos.
- Perturban las actividades que se están desarrollando en la clase.
- Todo el tiempo se están quejando y nada parece conformarlos.
- Son demasiado pasivos y otros niños/as se aprovechan de ellos o les pegan.
- Son demasiado sensibles a las críticas.
- Dicen mentiras frecuentemente.
- Les roban cosas a sus compañeritos/as.
- No preguntan.
- Tienen dificultades para decir su nombre u otros datos personales como el nombre de su mamá, por ejemplo.
- No pide solicitan ayuda a sus maestros/as o compañeros/as.
- Se niegan a participar en actividades escolares como, por ejemplo, en los recreos, actos, canciones, actividades deportivas, etcétera.
- Son desobedientes e, incluso, desafían la autoridad de las maestras o directivos.
- No saben decir "no" cuando no quieren hacer algo y les cuesta imponer su opinión.
- Tienen muy baja tolerancia a la frustración, por lo que sufren ataques de rabia o abandonan la actividad que estaban haciendo con sus pares.
- Lastiman animales.

Capítulo 9

Criterio 9: indicadores del lenguaje verbal

El lenguaje verbal es aquel que utiliza un idioma de palabras, e incluye: un emisor, un receptor, un mensaje, un contexto, un canal y un determinado código. Tiene dos formas básicas: 1) el lenguaje hablado u oral y 2) el lenguaje escrito por medio de signos. Muchas veces, se lo compara con el corporal, pero no se los sabe diferenciar con exactitud en cuanto a sus funciones específicas. Así, podemos decir que: 1) el lenguaje verbal expresa el qué, el contenido de lo que se quiere comunicar; mientras que 2) el lenguaje corporal se refiere al cómo se dice lo que se dice, lo cual, puede cambiar el sentido de las palabras textuales.

Muchas veces usamos el lenguaje verbal no tanto para comunicar sino justamente para lo contrario, para desviarnos de un tema del que no queremos hablar o, incluso, para ocultar información.

Como ya hemos mencionado, el lenguaje verbal constituye tan solo entre el 3 y el 7 por ciento de la comunicación humana, el resto de la comunicación se realiza por medio de imágenes expresadas a través del cuerpo; es decir, por medio del lenguaje corporal y el lenguaje paraverbal; y, en el caso de los niños/as, a través del lenguaje lúdico y gráfico, por ejemplo.

A la hora de evaluar el relato testimonial de un niño/a presunta víctima de abuso sexual debemos saber que su modo de expresarse no va a ser igual al de un adulto; especialmente, si estamos evaluando a un niño/a de menos de 5 años, que no cuenta con la destreza de un lenguaje evolucionado. En el ya citado artículo de mi autoría, se explica:

> (…) a la hora de escuchar el testimonio de un niño/a nunca debería obviarse el desarrollo evolutivo del lenguaje ni del vocabulario. No es lo mismo el testimonio de un niño/a víctima que tiene 2 años de edad (quien apenas suele utilizar de modo correcto alrededor de doscientas palabras y que ni siquiera sabe acerca de la diferencia sexual), que el de un niño de 3 años (quien ya suele expresarse con el uso de unas mil palabras y algunos verbos), que el de otro de 5

años (quien ya es capaz de repetir frases de hasta nueve palabras y ha adquirido el concepto de tiempo: antes, después y mientras, mañana, ayer y hoy), o el de otro de 6 años (cuyo discurso ya es completamente entendible y es capaz de relatar una historia a partir de una imagen), o de otro de 7 (quien ya escolarizado sabe leer y escribir números), u otro de 8 (quien habiendo dominado todos los sonidos del habla ha adquirido también la reversibilidad del pensamiento y ya es capaz de relacionar acontecimientos del pasado con el presente, formular oraciones complejas y mantener una conversación con adultos). A raíz de esto, vale destacar que un niño/a recién es capaz de gobernar sus emociones, pensamientos y comportamientos alrededor de los 12 años, antes de lo cual le resulta imposible sostener una mentira a lo largo del tiempo.[29]

En lo que respecta a las mentiras vale la pena aclarar algunos conceptos. Si bien es verdad que los niños/as desde muy temprana edad son capaces de decir mentiras, tan solo pueden mentir a corto plazo y por razones de picardía o miedo a ser descubiertos en algún acto por el cual saben que pueden ser castigados como, por ejemplo, el haber roto un objeto de la casa. Cuando a un niño/a su madre le dice "Atiende el teléfono y di que no estoy", el niño/a atiende el teléfono y dice "Dice mamá que no está". Simplemente, debido a su desarrollo mental, a los niños/as les resulta muy difícil mentir y sostener una mentira con argumentos característicos de la lógica abstracta que usan los adultos. Por esto, menos aún serán capaces de mentir cuando en su discurso se refieran a que alguien los haya abusado sexualmente, cosa que les produce mucha vergüenza dada su corta edad. Para que un niño/a se anime a contar que un adulto lo ha estado abusando sexualmente debe barrer con el miedo que esto le provoca (recordemos que los agresores suelen amenazar de muerte a sus víctimas para que no develen el secreto); y, además, debe lidiar emocionalmente con la culpa que siente ante lo que intuye (o sabe) que es algo prohibido, impropio y peligroso para su edad.

Los niños/as no se comunican de la misma manera que un adulto, menos aún si tienen menos de 5 años y están atravesando un trauma sexual. Ellos suelen guardar el secreto de su trauma por miedo, por el pánico que les producen las amenazas de su agresor, por vergüenza, por amnesia traumática y por decenas de otros motivos; entre ellos,

[29] López, MC. "Consideraciones a tener en cuenta en el relato testimonial de los niños y niñas presuntas víctimas de delitos sexuales", ob. cit.

por no haber adquirido un desarrollo lingüístico que les permita comunicarse con claridad y fluidez. A continuación, analizaremos en mayor profundidad este tema.

Desarrollo del lenguaje

En los niños/as con traumas por abuso sexual el lenguaje suele sufrir alteraciones; con lo cual, a la hora de relatar su testimonio, se puede llegar a observar que o bien hablan como si fueran más grandes, o bien sufren regresiones a modalidades previas del desarrollo y se expresan como si tuviesen menos edad. Por este motivo, antes de evaluar los dichos de una víctima en su primera infancia se hace necesario que sepamos cómo se desarrolla el lenguaje a lo largo de las distintas edades:

a. **0 a 3 meses**:
- Responde con vocalizaciones.
- Busca con la mirada de dónde proviene un sonido.

b. **3 a 6 meses**:
- Balbucea mediante sílabas.
- Empieza a imitar algunos sonidos.
- Gira la cabeza de forma lateral para localizar la fuente sonora.

c. **6 a 9 meses**:
- Utiliza su voz (mediante diferentes sonidos) y ya no llora para pedir algo.
- Reacciona a los requerimientos verbales.
- Silabea.
- Dice "mamá", "papá"; aunque, aún no los pronuncia con un sentido específico.
- Da algunas órdenes mediante gestos.

d. **9 a 12 meses**:
- Dice "mamá" y "papá" de forma específica.
- Imita los sonidos que escucha.
- Pronuncia sonidos de diferentes consonantes de forma espontánea (m, b, d...).
- Se comunica con una gran variedad de gestos.

- Balbucea de forma prolongada en respuesta a la voz humana.
- Utiliza cambios de intensidad, ritmos y tonos o entonación.

e. **1 a 1,5 años**:

- Pronuncia tres palabras definidas (además de "papá" y "mamá").
- Le gusta decir la palabra "no".
- Disfruta de las canciones y cuentos con imágenes.
- Reconoce y señala todas las partes del cuerpo.
- Tiene un amplio lenguaje gestual, a través del cual comunica lo que desea o lo que siente.
- Comunica sus deseos a través de berrinches (baja tolerancia a la frustración).

f. **1,5 años**:

- Tiene un vocabulario de veinte palabras.
- Habla de una manera telegráfica, sin utilizar conjunciones (como la "y", por ejemplo: "Más papa, más canción").
- Señala figuras en un cuento.
- Utiliza una palabra particular y la aplica de modo general. Por ejemplo, la palabra "sombrero" puede llegar a significar cualquier cosa que una persona lleve sobre la cabeza, o puede usar la palabra "perro" para nombrar a otros animales.
- Emplea una palabra general para aplicarla a una cosa en particular. Por ejemplo, "meme" puede significar mi biberón y solo mi biberón.

g. **2 años**:

- Tiene un vocabulario de 38 a 50 palabras.
- Dice oraciones de dos o tres palabras (por ejemplo, "Mamá, caca", "Papá, agua pato").
- Expresa sus necesidades a través del lenguaje.
- Usa pronombres: "yo", "tú".
- Aún pronuncia mal muchas palabras.
- Hace preguntas tales como "¿Mi pelota?", "¿El bebé?".
- Comienza a usar: verbos en pasado, preposiciones, plurales y posesivos.

- Hace garabatos con intención.
- Todavía no puede expresar sus emociones y sentimientos con palabras.

h. **3 años**:

- Tiene un vocabulario de 200 a 1000 palabras.
- Dice oraciones de cuatro palabras.
- Habla con mucha mayor claridad; pero, aún se confunde al pronunciar algunas palabras (por ejemplo, dice "yo cabo", en vez de "yo quepo").
- Utiliza algunos verbos muy simples en pasado (por ejemplo, "bajé", "comí", "dormí").
- La gente extraña puede entender lo que dice.
- Utiliza géneros gramaticales.
- Usa pronombres: "yo", "tú", "mi", "nosotros", "ellos".
- Conoce algunos conceptos espaciales: "dentro" y "fuera", "detrás", "junto a".
- Relata cuentos y repite frases.
- Hace preguntas tales como "¿Mi pelota?", "¿El bebé?".
- Frecuentemente, pregunta "¿Por qué?".
- Responde preguntas simples (por ejemplo, "¿Tienes hambre?").
- Reconoce los absurdos y bromas ("Eres un niño patito").
- Comienza a expresar ideas y sentimientos (no solo describe cosas que ve).
- Utiliza gerundios (verbos que terminan en "ando"; por ejemplo, "caminando").

i. **4 años**:

- Tiene un vocabulario de más de 1500 palabras.
- Habla con oraciones de más de cuatro o 5 palabras.
- Nombra algunos colores y números.
- Nombra las partes del cuerpo.
- Usa correctamente el "él" y el "ella".
- Entiende el concepto de "igual" y "diferente".
- Usa el tiempo futuro.

- Utiliza algunos verbos irregulares en pasado (son aquellos que no siguen el modelo de conjugación que le corresponde a la terminación de su infinitivo). Por ejemplo, los verbos terminados en "cer", como "vencer", "yo venzo", "yo vencí".
- Entiende preguntas más complejas.
- Describe cómo hacer cosas.
- Responde al "por qué".
- Preguntan: "¿dónde?", "¿quién?", "¿por qué?", "¿qué?".
- Dice lo que va a suceder a continuación del cuento que se le está leyendo.
- Puede decir su nombre y apellido.
- Puede decir su dirección.
- Recuerda y es capaz de narrar un cuento más largo.
- Canta una canción de memoria.
- Hace preguntas frecuentemente.
- Canta canciones.

j. **5 años**:
- Tiene un vocabulario de 2000 a 5000 palabras.
- Habla pronunciando con claridad.
- Puede armar oraciones con seis, ocho o más palabras.
- Puede contar una historia sencilla usando oraciones completas.
- Utiliza oraciones compuestas y complejas.
- Usa la imaginación para crear historias.
- Puede usar el tiempo futuro.
- Dice su nombre y dirección.
- Puede nombrar las monedas y el dinero.
- Puede entender órdenes con tres instrucciones.
- Comprende secuencias de tiempo; por ejemplo, qué ocurrió primero, segundo, tercero.
- Participa en una conversación.

Los niños/as de 6 años cuentan con un vocabulario de más de 6000 palabras y los adultos pueden usar hasta 25.000 palabras y reconocer hasta 50.000 palabras.

Características de comunicación de los niños/as víctimas de abusos sexuales

Los niños/as víctimas pueden llegar a expresarse mediante un lenguaje obsceno que alude a actividades sexuales adultas debido a que cuentan con información inadecuada para su edad. En cualquier lugar y delante de cualquier persona (pediatras, psicólogos, docentes, desconocidos) suelen hablar de esta manera. Si bien esto es considerado como un indicador de abuso sexual –tanto por los detalles del conocimiento como por la falta de límites a la hora de expresarse–, lo que generalmente sucede es que los niños/as no hacen referencia directa, ni en primera persona, a su trauma; y si lo llegaran a hacer, su discurso podrá adquirir ciertas y determinadas características propias de cada caso. Además, vale destacar, que los niños/as pequeños de diferentes edades se comunican de distintas maneras según sea su nivel evolutivo en el desarrollo y el aprendizaje del idioma. Por lo tanto, a la hora de hacer una evaluación psicológica debemos partir de la premisa de que ellos no se expresan como un adulto ni tienen por qué hacerlo, sino todo lo contrario; somos nosotros, los adultos profesionales, quienes tenemos la obligación de saber decodificar aquello que nos están queriendo decir a partir de los siguientes supuestos:

a. **Un niño/a no nace sabiendo hablar**: el lenguaje oral es algo que ha de desarrollarse con el tiempo. Como dijimos anteriormente, mientras que un niño/a de 3 o 4 años de edad suele expresarse con el uso de tan solo unas mil palabras y unos pocos verbos, otro de 6 años ya escolarizado puede ser capaz de armar frases con una extensión de hasta nueve palabras.

b. **El lenguaje sufre alteraciones como producto de situaciones traumáticas**: a raíz de la desorganización psíquica producida por un trauma sexual, el niño/a puede sufrir una regresión a estadios previos del desarrollo en su modo de comportarse y expresarse oralmente. Es muy común observar a niños/as de más 10 años hablando como si fueran pequeños de jardín de infantes. Cuando esto sucede es un indicio de que ese niño/a puede estar expresándose bajo el efecto de un mecanismo de defensa llamado "regresión", a través del cual, inconscientemente, se sitúa psicológica y emocionalmente en un momento previo al trauma en el que se hallaba libre de tantas angustias y conflictos.

c. **Las nociones sobre las diferencias sexuales se desarrollan alrededor de los 5 años**: antes de esta edad es muy dificultoso para un niño/a pedir ayuda o transmitir lo que le han hecho mediante un relato claro y coherentemente organizado que incluya conceptos referentes a la sexualidad adulta y al abuso sexual. Desde que nacen los niños/as van atravesando diferentes etapas en su desarrollo psicosexual, a través de las cuales se van haciendo conscientes de las distintas partes de su propia anatomía física y de sus funciones; paralelamente, su psiquis también va complejizando su funcionamiento. De esta manera, van creciendo hasta su adolescencia como individuos que logran alcanzar la independencia y se constituyen como sujetos deseantes. Por lo tanto, a la hora de realizar una evaluación, pretender partir del supuesto de que los niños/as tienen deseos sexuales iguales a los de un adulto y que por esa razón pueden llegar a seducirlos con la intención de ser penetrados genitalmente es un error de concepto.

d. **No hablan igual que un adulto**: los niños/as pequeños aún no han aprendido las sutilezas y multiplicidad de significados que se desprenden de las variaciones de combinaciones de los infinitos sonidos, tonos y pronunciaciones de cada palabra. Como dice José Luis Cifuentes Honrubia,[30] mientras hablamos vamos pronunciando las palabras en base a reglas gramaticales; también, expresamos ideas y conceptos que pueden interpretarse de manera diferente por diferentes personas o por la misma persona en diferentes momentos y/o contextos. Como profesionales de la salud mental debemos saber que el lenguaje es una función sumamente compleja que se va aprendiendo, y que, por esa razón, si bien los niños/as pueden llegar a ser capaces de hablar antes de los 5 años, suelen tener dificultades a la hora de armar relatos con el correcto uso de:

- Reversibilidad: capacidad mental para ir hacia adelante y hacia atrás en una acción mental referida a una línea de pensamientos e ideas, lo cual posibilita poder hacer deducciones y resolver problemas complejos; también, analizar situaciones de la realidad con un mayor grado de entendimiento. La reversibilidad comienza a desarrollarse alrededor de los 7 años, entre otras cosas, con el aprendizaje de las operaciones matemáticas.

[30] Cifuentes Honrubia, JL. *Lengua y espacio. Introducción al problema de la deíxis en español*, Universidad de Alicante, Espagrafic, s/f.

A partir de esto podemos entender mejor cómo un niño/a pequeño en su declaración testimonial frente a la justicia puede llegar a confundirse cuando se le pregunta varias veces lo mismo de diferentes maneras. Por ejemplo, a veces sucede que cuando el entrevistador le pregunta "¿Viste alguna vez a tu papá desnudo?", el niño/a le responde con un "Sí" rotundo; pero luego, un rato más tarde, cuando el entrevistador le vuelve a realizar la misma pregunta, pero desde otro punto de vista "¿Viste alguna vez a un hombre desnudo?", el niño/a puede llegar a responder negativamente porque aún no ha adquirido la capacidad de clasificación (así como un círculo y un cuadrado pueden ser diferentes en cuanto a su forma pero iguales en lo que se refiere a su color; en este caso, un papá desnudo puede significar lo mismo que un hombre desnudo). Esto es una función básica a la hora de ser capaz de razonar de un modo abstracto comparando, yendo de adelante hacia atrás y de atrás hacia adelante en fracciones de segundo, para evaluar el conjunto o la totalidad de un asunto, o de la intencionalidad de una pregunta. Los niños/as de menos de 5 años se manejan con un tipo de pensamiento concreto y este tipo de preguntas realizadas por adultos malintencionados no solo logran confundirlos a ellos, también logran confundir a los jueces, fiscales y psicólogos que ignoran este tipo de cuestiones inherentes al desarrollo lingüístico del niño/a.

- Tiempos verbales: capacidad de usar los verbos, cuya función es expresar acciones realizadas en distintos momentos. El logro de la adquisición de todos los tiempos verbales (presente, pasado, futuro, modo indicativo o subjuntivo, pretéritos perfectos e imperfectos...) no es tarea sencilla y se va aprendiendo progresivamente desde la infancia hasta la adolescencia dado que, al menos en nuestro idioma, cada tiempo verbal se compone de seis formas que varían en número y persona, así como en el grado de complejidad (por ejemplo, no es lo mismo expresarse diciendo "Yo hago" o "Ellos hicieron", que "Nosotros podríamos haber hecho", etcétera).

A partir de esto, podemos entender mejor por qué cuando a un niño/a pequeño en su declaración testimonial frente a la justicia le preguntan "¿Cuándo te hizo eso tu papá?", pueda llegar a responder con total naturalidad: "Me lo hizo mañana".

- Modalidades espaciales: existen distintos tipos de recursos lingüísticos como las llamadas preposiciones que están relacionadas con la comunicación de información de nuestras percepciones espaciales; por ejemplo: 1) preposiciones espaciales de ubicación: en, sobre, bajo, entre; o 2) preposiciones espaciales de desplazamiento: desde, hacia, hasta, etcétera.

  A partir de esto, podemos entender mejor cómo cuando a un niño/a pequeño se le pregunta "¿Dónde te hizo eso?", pueda llegar a responder: "Desde el baño hasta abajo".

- Semántica: cada una de las palabras que utilizamos, así como la manera de expresarlas no siempre tienen el mismo significado. Existen diferentes y múltiples maneras de hablar una misma lengua. No solo nos comunicamos mediante estructuras lingüísticas sino, además, una misma lengua puede variar dependiendo del lugar (ciudad, región e, incluso, país o la época histórica en el que se habla un mismo idioma), del nivel sociocultural o de la situación en que nos hallemos, por ejemplo.

  A partir de esto, podemos entender mejor cómo cuando a una niña pequeña se le pregunta "¿Qué te hizo ese hombre?", pueda llegar a responder: "Me pegó con el martillo en la cola", dado que aún no sabe el significado de la palabra "pene" para nombrar aquello que le hizo doler tanto como si le pegaran con algo que ella asocia con un martillo; pero, que es incapaz de nominar de forma correcta porque (a sus 2 años y medio, por ejemplo) aún no ha adquirido el aprendizaje de la totalidad de las palabras de su idioma.

- Sintaxis: las palabras no pueden ser expresadas en cualquier orden o lugar dentro de una oración. En este aspecto, el lenguaje está constituido por una serie de reglas sintácticas que ayudan a elaborar enunciados a través de los cuales podamos expresar de manera entendible nuestras ideas y pensamientos.

  A partir de esto, podemos entender mejor cómo cuando a un niño/a pequeño se le pregunta "¿Quieres contarme lo que te pasó?", pueda llegar a responder: "Las perchas fuertes van a pegar mamá", en vez de decir, por ejemplo, "Mamá me pegó fuerte con las perchas".

- Sujetos y predicados: las oraciones suelen dividirse en sujeto y predicado. El sujeto indica quién realiza la acción, mientras que el predicado la describe. Frecuentemente, los niños/as pequeños cuando hablan invierten los sujetos con los predicados.

  A partir de esto, podemos entender mejor cómo cuando a un niño/a pequeño se le pregunta "¿Qué te hizo tu abuelo?", pueda llegar a responder "Chupar el abuelo".
- Sustantivos: se trata de aquellas palabras que sirven para nombrar a las personas, objetos, animales, plantas, etc. Los sustantivos suelen usarse con artículos (la, lo, las, los, un, unas, etc.). Los niños/as que aún están aprendiendo a hablar no suelen manejar una gran cantidad de sustantivos y, muchas veces, se equivocan en el artículo que le anteponen; por ejemplo, pueden llegar a decir: "La papa", en vez de "El papá".
- Núcleos y pronombres: el núcleo del sujeto es un sustantivo o pronombre mientras que el predicado es un verbo. Los sustantivos se refieren a personas, animales o cosas (por ejemplo, perro, mesa, personas, gatos). En cuanto a los pronombres, los hay de diferentes clases: 1) personales (yo, tú, él, nosotros...); 2) posesivos (mío, tuyo, suyo...); 3) demostrativos (este, ese, aquel...); 4) indefinidos (alguien, nadie, cualquiera...); 5) relativos (que, cual, quien, cuyo, cuando...).

  A partir de esto, podemos entender mejor cómo cuando a un niño/a se le pregunta "¿De quién era esa mano?", pueda llegar a responder "Tuya" en vez de "Suya", al referirse, por ejemplo, a la persona que lo tocó con la mano.
- Adjetivos: palabras que complementan, acompañan y proporcionan información acerca del sustantivo, como sus propiedades y características. Están los adjetivos calificativos de cosas (azul, blando, duro) y los adjetivos calificativos de personas (estudiosa, amable, generoso); también existen muchas otras clases de adjetivos: demostrativos (este, aquel, esa...), indefinidos ("algunos perfumes son para regalo"), determinativos, numerales, posesivos, exclamativos, relacionales, interrogativos, etcétera.

  A partir de esto, podemos entender mejor cómo cuando a un niño/a pequeño se le pregunta "¿Cómo eran esas cosquillas que te hacía?", pueda responder "Esas cosquillas eran malas", cuando en realidad quiere decir "Esas cosquillas me hacían mal".

- Gerundios: verbos expresados de manera impersonal que indican que una acción se está llevando a cabo, que se está realizando. Si bien existen diferentes clases de gerundios que se utilizan con diferentes reglas, aquí, a modo de ejemplo, mencionaremos los siguientes: el gerundio del verbo "crear" es "creando"; el de "hacer", "haciendo"; el de "correr", "corriendo".

  A partir de esto, podemos entender mejor cómo cuando a un niño/a pequeño se le pregunta "¿Qué te hizo tu papá?", pueda responder "Mi papá me está tocando" cuando en realidad quiso decir "Mi papá me tocó".

- Construcción y armado de frases con varias palabras: frecuentemente, los niños/as pequeños suelen invertir los sujetos con los predicados, y tienen dificultades para construir y verbalizar frases largas que impliquen pronunciar varias palabras.

  A partir de esto, podemos entender mejor por qué cuando a un niño/a pequeño se le pregunta algo casi siempre responde haciendo uso de monosílabos o frases muy cortas de dos o tres palabras.

e. **Tienen desplazamientos metonímicos**: a menudo, en el discurso de los niños/as aún no escolarizados se pueden observar desplazamientos metonímicos; esto es normal debido a que aún están aprendiendo el significado de las palabras. También debemos tener en cuenta que una de las consecuencias del abuso sexual en los niños/as es la desorganización psíquica y la fragmentación del yo producto del trauma, llegando a generar estados disociativos similares a la psicosis, que terminan influyendo de una manera significativa en cómo los niños/as hablan. Esto lo explica muy bien Jorge Volnovich cuando dice:

> Uno de los motivos que conspiran contra la validación del abuso sexual en la infancia es la psicosis en el niño. Una de las características más interesantes de estos procesos de desorganización y fragmentación del yo, producidos por un abuso sexual, es que dejan su impronta traumática en el discurso y en todas las manifestaciones que el niño produce. De esta manera, en un discurso desorganizado o fragmentado aparecen claramente los elementos de la situación traumática (...). Podemos observar que la fragmentación discursiva es también fragmentación del cuerpo, y existe aún en ese cuerpo fragmentado el registro traumático del abuso. En estos cuadros de psicosis en el niño, podemos observar una primacía de los procesos

metonímicos en el discurso: Un niño abusado por el papá dice en la entrevista: "Mi papá está loco". "¿Por qué dices eso?", pregunta el perito; a lo que el niño responde: "Mi mamá dice que le falta un tornillo"; "¿Dónde le falta?", insiste el perito; "Aquí... (señala su tobillo)". El niño en cuestión ha realizado un desplazamiento metonímico por homofonía, tornillo-tobillo, y de los adultos extrae los significantes para hacer esta operación lingüística tan característica de la infancia, que le permite explicar lo que le ha pasado y que resultaría innominable si no fuera así.[31]

f. **Lenguaje expresivo alterado**: los niños/as pequeños, así como los niños/as víctimas de abusos sexuales suelen hablar de un modo desorganizado, no solo mezclando palabras (significantes), sino también, como ya explicamos, confundiendo sus significados. Esta situación, suele generar malos entendidos para sus interlocutores adultos, porque pueden interpretar este tipo de desorganización expresiva como producto de la mentira, cuando en verdad se trata de uno de los efectos del trauma. Así, de esta manera, un niño/a pequeño puede contar en una entrevista: "¿Sabes qué? Mi papá siempre me va a meter juguetes en la cola, jardín de infantes no".

g. **Tienen alteraciones semánticas y sintácticas**: como ya explicamos, el discurso de los niños/as suele tener alteraciones semánticas (en el significado de las palabras) y sintácticas (en el armado y la estructura de las oraciones). Sin embargo, vale aclarar, no se trata de transgresiones semánticas, tan características en el discurso del abusador, que abordaremos más adelante.

h. **Usan neologismos**: cuando un niño/a pequeño no encuentra la palabra adecuada para explicar lo que le sucedió o lo que le hicieron puede llegar a inventar otra palabra como forma de compensar su desconocimiento y para no interrumpir su discurso una vez que se ha animado a hablar.

i. **Usan simbolismos**: cuando los niños/as deben responder a preguntas sobre la identidad de su abusador –las cuales, muchas veces, se les realizan de forma directa y en primera persona– suelen asustarse; con lo cual, optan por responder recurriendo al uso de simbolismos. Así, por ejemplo, es muy común escucharlos hablar de un lobo que los espía por las noches en su habitación o que les manosea la zona genital. En estos casos, los niños/as pequeños se

---

[31] Volnovich, J. (comp.) (2006) *Abuso sexual en la infancia 2. Campo de intervención.* Buenos Aires: Lumen.

valen de simbolismos universales como el del lobo, ya que ellos saben por todos los cuentos que les han leído (por ejemplo, en el de Caperucita Roja) que es un símbolo de astucia y engaño.

j. **Su relato puede estar atravesado por las emociones**: frecuentemente, el relato de los niños/as víctimas de abusos sexuales se ve afectado por emociones negativas tales como el miedo, la vergüenza, la culpa..., con lo cual, les resulta casi una tarea imposible el hecho de poder contar su historia con claridad. Por ejemplo, cuando comienzan a hablar, muy pronto se ponen a llorar o hacen pausas, en un intento de controlar su angustia y sus ganas de huir del lugar.

k. **Su relato puede carecer de emociones**: en otras oportunidades, sucede todo lo contrario a lo que dijimos anteriormente: el niño/a se disocia y reprime sus emociones negativas; con lo cual, procede a relatar su trauma de una manera fría, exenta de emociones. En estos casos el niño/a víctima puede llegar a proyectar una apariencia "robotizada", o peor aún, puede parecer que repite un discurso aprendido.

l. **El discurso está atravesado por mecanismos de defensa**: los niños/as víctimas de abusos sexuales implementan mecanismos de defensa para no desestabilizarse psíquicamente y evitar caer en estados psicóticos. Así, de esta manera, suelen valerse de:

- La disociación: el niño/a procede a reprimir los recuerdos dolorosos y las emociones negativas relacionadas con su trauma; con lo cual, comienza a manejarse desde un nivel mucho más racional, dando la apariencia de que nada le ha sucedido. Cuando el niño/a implementa este tipo de mecanismo defensivo evita bajar el rendimiento escolar; aunque, si se lo observa atentamente, se podrá advertir en él una mirada ausente, tal y como si su alma estuviese en otro lugar.
- La negación: este tipo de mecanismo se ve reflejado cuando se le pregunta al niño/a víctima si es que ha sufrido algún tipo de abuso y automáticamente responde con un "no", evitando seguir hablando del tema. Es común que los niños/as abusados implementen este mecanismo debido a que suelen sentirse culpables por haberse "dejado abusar" y no haber sabido poder límites (dado que el agresor los ha manipulado con frases tales como "Yo te hago esto porque tú lo quieres").

- La desmentida: en este caso, por momentos, el niño/a víctima acepta haber atravesado por una situación de características traumáticas, pero posteriormente procede a negarlo intentando justificar el hecho o adjudicarle otras causas. Este mecanismo es característico de aquellos niños/as que al momento de hablar aún están conviviendo con su agresor o han sufrido de abusos y maltratos crónicos, durante varios años.
- La proyección: en ciertas ocasiones, los niños/as pequeños se animan a hablar de su secreto, pero refiriéndose a un compañerito de la escuela o a un amiguito. En estos casos, pueden llegar a decir "Un compañero me dijo que su papá le quiere meter el pito en la cola". Si bien esto puede llegar a ser cierto, también es verdad que muchas veces resulta que el niño/a está hablando de él mismo.
- La identificación con el agresor: muchas veces, los niños/as víctimas de abusos sexuales crónicos terminan identificándose con su abusador e intentan imitarlo pretendiendo abusar de otros niños/as más pequeños que ellos. Esto puede suceder, entre otras cosas, debido a que cansados de que nadie los ayude ni los rescates de la situación horrorosa en la que viven, se terminen resignando; y en su resignación, intentan parecerse a quien más daño les ha hecho, como un modo de demostrar –y demostrarse– que, si ellos quieren, efectivamente, podrían llegar algún día a ser capaces de defenderse y liberarse.
- La represión: se trata de un mecanismo de defensa por el cual la víctima de un trauma reprime los recuerdos de las vivencias dolorosas en su inconsciente, logrando olvidarse del hecho. En estos casos los niños/as abusados presentan estados de amnesia, de los cuales suelen recuperarse mediante un tratamiento psicoterapéutico.

Criterios de credibilidad del relato del niño/a

Si bien se sabe que la palabra del niño/a es el principal indicador psicológico del abuso sexual y que cuando se anima a pedir ayuda siempre hay que creerle, también es necesario demostrar la calidad del contenido de los dichos de la víctima a nivel empírico.

En este aspecto, el Análisis de Contenido Basado en Criterios o CBCA (*Criteria-Based Content Analysis*), uno de los elementos principales para la Evaluación de Validez de las Declaraciones (SVA), ha sido una técnica muy difundida a partir de la década de 1980; sin embargo, habría que repensar su validez y fiabilidad en el caso de los niños/as menores de 5 años que han sido víctimas de delitos sexuales.

Evaluar a un niño/a de estas características tan solo desde un paradigma basado en el lenguaje oral sabiendo las dificultades que padecen para hablar debido a su trauma, no solo resulta paradójico, sino que es inverosímil y poco fiable.

Ante esta situación, y teniendo en cuenta las características que se dan en el relato de los niños/as con traumas por abuso sexual, proponemos considerar una adaptación de esta técnica basándonos en la premisa de que el lenguaje oral en muchos de estos casos no respondería tanto a un interrogatorio, sino más bien a expresiones espontáneas surgidas del juego con muñecos o en un marco lúdico.

A continuación, analizaremos otros puntos de vista y aspectos de esta técnica proporcionados por Selva Moretto[32] que deberíamos tener en cuenta a la hora de analizar una lista de validez de criterios en el caso de la toma y/o recopilación del testimonio de un niño/a menor de 5 años. Estos son:

a. **Características psicológicas**:

- Limitaciones cognitivo-emocionales: es frecuente que en los casos de trauma sexual los niños/as menores de 5 años presenten limitaciones cognitivo-emocionales; ante este panorama, debemos considerar necesario averiguar en qué medida el niño/a se encuentra predispuesto a ser evaluado e implementar técnicas creativas para motivarlo a que deje sus temores de lado.
- Lenguaje y conocimiento: debemos evaluar el nivel de desarrollo lingüístico del niño/a y en qué medida su lenguaje oral ha sufrido algún tipo de regresión a estadios previos debido a su trauma. Una de las consecuencias del trauma sexual en los niños/as pequeños es que comienzan a comportarse como niños/as más pequeños, dejando de controlar los esfínteres,

[32] Moretto, S. "Rol del psicólogo forense en las declaraciones de niños y adolescentes víctimas en el Fuero Penal. Ley 25.852. Testimonio de menores. Instrumento de validación", en *Cuadernos de Medicina Forense*, año 4, N° 2.

haciéndose nuevamente pis, dejando de hablar o, incluso, comenzando a expresarse como si fueran bebés. Por el contrario, si el niño/a presenta un vocabulario con términos que demuestran conocimientos de la sexualidad humana no acordes para su edad, se hará necesario indagar en qué ámbito los ha aprendido; frecuentemente, los niños/as pequeños víctimas de delitos sexuales suelen repetir palabras que escucharon de su abusador.

- Emociones durante la entrevista: las reacciones emocionales que un niño/a menor de 5 años puede llegar a tener pueden ser muy variadas y eso dependerá de múltiples factores que abarcan desde el temor a estar frente a personas desconocidas hasta el pánico ante el recuerdo de las amenazas de su agresor; aunque muchas veces puede suceder lo contrario y se muestran como niños/as seguros y alegres debido a la intervención de mecanismos de disociación.
- Sugestionabilidad: debemos examinar si se presentan indicadores de sugestionabilidad o de intentos de responder en función del deseo del entrevistador. Para esto, tendremos en cuenta si el niño/a rechaza o contradice las alternativas que sabemos son incorrectas.

b. **Características de la entrevista**:

- Procedimientos: en este punto sería importante tener en cuenta y respetar los tiempos subjetivos del niño/a, brindándole la oportunidad de contar su historia en tantas entrevistas como él necesite. Someterlo a un interrogatorio único, presionarlo y coaccionarlo para que se apure a hablar de su trauma cuando se halla aterrorizado y, más aún, sin un psicólogo a su lado que le inspire confianza, no solo ayudaría a que no hable, sino que contribuiría a revictimizarlo. Siempre hay que recordar que, a la hora de evaluar, somos los adultos quienes debemos adaptarnos a los niños/as y no los niños/as a los adultos.

c. **Motivación**:

- Circunstancias de la alegación original: en este punto se hace necesario considerar quién realizó la denuncia original (si fue un maestro, un pediatra, alguno de los progenitores…), descartando toda posible alegación respecto de que haya pretendido intencionalmente ser beneficiado. En este punto, vale recordar que en los delitos sexuales los denunciantes son los más perjudicados económica, social, emocional y psicológicamente.

- Motivación para declarar: cuando se está evaluando a un niño/a menor de 5 años se hace imprescindible averiguar si es que se halla motivado para tal fin; por lo tanto, tendremos especial consideración en averiguar si es que tiene sueño, padece de alguna enfermedad, tiene miedo por hallarse lejos de la presencia de su mamá protectora o de una persona de su confianza, etc. También, será importante tener en cuenta facilitarle una variedad considerable de muñecos y elementos de artes plásticas como hojas, lápices y pinturas. Frecuentemente, los niños de esta edad se motivan y predisponen mejor a hablar en lugares similares a las salitas del jardín de infantes, porque los adornos y elementos lúdicos suelen transmitirle serenidad y confianza.
- Influencia por parte de otros: se hace necesario explorar posibles indicadores de sugestión, inducción o coerción para que el niño/a proceda a retractarse de lo que se animó a contar en un principio. Al evaluar a un niño/a menor de 5 años hay que tener en cuenta qué tipo de vínculo tiene con el acusado, ya que esto puede motivar en él negativa o terror a pedir ayuda; especialmente, en los casos de incesto en los que los niños/as son víctimas de amenazas de todo tipo para que no cuenten la verdad.

d. **Cuestiones investigativas**: si bien no se trata de cuestiones netamente psicológicas, los psicólogos que entrevistamos a niños/as debemos tenerlas en cuenta para fundamentar nuestra evaluación.

- Falta de realismo: la falta de realismo en el relato se considera una prueba de inconsistencia en los adultos; sin embargo, vale destacar que los niños/as menores de 5 años poseen pensamiento mágico, por lo cual consideran que los objetos tienen vida. Por otro lado, los niños/as pequeños/as suelen valerse de recursos simbólicos a la hora de tener que hablar de su trauma sexual y/o pedir ayuda; frecuentemente, se los puede escuchar hablar de un lobo, un cerdo, etc., que los ha estado espiando o manoseando, por ejemplo. Por lo tanto, esto, lejos de considerarse una prueba de mentira deberá considerarse en este tipo de casos como una prueba de veracidad.

- Declaraciones inconsistentes y evidencia contradictoria: en ciertas oportunidades se observan inconsistencias en los dichos del niño/a que pueden llegar a contradecir otras fuentes de mayor validez. Ante esto, será necesario tener en cuenta que el niño/a puede estar teniendo dificultades para poner en palabras un recuerdo traumático que ha sido interceptado por mecanismos de defensa como la represión, por ejemplo. Además, en este punto es necesario evaluar el accionar de sus entrevistadores, que pueden llegar a interferir de manera negativa insistiendo sobre preguntas relacionadas con detalles periféricos. Desde otro punto de vista, un relato idéntico y reiterado en distintas entrevistas podría ser la consecuencia de un estado de revictimización con el consecuente estrés postraumático.

Una vez aclaradas estas cuestiones, y con el objetivo de poder recopilar la máxima información en aras de clarificar la verdad, será importante ir validando o descartando alegaciones que permitan arribar a una hipótesis de lo que le pudo haber sucedido al niño/a a partir del análisis de los siguientes 19 criterios de veracidad del discurso (citaremos las definiciones que da Selva Moretto[33] acompañadas de ejemplos testimoniales.

Características generales

1. **Estructura lógica**:

   "Posee estructura lógica cuando los distintos detalles del relato se refieren a idéntico curso de sucesos y se articulan en modo coherente como un todo; cuando las partes 'encajan'. Cuando la declaración tiene 'sentido'".[34]

   Por ejemplo:

   - "Papá me toca acá (se señala la zona genital) cuando miramos los dibujitos. Esto es un secreto. Tengo miedo" (niño/a de 4 años).
   - "Lobo chupa"; "Papá pega... en el pis"; "Curar al bebé" (niño/a de 2 años y medio dice esto en diferentes momentos, mientras juega o le pega a un muñeco).

[33] Ídem.

[34] Ídem.

2. **Elaboración inestructurada**:

Refiere al estilo y secuencia: la narración debe ser algo desorganizada, poco lineal, fluida y con una secuencia temporal flexible, no rígida en cuanto a la cronología de los hechos. Poseer disgresiones espontáneas y cambios de enfoque. Naturalmente que esto no es esperable en niños muy pequeños donde los relatos son muy escuetos.

Suele faltar cuando se trata de hechos reiterados y de larga data: lo que el niño cuente se aproxima mucho a un *script* o guión, pues suele ser una síntesis de muchos episodios reales.[35]

Por ejemplo:

- "Un día mi papá me pegó con el martillo en la colita. Hace bromas pesadas al oso; pero, él no se da cuenta de nada porque está dormido... Los papás pegan y hay que curar el pis. El lobo es muy malo" (niño/a de 4 años dice esto en diferentes momentos, mientras juega o le pega a un muñeco).

3. **Cantidad de detalles**:

"La descripción de personas, lugares, objetos, incrementan la validez. Las declaraciones válidas, en general, constan de mayor cantidad de detalles".[36]

Por ejemplo:

- "Yo me di cuenta: el lobo es mi papá. Siempre hace cosas muy malas. Da besos por donde las nenas hacemos pis. Da besos chupados en la boca de las bebés. El lobo siempre va a mi cama, digo, va a la cama de mi bebé (muñeca) y le toca las tetitas" (niña de 5 años).

Contenidos específicos

"Aluden a segmentos concretos y parciales de la declaración; ponen el énfasis en lo cognitivo, en base a la hipótesis de que un relato inventado difícilmente incluya tales contenidos".[37]

---

[35] Ídem.

[36] Ídem.

[37] Ídem.

Por ejemplo:

- "Él se ponía la peluca de payaso cada vez que me hacía las cosquillas en mi pis" (niño/a de 4 años).
- "Me hace doler cada vez que me baña. Me mete el dedo adentro de la cola, fuerte; y también, el cuá-cuá pato" (niño/a de 4 años).

4. **Engranaje contextual**:

   "Los hechos relatados se hallan contextualizados respecto a tiempo y a espacio; se hallan entretejidos con las circunstancias de la vida cotidiana; ocurren en un lugar y en un tiempo determinado".[38]

   Por ejemplo:

   - "El monstruo me ahogó ayer. Me hizo tragar su pis" (niño/a de 3 años).
   - "Cada vez que voy a la casa de mi amiga, su papá nos baña desnudas" (niña de 4 años).

5. **Descripción de interacciones**:

   "Refiere a acciones y reacciones mutuas entre el niño y su agresor y/o alguna otra persona presente o participante".[39]

   Por ejemplo:

   - "Yo siempre ayudo a mi papá cuando él hace el pis en el inodoro" (niño/a de 4 años).

6. **Reproducción de conversaciones**:

   > Se cumple cuando el niño reproduce diálogos o conversaciones ocurridas durante la trama de los hechos. No debe ser una referencia al contenido de lo conversado sino una réplica en la que el niño despliega una especie de *role-playing* en la que asume alternativamente cada rol.
   >
   > Importan insinuaciones que el niño reproduce, pero pudo no haber entendido y el uso de un lenguaje por parte del agresor, no esperable en un niño de su edad.[40]

---

[38] Ídem.

[39] Ídem.

[40] Ídem.

Por ejemplo:

- "El tío siempre dice: '¡El que se baja los calzoncillos más rápido tiene un premio! Él nos dijo 'Esto es un juego secreto''' (niño/a de 5 años).

7. **Complicaciones inesperadas durante el incidente**:

   "Problemas inesperados; interrupciones imprevistas; dificultades diversas, no son esperables en relatos de personas que mienten y que se ajustan al *script* o guión".[41]

   Por ejemplo:

   - "¡A papá se le escapó el pis blanco! Se olvidó de ir al baño" (niño/a de 4 años).
   - "Justo llegó mi papá y él se hizo el que estábamos jugando. Es un mentiroso" (niño/a de 5 años).

Peculiaridades de contenido

"Son todas aquellas peculiaridades que le dan al relato concreción y realidad y que lo presentan como la narración de algo que se ha experimentado; es una categoría cualitativa".[42]

1. **Detalles inusuales**:

   Dada la baja probabilidad de que se presenten detalles poco comunes, no se espera que ellos estén presentes en una alegación inventada. Son detalles sobre personas, objetos o sucesos de carácter raro, sorprendente pero no irreal".[43]

   Por ejemplo:

   - "Mi abuela me metió su vagina peluda en mi pito. Mi papá miraba y prendió las velas negras" (niño de 4 años y medio).

2. **Detalles superfluos**:

   "Son narrados con precisión, pero no hacen al núcleo central del suceso; son periféricos, idiosincráticos y se apartan del *script* o guión".[44]

---

[41] Ídem.

[42] Ídem.

[43] Ídem.

[44] Ídem.

Por ejemplo:

- "Mi papá y a su novia la hicieron sufrir a mi hermana desnuda. Mi papá cocinaba cosas ricas. Odio el olor a queso rallado. Vomito cada vez que me acuerdo del queso rallado" (niño/a de 5 años).

3. **Detalles relatados con precisión que se malinterpretan** (o incomprensión de detalles relatados con precisión):

> Es un criterio poco frecuente, pero de gran peso. Se trata de situaciones que el niño relata con detalle, aunque no comprende su significado, pero esto sí es comprendido por el entrevistador. Naturalmente es un criterio potente cuando los niños son pequeños y con escasos conocimientos sobre la sexualidad; su valor disminuye con la edad.[45]

Por ejemplo:

- "Mi papá siempre dice: 'Las poyas de las nenas son del mismo tamaño que el de las mujeres grandes'" (niña de 4 años y medio).

4. **Asociaciones externas relacionadas**:

"Es un criterio confuso en su formulación. Se refiere a relatos o referencias previas acerca de hechos de carácter sexual de escaso valor en sí mismas, pero que cobran significación retroactiva luego de ocurrido el abuso".[46]

Por ejemplo:

- "Mi amor, cómo me gustas. ¡Muévete así!" (jugando en forma de broma mientras mueve su pelvis, niño/a de 4 años).

5. **Alusiones al estado mental subjetivo**:

"Descripción de sentimientos y cogniciones del menor durante el transcurso del episodio. Esto es válido en tanto sea una expresión espontánea del niño y no una respuesta a una pregunta directa".[47]

Por ejemplo:

- "Cada vez que me tocó ponía ojos de loco" (niño/a de 4 años).

---

[45] Ídem.

[46] Ídem.

[47] Ídem.

6. **Atribuciones al estado mental del autor del delito**:

   "El niño atribuye sentimientos y/o cogniciones al acusado".[48]

   Por ejemplo:

   - "Mi papá tiene una enfermedad en el cerebro" (niño/a de 4 años).

Contenidos referentes a la motivación

"No son relevantes debido a su bajo poder de discriminación; serán tan escasos en alegaciones verdaderas como en las inventadas".[49]

7. **Correcciones espontáneas**:

   "Autocorregirse en forma espontánea en una entrevista y ofrecer elementos más claros o explicativos se considera un criterio a favor de la credibilidad. Desde ya no se contabiliza si las correcciones responden a preguntas del entrevistador".[50]

   Por ejemplo:

   - "Una vez que fui a lo de mi abuelo, me hizo chupar su pito. No fue una vez, fueron dos veces. Lo hizo en su cama mientras mirábamos dibujitos; no, una película" (niño/a de 5 años).

8. **Admisión de falta de memoria**:

   > Se espera que este ítem intente evitarse cuando se trata de perjudicar a un inocente; cuando se intenta convencer al otro de la veracidad del relato.
   >
   > Se contabiliza cuando el niño admite recordar solo parcialmente; cuando ha olvidado algo, pero recuerda otra parte del hecho.[51]

   Por ejemplo:

   - "Un día se tiró arriba mío y eso me asustó mucho. Él siempre hace esa broma. Me hizo doler con un palo en la cola; pero, no me acuerdo del palo. Creo que fue un sueño" (niño/a de 5 años).

---

[48] Ídem.

[49] Ídem.

[50] Ídem.

[51] Ídem.

9. **Plantear dudas acerca del propio testimonio**:

   "Admitir que temió o teme no ser creído en su relato. Admitir la posibilidad de que no se le crea".[52]

   Por ejemplo:

   - "Mejor cuéntales tú lo que yo te conté. Ellos piensan que soy un mentiroso" (niño/a de 5 años).

10. **Autodesaprobación**:

    "Reconocer conductas propias inadecuadas o que lo expusieron a la situación denunciada. Esto no se espera cuando el niño intenta acusar falsamente a otro".[53]

    Por ejemplo:

    - "Soy una tonta, siempre me engañan. Quise gritar, pero no pude" (niña de 4 años y medio).

11. **Perdonar al autor del delito**:

    "Disculpar, minimizar y/o perdonar al agresor como expresión de la ambivalencia afectiva que lo liga a él, es un criterio fuerte en el sentido de la credibilidad".[54]

    Por ejemplo:

    - "Papá chupa el pito. Quiero ir a la casa de papá, él hace regalos" (niño/a de 3 años).
    - "Él no se dio cuenta de lo que me hacía. Estaba dormido" (niño/a de 4 años).

Elementos específicos de la ofensa

12. **Detalles específicos de la ofensa**: debe explorarse si las características del presunto delito sexual concuerdan con los datos aportados por la criminología y la psicología.

---

[52] Ídem.

[53] Ídem.

[54] Ídem.

Capítulo 10

Criterio 10: indicadores del lenguaje paraverbal

Cuando hablamos de lenguaje paraverbal nos referimos a las características de las cualidades no verbales de la voz; por ejemplo: pausas, repeticiones, interrupciones, silencios, carraspeos, bostezos, risas, tartamudeos, distorsiones o imperfecciones en la manera de pronunciar, volumen, ritmo y tono de la voz, etcétera.

Cuando entrevistamos a un niño/a debemos prestar atención no solo al contenido de su relato, sino especialmente a qué párrafo o a qué palabras pronuncia de qué manera y en qué tono. Así, por ejemplo, no será lo mismo que diga algo en un tono agudo, bajo, suave, lento, armonioso, que en un tono grave, alto, rápido o desafinado.

El lenguaje paraverbal se refleja en:

Volumen

El volumen de la voz es la fuerza, la intensidad, el grado de elevación de un sonido. Puede ser:

- **Elevado**: denota enojo, agresión, dominación.
- **Medio**: denota contención y consuelo.
- **Bajo**: denota timidez, miedo, inseguridad.

Tono

El tono de la voz es la cualidad sonora que nos permite distinguir sonidos emitidos en diferentes frecuencias. Puede ser:

- **Agudo**: se lo asocia a los estados positivos (también se lo llama el tono "si").
- **Grave**: se lo asocia a estados negativos (también se lo llama el tono "no").

Timbre

El timbre de la voz es la resonancia de la voz producida como resultado de las formas de las cavidades orales. Puede manifestarse en distintos tipos de voces:

- **Voz plana**: se trata de una voz floja y débil; transmite desamparo, tristeza, enfermedad.
- **Voz hueca**: voz con pocas frecuencias altas; transmite vacío y poca vitalidad.
- **Voz robusta**: se asocia con una persona segura, extrovertida y con buena autoestima, que le gusta destacarse.
- **Voz aguda**: se la describe como la voz que suele utilizarse para quejarse; también, denota inocencia, indefensión.
- **Voz chillona**: se identifica con el infantilismo y la inmadurez.
- **Voz aterciopelada**: se identifica con la seducción y la vocación artística.

Ritmo

Es la velocidad para expresarse verbalmente. Puede ser:

- **Acelerado**: se lo identifica con el nerviosismo, la impulsividad y la rapidez mental.
- **Pausado**: asociado con el detallismo, el énfasis en destacar aquello que se dice o la lentitud mental.
- **Entrecortado**: denota nerviosismo.

Articulación

Es la posición y movimiento de los órganos de la voz (paladar, dientes, lengua, labios, garganta, etc.) para la pronunciación de una vocal o consonante. Puede ser:

- **Buena**: demuestra seguridad.
- **Defectuosa**: suele estar asociada con problemas neurológicos, problemas psicológicos y/o emocionales, y nerviosismo ocasionado por la dificultad para proferir determinados fonemas o sonidos.

Dicción

Es la manera correcta o incorrecta de hablar en lo que se refiere al empleo de las palabras y a la construcción de la estructura de las frases. Significa hablar bien, hacer un buen uso del lenguaje. Puede ser:

- **Buena**: demuestra seguridad.
- **Defectuosa**: puede estar relacionada con problemas neurológicos, problemas psicológicos y/o emocionales, y nerviosismo ocasionado por la dificultad para proferir determinadas frases o segmentos discursivos.
- **Tartamudeo**: está asociado en algunos casos con la inseguridad y la baja autoestima.

Entonación

Es el modo de pronunciar al hablar y sirve para comunicar emociones y estados de ánimo. Puede ser:

- **Seductora**: denota coqueteo, atracción.
- **Irascible**: denota enojo, agresión.
- **Apagada**: se asocia con la falta de entusiasmo y baja autoestima.
- **Triste**: puede estar relacionada con la tristeza y la depresión.
- **Apática**: denota negativismo, pasividad.
- **Monótona**: transmite aburrimiento, pasividad.
- **Dinámica**: contagia alegría, optimismo, proactividad.

Dirección

Se trata de hacia dónde es que se dirige la voz al ser emitida mientras una persona habla, y está relacionada con la postura de la cabeza. La dirección de la voz puede dirigirse hacia:

- **Arriba**: transmite superioridad, valentía, desinterés.
- **Abajo**: indica derrota, cansancio, vergüenza, desaprobación, crítica, reflexión.
- **Frente**: demuestra interés, concentración.

- **Costado**: se asocia con la sumisión, muestra de interés.
- **Barbilla pegada al cuello**: refleja orgullo, rebeldía.
- **Cabeza levantada con la barbilla proyectada hacia adelante**: muestra agresividad y poder.

Segregados vocales

Son los sonidos que acompañan la narración de un relato. Reflejan las características de personalidad del niño/a y su actitud hacia su interlocutor; también, su interés en aquello que comunica, su estado emocional, sus deseos, etc. Algunos segregados vocales son:

- **Bostezos**: indican sueño, desinterés, cansancio.
- **Pausas de silencio**: se asocian con la reflexión, los vacíos mentales, las emociones intensas.
- **Carraspeos**: necesidad de aclarar ideas, o tensión.
- **Tos**: puede ser señal de tensión o bloqueos para expresar ideas.
- **Risas**: es necesario observar de qué tipo de risa se trata, si refleja nerviosismo, picardía, negación maníaca, etcétera.
- **Llanto**: cuando está acompañado por los otros signos correspondientes a la tristeza del lenguaje corporal refleja tristeza; puede indicar un estado de gran tensión.
- **Gemidos**: hay niños/as que al hablar tragan demasiada saliva o exhalan demasiado aire, lo cual genera ciertos y determinados tipos de sonidos a los que llamamos gemidos. Los hay de muchos tipos y características y lo más útil para encontrar su significado consiste en poder realizar asociaciones libres.
- **Estornudos**: alivianan tensiones (cuando el niño/a no está resfriado ni sufre de alergias).
- **Eructos**: representan algo que el niño/a se ha tragado (aire, palabras no pronunciadas) y necesitan ser dichas en voz alta.
- **Inhalaciones y exhalaciones**: cuando el niño/a por momentos deja de respirar y luego necesita inhalar una profunda bocanada de aire para a continuación exhalarla, esa conducta suele estar asociada a estados de temor o nerviosismo.

- **Lamentos**: expresan tristeza, depresión, baja autoestima.
- **Gritos**: reflejan horror, miedo, bronca, ira, agresión.
- **Silbidos**: demuestran necesidad de atraer la atención o de destacarse, también son un modo de llamar a alguien.
- **Tarareos**: suelen expresar canciones simbólicamente significativas en relación con aquello que el niño/a está pensando o sintiendo en ese momento.
- **Suspiros**: indican cansancio, tristeza.
- **Jadeos**: se trata de respiraciones rápidas y entrecortadas, que suelen reflejar agitación, excitación, entusiasmo y/o nerviosismo.
- **Carcajadas**: expresan felicidad, cinismo, disimulo.
- **Tragar**: está asociado con algo que se quiere decir y que por alguna razón se siente que no se puede.
- **Murmurar o susurrar**: refleja algo que el niño/a no se anima a decir en voz alta pero que, aun así, por alguna razón desea expresar.

Capítulo 11

Criterio 11: indicadores del lenguaje corporal

Cuando hablamos de lenguaje corporal nos referimos a aquel modo de comunicarse que no es verbal y que se realiza a través de movimientos; gestos corporales; imágenes sensoriales visuales, auditivas, olfativas que van más allá de la palabra hablada. No solo las personas sordomudas o los bebés se comunican con señales, todo el mundo lo hace; incluso, los animales y las plantas. Por lo tanto, si estamos evaluando a un bebé o a un niño/a menor de 5 años que puede llegar a tener dificultades para narrar lo que le sucede debido a su trauma o a que aún no ha incorporado la totalidad de las palabras ni las expresiones típicas de su idioma, será fundamental e imprescindible que aprendamos a decodificar el significado de su lenguaje corporal.

De esta manera, podemos buscar indicadores de abuso sexual en la primera infancia mediante la evaluación de los gestos y movimientos corporales del niño/a, que pueden desarrollarse a través de los siguientes ejes temáticos. Para ello analizaremos a continuación algunos de los conceptos del libro *La entrevista psicológica a niñas y niños víctimas de abusos sexuales*:

Movimientos corporales

Lo primero que debemos evaluar en un niño/a son las características generales de sus movimientos corporales:

a. **Coordinación**: la capacidad de conectar aquello que pensamos y sentimos con nuestro cuerpo no es algo sencillo. Cuando nace, el niño/a no tiene la capacidad de coordinar los movimientos de su cuerpo, será algo que irá aprendiendo a medida que crezca. Al evaluar a un niño/a debemos observar si, mientras habla, los movimientos que realiza con sus manos y con sus dedos son armoniosos o, por el contrario, se hallan descoordinados respecto de lo que nos está narrando. La falta de coordinación podría ser un indicador de problemas neurológicos; pero, también podría ser un indicador de trauma.

b. **Expresividad**: cuando evaluamos a un niño/a debemos observar la capacidad que tiene para reflejar sus emociones y pensamientos en su cuerpo. Si cuando el niño/a está hablando o intentando expresarse oralmente no acompaña lo que dice con distintos movimientos de manos, brazos, torso y de todo su cuerpo de forma fluida como un modo de ir siguiendo el tono emocional de la historia que nos está queriendo transmitir y es inexpresivo o tiene una postura en exceso rígida, esto podría llegar a ser un indicador de una baja autoestima, inseguridad, miedo, vergüenza, inhibición; también, podría llegar a ser un indicador de trauma. En caso contrario, el exceso de expresividad suele ser un reflejo de mentira y disimulo.

Macromovimientos

Cuando evaluamos a un niño/a, también debemos estar atentos a sus macromovimientos; es decir, a los movimientos que se pueden ver a simple vista y que realiza de forma consciente y a voluntad: levantarse de asiento y caminar, saltar, cruzarse de brazos, meter las manos adentro de los bolsillos, agitar los brazos, etcétera.

a. **Movimientos de manos y dedos**: a la hora de hablar los niños/as son muy expresivos; van haciendo un sinfín de gesticulaciones con los movimientos de sus manos y dedos que suelen ilustrar lo que nos está contando y que son un reflejo de su personalidad, su estado emocional, sus pensamientos y percepciones. Se dice que los ademanes tienen la misma función que los adjetivos en el lenguaje verbal. De esta manera, por ejemplo, un niño/a que aprieta los puños mientras habla potencialmente podría estar expresando un estado de tensión o de ira. Cada gesto y movimiento que el niño/a hace con sus manos tiene un significado; algunos de ellos pueden ser:

- Manos cruzadas con dedos entrelazados: impaciencia.
- Manos entrelazadas mostrando las palmas hacia afuera: negatividad.
- Manos apoyadas en las mejillas: evaluación.
- Apretón débil de manos: inseguridad, temor.
- Apretón fuerte de manos: personalidad dominante.
- Frotarse las manos: impaciencia.

- Frotarse un ojo: duda, esconder una información, mentir, aburrimiento.
- Tomarse la cintura con las manos: reto o desafío.
- Tomarse las caderas con las manos: buena disposición para hacer algo.
- Acariciar un objeto determinado inconscientemente: distracción o nerviosismo.
- Acariciarse la mandíbula: toma de decisiones.
- Puños cerrados: ira, tensión, nerviosismo, ocultamiento de la verdad.
- Golpeteo impaciente de dedos: impaciencia.
- Chuparse un dedo: autoconsuelo.
- Taparse la boca mientras se habla: mentir, dudar o rechazar algo.
- Rascarse el cuello: esconde una información, mentir, aburrimiento.
- Señalar con el dedo índice mientras se cierra el puño: agresión, manipulación.

b. **Movimientos de brazos**: reflejan cómo es que el niño/a se vincula e interactúa con su interlocutor y con todo su entorno; también, es un indicador de su capacidad de defensa y de cómo pone en acción sus deseos. Por ejemplo:

- Hacer ademanes amplios: generosidad, seguridad de sí mismo.
- Brazos y manos agarrados en la espalda: furia, ira, frustración, aprensión.
- Brazos cruzados por delante, a la altura del pecho: actitud de estar a la defensiva, desconfianza, nerviosismo.
- Brazos cruzados, pero con pulgares de las manos hacia arriba: actitud dominante, seguridad de sí mismo, quiere demostrar seguridad.
- Brazos cruzados con puños cerrados: agresividad, hostilidad, enojo.
- Sujetar las piernas con los brazos: terquedad, cerrazón.
- Brazos colgando a los costados del cuerpo: tristeza, pasividad, poco convencimiento acerca de lo que está diciendo, poco interés en interactuar con el entorno.

- Brazos cruzados por detrás agarrados por las muñecas: intranquilidad.
- Agarrarse un brazo: estar a la expectativa, pendientes.

c. **Movimientos de pies y piernas**: los movimientos que un niño/a hace con sus piernas y pies suelen reflejar su deseo de huir de un lugar; su impaciencia; su estado de ánimo y su vitalidad. Por ejemplo:

- Maneras de caminar:
  - De prisa: dinamismo, energía, ansiedad, nerviosismo.
  - De manera vacilante: inseguridad, cansancio, timidez.
  - Con las manos en los bolsillos y los hombros encorvados: abatimiento.
  - Balanceo de caderas al caminar: coqueteo.
  - Pisadas repetidas en el suelo mientras se está parado en el mismo sitio: nerviosismo, impaciencia, tensión.
- Formas de sentarse:
  - Sentarse con ambas piernas unidas en paralelo: personalidad ordenada y cuidadosa.
  - Postura encogida: aburrimiento.
  - Al borde de la silla: indecisión, estrés, inseguridad, deseo de retirarse del lugar.
  - Inclinado hacia adelante: atención, interés, necesidad de control.
- Formas de cruce:
  - Balancear ligeramente un pie al cruzar las piernas: aburrimiento.
- Posiciones:
  - Tobillos cruzados: esconde un pensamiento o una emoción negativa.
  - Unir los tobillos: aprensión.

d. **Movimientos de cabeza**: todos aquellos movimientos, gestos y posturas que el niño/a va haciendo con su cabeza mientras va hablando –o también cuando permanece en silencio– transmiten al interlocutor mensajes relacionados con su estado de ánimo, actitud, intenciones y deseos. Por ejemplo:

- Movimientos hacia arriba y hacia abajo: afirma, está de acuerdo con algo.
- Movimientos de lado a lado: niega, está en desacuerdo con algo.
- Movimientos cortos de lado a lado: duda, tensión, inseguridad, nerviosismo, preocupación.
- Cabeza inclinada hacia la derecha: está reflexionando o conectado desde lo intelectual y racional.
- Cabeza inclinada hacia la izquierda: está conectado desde lo emocional.
- Cabeza hacia abajo con barbilla hundida: desconfianza, duda, desacuerdo.
- Cabeza levantada: arrogancia, seguridad.
- Cabeza hacia atrás: intento de recordar algo.
- Sentarse con las manos tomando la cabeza por detrás: seguridad de sí mismo y superioridad.
- Echarse la cabeza hacia atrás sobre el respaldo de un sillón: confianza en sí mismo.
- Jugar con el cabello: falta de confianza en sí mismo.
- Apoyar la cabeza sobre las manos en actitud de descanso: aburrimiento.
- Mirar hacia abajo: incredulidad sobre lo que se escucha.

e. **Postura de hombros**: a medida que crece los hombros del niño/a irán adquiriendo una postura que refleja su estado de ánimo a la hora de tener que hacer cosas. Por ejemplo:

- Balanceados: equilibrio.
- Torcidos: inestabilidad.
- Hacia atrás: desconfianza:
- Hacia adelante: peso emocional.
- Encogidos: no comprende algo.
- Caídos: depresión, tristeza, dificultades para enfrentar ciertas circunstancias de la vida.

f. **Posturas**: cada vez que cambia de postura, un niño/a puede transmitirnos distintos mensajes:

- Posturas corporales: la postura que va adquiriendo el cuerpo de un niño/a nos está hablando de su historia y de sus vivencias; refleja su personalidad y carácter y su actitud para enfrentar la vida. Por ejemplo, la postura de su cuerpo nos puede estar transmitiendo un mensaje de apertura, cerrazón, miedo o indiferencia.
- Posturas territoriales: a este tipo de postura también se la llama "distancia óptima" o "burbuja de comodidad". Se refiere al espacio que el niño/a percibe como ideal y en el que más cómodo se siente cuando se relaciona con alguien. Hay niños/as que se sienten mejor a la hora de hablar si están pegados al cuerpo de su interlocutor, mientras otros prefieren distanciarse porque se sienten invadidos.
- La distancia óptima que se considera normal para comunicarse es la de un brazo extendido. Sin embargo, lo que sucede con los niños/as víctimas de traumas por violencia sexual, es todo lo contrario: frecuentemente, suelen pegarse al cuerpo de su entrevistador; otros tienen fobia al contacto, ya que si están demasiado cerca de alguien pueden sentirse invadidos y violentados. Por lo tanto, a la hora de evaluarlos lo que se recomienda es prestar especial atención a respetar una cierta distancia que nos facilite poder observarlos en sus distintas expresiones.
- Las posturas territoriales se reflejan en:
  - Acercarse más de lo debido al cuerpo del interlocutor: puede denotar agresividad, violencia, invasión.
  - Alejarse más de lo debido del cuerpo del interlocutor: puede denotar desprecio y desinterés.
  - Mantener la distancia óptima con el entrevistado (aproximadamente un metro): denota mesura, educación y respeto.
- De brazos y piernas: mientras se comunica, los brazos y piernas del niño/a van adquiriendo distintas posturas que suelen ser indicadores de diferentes grados de tensión, estrés o sensaciones tales como incomodidad, comodidad o seguridad, por ejemplo. La postura de brazos y piernas puede ser:
  - Relajada: niño/a seguro consigo mismo y con los demás, alegre. Nada que ocultar.

- Tensa: niño/a inseguro, rígido, poco espontáneo, contenido, tímido, atravesando estados de estrés.
- Excesivamente cómoda: arrogancia.

- Simetría corporal: la postura más o menos torcida que adquiere el cuerpo de un niño/a refleja su estado emocional actual pero también aquello que ha vivenciado. Por ejemplo:
  - Columnas encorvadas: niños/as que han sufrido situaciones de agobio, depresiones, presiones y problemas familiares, etcétera.
  - Columna desplazada para atrás: niños/as que les cuesta establecer vínculos afectivos y son más bien desconfiados.
  - Columna desplazada para adelante: niños/as serviciales que suelen estar muy atentos a cumplir los requerimientos de los demás.
  - Desplazamiento de la cabeza para adelante: tendencia a la agresión.
  - Postura erguida: confianza y seguridad.

Micromovimientos y expresiones faciales

La expresión facial junto con los ojos y la mirada constituyen el principal medio de comunicación que tiene un ser humano para expresar sus emociones y aquello que piensa de su interlocutor y del medio ambiente en el que se desenvuelve. Si somos observadores y miramos con detenimiento el rostro de una persona por algunos minutos enseguida nos podremos formar una opinión sobre las características de su carácter, temperamento, hábitos, inteligencia y, hasta si es que puede ser un buen amigo, amante o socio. Cada área del rostro irá reflejando distintos mensajes según la expresión con que la persona vaya moviéndola en cada gesticulación.

Como un paso previo antes de evaluar los gestos del rostro siempre hay que observar la simetría de los rasgos faciales, la orientación del rostro mientras se está conversando o relatando algo, la posición de la cabeza y sus tipos de balanceo, así como la musculatura facial, del cuello y hombros. Todo este conjunto será indicador del estado emocional y del grado de compromiso que una persona manifiesta de forma inconsciente en el marco comunicacional, de un diálogo o de una entrevista. Los gestos básicos del rostro que hay que tener en cuenta son:

a. **Simetría**: refleja equilibrio de la personalidad.

b. **Orientación**: refleja el interés en una conversación o actividad.

- Arriba: neutral o evaluación.
- Inclinada lateralmente: interés.
- Inclinada hacia abajo: desaprobación.

(...)

c. **Gestos**:

El rostro humano tiene más de cuarenta músculos a partir de los cuales puede realizar unas 10.000 expresiones faciales distintas. Si bien algunos gestos pueden ser realizados de forma consciente, la mayoría de ellos constituyen reacciones musculares involuntarias. Las llamadas microexpresiones de corta duración (que a veces tan solo llegan a durar fracciones de segundo) surgen en el rostro desde el más profundo inconsciente y de forma totalmente involuntaria como un simple reflejo de lo que la persona está sintiendo ante determinada percepción. De esta manera, si continuamos entrenándonos en observar atentamente los gestos de una persona podremos ser capaces de comprender sus emociones.[55]

Existen muchas clases de gestos; entre ellos, los gestos que expresan estados emocionales: enojo, ira, miedo, tristeza, felicidad, rechazo, desprecio, sumisión, autoconfianza, interés, decepción, desagrado, asombro o sorpresa, depresión, asco, vergüenza, mentira, manipulación.

a. **Posición de la cabeza**:

- Movimientos de lado: negación.
- Movimientos hacia arriba y hacia abajo: asentimiento.
- Balanceos: muestran inseguridad.

b. **Cuello**:

- Distendido y relajado: expresa seguridad de sí mismo.
- Rígido: expresa tensión.

[55] López, MC. *La entrevista psicológica*, ob. cit.

c. **Entrecejo**:
- Ceño fruncido: señal de enojo, molestia, incomodidad, poca sociabilidad.
- Pliegues en el entrecejo: preocupación.

d. **Cejas**:
- Completamente levantadas: incredulidad.
- Completamente fruncidas: enojo.
- Medio fruncidas: confusión.
- Inclinadas hacia abajo formando un medio arco: tristeza.

e. **Venas de la cabeza**:
- Yugular: desciende desde la mandíbula hasta la parte central de la clavícula, su función es drenar sangre proveniente desde el cerebro, el cuero cabelludo y la cara. Se caracteriza por dilatarse cuando el niño/a se encuentra sumido en estados emocionales de tensión o ira.
- Temporal: se puede observar en la parte lateral de la frente, y su función es drenar partes laterales del cuero cabelludo. Al igual que la vena yugular, se caracteriza por dilatarse cuando el niño/a siente tensión o ira.

f. **Músculos maxilares**:
- Relajados: confianza.
- Contraídos: enojo.
- Sobresalidos: ira.

g. **Boca**: suele estar asociada a aquello que el niño/a dice, dijo, diría, quiere decir, pero no se anima, a aquello que calla y nunca dijo; también, a la voluntad y la firmeza de carácter, y a los estados de ánimo. Mediante el movimiento de los labios la boca va adquiriendo distintos gestos:
- Labio inferior sobresaliente: ganas de llorar, tristeza.
- Labios cerrados con fuerza: autocontrol, tensión, muestra de rechazo.
- Tragar saliva: nerviosismo.
- Babear: nerviosismo.
- Humedecer los labios: duda, nerviosismo.

h. **Sonrisa**:

> Es uno de los gestos más importantes del ser humano ya que genera un gran impacto en los intercambios que se dan en la comunicación. Se dice que una sonrisa puede marcar la diferencia entre hacer amigos o enemigos, conseguir un trabajo o perderlo, seducir o no a una persona, alentar a alguien a cumplir sus metas o desalentarlo.[56]

A la hora de evaluar a los niños/as, debemos prestar especial atención a si sonríe o no, así como al tipo de sonrisa con que se expresa. Así, cuando juega, dibuja, habla (o está callado), como entrevistadores debemos prestar especial atención a si su sonrisa es:

- Auténtica
- Sarcástica
- Falsa o de enmascaramiento
- Ocultadora
- De rechazo, aversión y desconfianza
- Triste
- De turbación
- De conquista
- Contradictoria
- Cómplice
- Burlona
- De bienvenida
- Confiable
- Incómoda
- Fotogénica

i. **Respiración**:

> Cada estado emocional suele estar asociado a un patrón respiratorio. Si observamos atentos los movimientos torácicos o abdominales podremos descubrir la relación existente entre los distintos tipos de respiración y cada emoción de nuestro interlocutor. Existen dos tipos básicos de respiración:[57]

---

[56] Ídem.

[57] Ídem.

- Torácica (superior, superficial, agitada, entrecortada): el niño/a infla el pecho al respirar. El porcentaje de oxigenación es menor. Este tipo de respiración refleja actividad física intensa; pero también estados negativos tales como nerviosismo, la angustia, miedo o ansiedad.
- Abdominal (profunda, serena): el niño/a infla la panza al respirar. El porcentaje de oxigenación es mayor. Este tipo de respiración refleja estados de paz, armonía y tranquilidad.

j. **Humedad y temperatura de la piel**: más allá de la temperatura del medioambiente, cuando las mejillas del niño/a cambian de color y repentinamente se enrojecen o, por el contrario, empalidece, es indicador de:
   - Coloradas: mentiras, ira, vergüenza.
   - Blancas: miedo.
   - Transpiración: nervios, inseguridad.

k. **Expresiones oculares**: observar con detenimiento las expresiones que van adquiriendo los ojos del niño/a al que entrevistamos es fundamental a la hora de evaluar lo que le sucede. La mirada es la parte más expresiva de un ser humano, los ojos son la única parte visible del cerebro. Una mirada dice más que mil palabras y es nuestra obligación saber decodificarla.
   - Miradas: el niño/a puede estar vestido con las mejores marcas, puede estar riendo a carcajadas, puede aparentar ser feliz o ser el mejor alumno de su clase; sin embargo, si nos detenemos a observar en profundidad su mirada, podremos tener acceso a la información de su alma, de su ser más profundo. Al entrevistar a un niño/a debemos ser lo suficientemente empáticos y estar muy atentos, especialmente con aquellas miradas que duran tan solo una fracción de segundo, y ser capaces de descifrar qué significan. Existen distintas clases de mirada:
     - Fría: poca empatía emocional con el interlocutor. Refleja inclinación al razonamiento e intelectualización.
     - Cálida: mucha empatía emocional con el interlocutor. Refleja inclinación a los afectos y a las emociones.
     - Huidiza: se desvía de su interlocutor. Refleja timidez, poca iniciativa.

- Controladora: mirada fija e intimidante. Refleja personalidad autoritaria.
- Bajar la mirada: incredulidad y falta de interés.
- Calculadora: con los ojos entreabiertos. Refleja a una persona cuya emoción no es la que dice ser.
- Mirar con los ojos entreabiertos: puede significar desacuerdo.
- Mirar directamente a la cara del interlocutor, pero no de forma excesiva ni fijamente: interés y concentración en la conversación.
- Evadir la mirada al hablar: se ocultan sentimientos o se miente.

• Pupilas: otra cosa que es de vital importancia al evaluar a un niño/a es saber observar el movimiento de sus pupilas, que va haciendo de manera totalmente inconsciente mientras habla, juega, dibuja... ya que constituye un complemento de su lenguaje corporal y verbal; razón por la que se considera esto como un instrumento de validación para el entrevistador. Con tal fin, hay que tener en cuenta:
  - Movimiento rápido de las pupilas: en algunos casos puede confundirse con nerviosismo. Cuando alguien con los ojos abiertos o cerrados está moviendo sus pupilas de forma rápida (movimiento REM) significa que está entrando al llamado nivel alfa, el cual se produce un grado de trance y de autohipnosis, que es el generador de los sueños.
  - Pupilas contraídas: actitud negativa, enojo, molestia, hostilidad, mal humor, nervios, miedo, mentira.
  - Pupilas dilatadas: actitud positiva, tranquilidad, paz, amor, interés, atracción, alegría, sinceridad.

• Enrojecimiento del globo ocular: de no existir un problema oftalmológico, cansancio o sueño, la presencia de vasos sanguíneos hinchados y dilatados que provoca que la parte blanca de los ojos luzca roja o inyectada en sangre suele estar asociada a estados de ira contenida. Si existen ojeras y los párpados están hinchados, el enrojecimiento ocular podría estar asociado, también, a un estado de tristeza o denota haber llorado.

- Movimientos oculares:
  - Hacer contacto visual: quiere establecer comunicación.
  - Contacto visual largo: interés en escuchar.
  - Contacto visual fijo: seguridad, mentira (con parpadeo lento).
  - Poco contacto visual o evasión de la mirada: mentira, inseguridad, nerviosismo.
  - Romper contacto visual: molestia, disgusto.
  - Frotarse, cubrirse o cerrar los ojos, bajar la mirada: no quiere hacer lo que se le pide.
  - Aumento en los parpadeos: nerviosismo, estrés.
  - Mirar hacia arriba al centro: pensar.
  - Mirar hacia arriba a la derecha: imaginar una imagen o escena.
  - Mirar hacia arriba a la izquierda: recordar una imagen o escena.
  - Mirar lateralmente hacia la derecha: imaginar un sonido o una conversación.
  - Mirar lateralmente hacia la izquierda: recordar un sonido, palabra o conversación.
  - Mirar hacia ambos lados: molestia, se siente "perseguido" u observado.
  - Mirar para abajo: sumisión, vergüenza. Trata de conectarse con lo que está sintiendo.
  - Mirar a lo lejos: relajarse.
  - Mirar con las cejas levantadas: sorpresa, prestar atención.
  - Entrecerrar los ojos: desconfiar, juzgar, esconder.

Capítulo 12

Criterio 12: indicadores del lenguaje lúdico

Desde que nacen los niño/as se comunican de forma lúdica; primero, a través de movimientos corporales, como levantar los brazos o reírse mientras comen; más tarde, escondiendo su rostro con una sábana, hasta llegar a poder manipular objetos y muñecos, por ejemplo. El psiquismo de los niños/as se va desarrollando a medida que crecen; cuando son pequeños no cuentan con un pensamiento abstracto como los adolescentes o adultos que les permita pensar de forma hipotética acerca de lo que les sucede; por el contrario, cuentan con un tipo de pensamiento concreto desde el cual, para elaborar sus vivencias y percepciones necesitan valerse de objetos, entre ellos, los muñecos.

Así, para poder activar este tipo de pensamiento lúdico, los niños/as se valen del mecanismo de la proyección. Los niños/as piensan jugando. Se dice que cada juguete es una palabra y cada juego una oración. Las secuencias de sus juegos constituyen una narración; de este modo ellos nos van relatando su historia mediatizada en el armado de secuencias enteras de escenas y escenarios lúdicos con sus muñecos.

La técnica de psicodiagnóstico Hora de Juego Diagnóstica es una de las más efectivas para evaluar un abuso sexual en niños/as menores de 6 años de edad. Es muy sencilla y no debe aplicarse mediante complicados protocolos. Se trata de ofrecerle al niño/a una gran variedad de juguetes y muñecos para que pueda elegir jugar libremente, sin sentirse presionado, mientras nosotros como psicólogos lo vamos observando y recabando la información que nos pueda dar respecto de aquello que más le preocupa, lo angustia, teme y de lo que más furia e impotencia le produce.

Como siempre decimos, no podemos pretender que apenas cruce por la puerta de nuestro consultorio, un niño/a con trauma sexual nos cuente su historia sentado detrás de un escritorio como si fuese un adulto. Una cuestión básica a la hora de evaluar a un niño/a es respetar sus tiempos subjetivos y no obligarlo a responder un cuestionario con preguntas que le pueden resultar intrusivas e intolerables a nivel emocional. Además, debemos tener en cuenta no solo su edad cronológica, sino también su edad emocional y la etapa psicoevolutiva por la que está atravesando, su nivel de desarrollo psicomotriz, sus características psicológicas y su grado de motivación para jugar. Respecto de esto último, la mejor manera de estimular a un niño/a y animarlo a que nos cuente su historia será ofreciéndole el mayor número posible de muñecos.

Mientras que algunos niños/as víctimas de un trauma sexual suelen ser extremadamente tímidos y estar bloqueados por el miedo, la angustia, la ansiedad o la culpa, otros, especialmente aquellos menores de 6 años, suelen tomarse un tiempo antes de contarnos su secreto y/o sus conflictos; es más, muchos de ellos prefieren jugar varias entrevistas a juegos en apariencia alegres o estereotipados, hasta ir tomando confianza y armándose de valor.

A continuación, hablaremos acerca de las distintas clases de indicadores de abuso sexual que pueden encontrarse en la actividad lúdica infantil y procederemos a ejemplificar mencionando algunos juegos; recordamos que se trata tan solo de una pequeña muestra, dado que pueden implementarse muchos otros.

Si bien en la segunda parte del libro procederemos a desarrollar con mayor detenimiento el tipo de intervenciones que deberá realizar el psicólogo, es importante aclarar aquí que para que el niño/a juegue motivado con una variedad de muñecos y ejes temáticos se hace necesario que el profesional a cargo los tenga en su consultorio, a la vista, con el fin de facilitarle una libre selección. En ciertas oportunidades, se puede observar que en las pericias psicológicas casi no se ofrece al niño/a material lúdico de ningún tipo, lo cual le imposibilita realizar una narración lúdica de su trauma y suele ser interpretado por la víctima como un rasgo de frialdad o poca empatía para con ella, situación de la cual suele defenderse levantando una coraza de mecanismos de defensa, por lo que termina jugando a cualquier cosa por miedo a no ser escuchado, a ser malinterpretado o, peor aún, nuevamente desprotegido, revictimizado o traicionado.

Se pueden evaluar indicadores de abuso sexual en la primera infancia a través de los juegos que los niños/as desarrollan siguiendo tres ejes temáticos:

Indicadores de abuso sexual en los juegos de las etapas del desarrollo cognitivo

El juego va evolucionando en paralelo a las distintas etapas evolutivas por las que va atravesando el niño/a a lo largo de su desarrollo físico, psicológico y emocional. Así, a medida que su cerebro, aparato perceptivo, sexualidad y psicomotricidad van evolucionando y complejizándose, su juego irá reflejando las distintas habilidades adquiridas. Es por esta razón que un niño/a víctima de trauma sexual va a expresarse a través de distintos tipos de juegos característicos de la etapa psicoevolutiva por la que esté atravesando según su edad y condición subjetiva (dado que no todos los niños/as alcanzan los logros esperados al mismo tiempo).

A continuación, pasaremos a describir las distintas clases de juegos que son considerados como indicadores de traumas sexuales en las diferentes etapas vinculadas al desarrollo cognitivo (teoría de Piaget) a lo largo de la primera infancia:

a. **0-1 mes**: desde el desarrollo cognitivo a este período se lo llama etapa sensoriomotriz (desde el psicoanálisis, etapa oral). El bebé aún no es capaz de diferenciarse del otro ni de la realidad externa. Todo lo que percibe y siente lo va reflejando en su cuerpo y en su comportamiento. Los juegos que desarrollan los bebés aún carecen de simbolismo y técnicas, tan solo consisten en repetir acciones por el placer que les producen.
   - En esta etapa, lo esperable es:
     - Juego con el sonajero.
   - Indicadores de abuso sexual:
     - Disminución del interés en el juego con sonajero.

b. **1-4 meses**: desde el desarrollo cognitivo a este período se lo llama etapa sensoriomotriz (desde el psicoanálisis, etapa oral). El bebé juega a repetir vivencias y acciones gratificantes; en este aspecto, el pecho materno se constituye como el primero de sus juguetes.
   - En esta etapa, lo esperable es:
     - Juega a repetir sonidos que escucha de su mamá; por ejemplo: "ajó, ajó".
   - Indicadores de abuso sexual:
     - Disminuye el interés en jugar a repetir sonidos.

c. **4-8 meses**: desde el desarrollo cognitivo a este período se lo llama etapa sensoriomotriz (desde el psicoanálisis, etapa oral). Alrededor de los 4 meses, comienza a jugar agarrando, succionando y sacudiendo el sonajero. A los 6 meses la meta de sus juegos será lograr la representación de un objeto y/o persona individual y permanente, para lo cual comienza a elaborar nuevos juegos.
   - En esta etapa lo esperable es:
     - Agarra, succiona y sacude el sonajero.
     - Juegos de presencia-ausencia o encuentro-separación: se esconde detrás de una sabanita; abre y cierra los ojos, arroja un objeto y luego intenta recuperarlo mediante un cordel.
   - Indicadores de abuso sexual:
     - Disminución del interés en realizar los juegos antes mencionados.

d. **8-12 meses**: desde el desarrollo cognitivo a este período se lo llama etapa sensoriomotriz (desde el psicoanálisis, etapa oral). Entre los 6 y 12 meses, el niño/a ha adquirido un mayor control de su motricidad: puede desplazarse gateando, comienza a tener mayor destreza y fuerza; por lo cual empieza a desarrollar juegos motores.
   - En esta etapa, lo esperable es:
     - Juega a tirar cosas.
     - Gatea por lugares peligrosos.
     - Se trepa arriba de las sillas.
     - Juego de encaje con cubos (juegos de continente-contenido).
   - Indicadores de abuso sexual:
     - Disminución del juego con el sonajero.
     - Disminución del juego con la comida.
     - Disminución de los juegos de repetición de sonidos.
     - Angustia excesiva en los juegos de pérdida y separación.
     - Frotar su zona genital de forma compulsiva contra el cuerpo de su madre o de quien lo sostenga en brazos.

e. **1-1,5 años**: desde el desarrollo cognitivo a este período se lo llama etapa sensoriomotriz (desde el psicoanálisis, etapa oral).

Alrededor de su año y medio, el bebé comienza a conceptualizar a su madre como una persona completa, separada y con una vida independiente a la de él.

- En esta etapa lo esperable es:
  - Juego del carretel (también, llamado por Freud como Fort-Da),[58] cuya meta es elaborar el trauma de la separación con la madre, aprender a tolerar la distancia con ella y lograr esperarla sin angustiarse, ya que comprende que regresará.
- Indicadores de abuso sexual:
  - Disminución del interés por el juego del carretel o, cuando lo juega, se observa excesiva angustia.

f. **2-4 años**: desde el desarrollo cognitivo a este período se lo llama etapa preoperacional simbólica (desde el psicoanálisis, etapa anal). El niño/a ya es capaz de simbolizar. Ahora comienza a usar un objeto para representar otro y así satisfacer sus deseos, comunicar y explicar lo que aún no puede mediante las palabras. Como el niño/a aún no ha desarrollado un pensamiento abstracto, se vale de los objetos, en este caso los juguetes, para pensar y reflexionar sobre sus vivencias cotidianas, sus percepciones y conflictos. A diferencia de la etapa anterior, ahora comienza a desarrollar el lenguaje hablado y adquiere un mayor control y dominio de sus movimientos y acciones. Esto le posibilita desplazarse a voluntad y comenzar a construir nociones espacio-temporales; también, a tener una mayor consciencia de él mismo y de su propio cuerpo como diferente de su entorno.

- En esta etapa, lo esperable es:
  - Juegos de ficción (un bloque de madera, por ejemplo, puede ser un auto, un tren, un avión; también, el mismo niño/a puede representar a otra persona).
  - Juega con masas y barro.
  - Juega con arena y agua.
  - Al poder sostener un lápiz, comienza a garabatear.
- Indicadores de abuso sexual:
  - Ausencia o desinterés por el juego exploratorio.

---

[58] Freud, S. (1920) "Más allá del principio de placer", en *Obras completas*, traducción López Ballesteros, Madrid: Biblioteca Nueva, 1981.

- Ausencia de garabateo.
- No desarrolla una actitud lúdica frente a sus heces.
- Llanto, berrinches, caprichos o conductas agresivas frente a algún juguete que el niño/a asocie a nivel simbólico con su abusador.
- Negación reiterada a la hora de tener que jugar con una persona de su familia o entorno más cercano.
- Juegos secretos con una persona de su entorno.
- Juegos sexualizados (mediante acciones y/o juguetes).

g. **4-7 años**: desde el desarrollo cognitivo a este período se lo llama etapa preoperacional intuitiva (desde el psicoanálisis, etapa fálica). El niño/a es mucho más sociable y puede comunicarse mucho mejor a nivel verbal.

- En esta etapa, lo esperable es:
  - Al principio de esta etapa, la hora de jugar, aún le cuesta integrarse al grupo de pares y frecuentemente suele aislarse o jugar de forma individual.
  - Juega a representar roles.
  - Juega a disfrazarse.
- Indicadores de abuso sexual:
  - Regresión a etapas anteriores del juego (juega como un niño/a más pequeño).
  - No respeta reglas ni turnos a la hora de jugar.
  - Los roles que asigna a los muñecos pueden ser ambiguos: el muñeco que representa al padre, por ejemplo, por un lado es bueno (hace regalos) y por el otro, malo (pega, toca el área genital de otros muñecos, se desnuda, etcétera).
  - Juegos sexualizados con muñecos.
  - Juegos imitativos en los cuales representa a su padre, por ejemplo, manteniendo algún tipo de conducta perversa.

Indicadores generales de abuso sexual en los juegos

Cuando hablamos de indicadores generales de abuso sexual en los niños/as nos estamos refiriendo a la clase de juegos y sus características, las que suelen repetirse periódicamente en la actividad lúdica de todos los niño/as con este tipo de traumas. Por ejemplo:

a. **Juego postraumático**: cuando un niño/a establece un juego compulsivo, en el cual repite una y otra vez (a veces, hasta más de diez veces seguidas) una misma secuencia de acciones lúdicas de manera automatizada. Lo que caracteriza a este tipo de juegos compulsivos es que parecería que no pueden detenerse, y se los observa con una gran necesidad de hacer una catarsis emocional de contenidos traumáticos. Por ejemplo, podrían jugar a:

- Abusar, violar o asesinar de manera sádica a más de diez muñecos, uno tras otro.
- Cualquier clase de juego vinculado a los ejes temáticos que describiremos a continuación, que el niño/a repita muchas veces.

b. **Juego sexualizado**: cuando el niño/a reproduce escenas de contenido sexual explícito, las cuales estarían reflejando un conocimiento precoz de la sexualidad adulta. En algunas oportunidades, mientras el niño/a juega, se lo observa excitado, sin poder refrenar sus impulsos a manosearse o masturbarse en sus zonas genitales con sus propias manos o con un objeto (como el borde de una silla o la baranda de una escalera). Este tipo de juegos puede hacerlo con muñecos; pero, también, interpretando él mismo distintos roles a través de los cuales, a veces, también puede pretender manosear al propio entrevistador, docente, madre, etc. Por ejemplo, podría jugar a:

- Interpretar el rol de un abusador sexual.
- Armar una escena lúdica con muñecos que realizan diferentes tipos de poses sexuales.
- Interpretar el rol de un médico (o veterinario) que vierte alcohol en gel y/o crema blanca (símbolo del acto eyaculatorio) sobre la zona genital y/o anal de algún muñeco, con el fin de, posteriormente, proceder a querer limpiar esa zona de manera reiterada.
- Interpretar el rol de una persona (muchas veces, un ladrón malo que quiere raptar a un niño/a), colocando al psicólogo entrevistador en el rol del niño/a, para así aprovechar y pretender manosearle sus zonas genitales o pretender introducirle un muñeco fálico o, por ejemplo, una serpiente en la boca.

c. **Juego relacionado con la muerte**: se trata de aquellos juegos que giran en torno a la muerte y lo siniestro. Por ejemplo, podrían jugar a:

- Ser médicos o veterinarios que operan personas o animales.
- Interpretar roles en los que ellos mismos se mueren por una grave enfermedad o alguien los asesina.
- Interpretar un rol de asesino.

d. **Juego relacionado con la alimentación**: frecuentemente, podemos observar que los niños/as víctimas de abusos sexuales arman escenas lúdicas en torno a la alimentación (juego de "la cocinita"). Muchas veces, juegan a este tipo de juegos en apariencia normales y no traumáticos por una necesidad de contención (función que suele estar vinculada con la madre). Sin embargo, también juegan a cocinar; pero, con una actitud extraña y misteriosa, como si estuviesen armando un plan o preparando alguna especie de brebaje para envenenar y dárselo de comer a alguno de los muñecos con los que está jugando. Por ejemplo, podrían jugar a:

- Cocinar una piza envenenada con heces.
- Convidar de tomar alguna gaseosa; pero, preparada a base de pis.
- Cocinar empanadas de carne picada humana.
- Desmembrar el cuerpo de un muñeco para luego jugar a que lo cocina en un horno muy caliente o en una cacerola.

e. **Juegos violentos y de descarga**: se trata de juegos en donde los niños/as víctimas pretender descargar toda su ira, a la vez que el terror de poder llegar a ser asesinados por su agresor. Por ejemplo, podrían jugar a:

- Interpretar el rol de un asesino serial.
- Juegan a romper muñecos.
- Interpretan el rol de una persona mala, intentando pegar a su psicólogo entrevistador.

f. **Juegos estereotipados**: el juego estereotipado se caracteriza por ser monótono y repetitivo. A quienes lo observan, llega un momento que les aburre, debido a que carece de historias narradas de forma creativa y se limita a repetir acciones. Por ejemplo, los niños/as podrían jugar a:

- Cambiarle la ropa a los muñecos durante casi todo el tiempo en que dura una entrevista.
- Carrera o competencia de autitos.
- Apilar legos o maderitas.

g. **Ausencia de juego**: en ciertas oportunidades, si bien es poco común, nos podemos encontrar con un niño/a que no juega. No es que se niega a jugar por una cuestión de actitud oposicionista; simplemente, se presenta un bloqueo psicológico y por más que se los estimule no se les ocurre ninguna idea para armar una escena lúdica. El caso de estos niños/as suele reflejar los traumas más severos, generalmente referidos a situaciones de incesto crónico que tiene el efecto de dejarlos sumidos en estados depresivos, psicóticos o con una sintomatología similar a la del autismo.

Indicadores de abuso sexual en los ejes temáticos del juego

A lo largo de un proceso psicodiagnóstico, los niños/as suelen jugar a muchas cosas; a veces, incluso, en una sola entrevista. En cada uno de sus juegos, ellos van reflejando no solo el conflicto principal que más les preocupa sino, además, otra gran diversidad de variantes que reflejan distintos tipos de problemáticas propias de cada niño/a en particular. El abuso sexual es un tema complejo que involucra muchas emociones, vivencias, pensamientos y creencias; no todo niño/a reacciona igual ante el mismo trauma: hay quienes demuestran más temor, otros, son más negadores... Así, cada niño/a en particular irá relatando lúdicamente su trauma desde su propia psicología y vivencias, lo cual se verá reflejado en los ejes temáticos de su juego. Por lo tanto, como psicólogos que estamos evaluando al niño/a, debemos detenernos a observar si es que realiza y/o repite algunos de los siguientes patrones lúdico-temáticos:

a. **Pacto de silencio**: los agresores sexuales involucran a sus víctimas con un pacto para impedir que cuenten su secreto. Esto se ve reflejado en algunos juegos tales como:

- Un personaje de sus juegos pretende hipnotizar mirando fijamente a otro.
- Juegan a ser magos que hacen cambiar de personalidad a sus personajes o los hacen perder la memoria, con varitas mágicas y pócimas.

- Juegan con muñecos o títeres de peluche con boca grande u ojos grandes: puede ser un muñeco monstruo.

b. **El secreto**: los abusadores siempre amenazan de forma directa o subliminal a sus víctimas para que no cuenten lo que les han hecho –o aún les están haciendo– a sus víctimas. Esto se ve reflejado en algunos juegos tales como:

- Juegan a ser detectives que buscan pistas secretas para descubrir dónde está el ladrón o el monstruo.
- Juegan con muñecos o animalitos diciéndose secretos.
- Juegos con el muñeco loro; a quien le pueden querer cortar el pico o poner en penitencia, por ejemplo.

c. **Víctimas y salvadores de la familia**: otro de los motivos por el cual los niños/as víctimas de incesto suelen callar y no pedir ayuda es porque eso implicaría la posibilidad de que su familia se disuelva y, por tal motivo, sus hermanitos pierdan el sustento económico que les propiciaba el progenitor agresor. Esto se ve reflejado en algunos juegos tales como:

- Juegan a interpretar roles de superhéroes, que salvan a bebés o animalitos en una situación vulnerable.
- Juegan a cocinar comidas ricas para los bebés o animalitos.
- Juegan a peinar, limpiar y/o bañar a las muñecas y muñecos de animales.

d. **Sacrificados y pseudoprivilegiados**: frecuentemente, a diferencia de sus hermanos, los niños/as víctimas de abuso sexual suelen recibir regalos y favores a cambio de guardar el secreto. Esto se ve reflejado en algunos juegos tales como:

- Juegan con billetes de juguete a que compran los favores de alguien, o a que roban plata.
- Juegan con el personaje lobo, a que los quiere extorsionar para que no hablen.
- Especialmente, las niñas juegan a interpretar roles o posturas "sexis", como si fuesen adultas.

e. **El pánico**: frente a su agresor los niños/as sienten un pánico que los paraliza. Esto se ve reflejado en algunos juegos tales como:

- Juegan a que un fantasma o un vampiro asusta al terapeuta o a otros muñecos más pequeños y vulnerables.

- Juegan a que un monstruo quiere asustar o dañar a bebés o a animalitos.
- Juegan a colocarle bichos en las zonas genitales, debajo de los pañales o en la cabeza de los muñecos bebés, animalitos o Barbies y Kens.

f. **La vergüenza**: los niños/as víctimas suelen mostrarse con una sexualidad desbordada y desinhibidos o, por el contrario, extremadamente tímidos e inhibidos. Esto se ve reflejado en algunos juegos tales como:

- Juegan a interpretar roles sexuales (ellos mismos o a través de muñecos), sin pudor o vergüenza, reproduciendo posturas coitales de adultos.

g. **La culpa**: los niños/as víctimas de entre 5 y 6 años suelen sentirse culpables por el hecho de haber tenido algún grado de excitación producto de la estimulación de las zonas erógenas de su cuerpo a que los sometió su agresor. También, suelen sentirse culpables por tener sentimientos de odio y fantasías de venganza frente a quien tanto daño les hizo. Esto se ve reflejado en algunos juegos tales como:

- Juegan a interpretar el rol de un doctor (o veterinario) que comienza curando a un muñeco o animalito; y que luego, lo termina golpeando o castigando.
- Juegan a cocinar cosas ricas para un muñeco enfermo.
- Juegan a interpretar el rol de una mamá (o papá) buenos y que cuidan y les prodigan cariño a los bebés.

h. **La humillación**: los agresores sexuales siempre humillan a sus víctimas con el objetivo de bajar su autoestima para que no busquen ayuda y se mantengan temerosos. Esto se ve reflejado en algunos juegos tales como:

- Juegan con un títere bruja (o a hacer interpretar al adulto que esté con ellos dicho rol) que humilla a otros personajes de su juego.
- Juegan a la policía y el ladrón, se empeñan en encerrar en la cárcel a los malos; aunque los malos, muchas veces, terminan escapándose.
- Juegan a juegos de mesa y se "dejan perder", a pesar de saber jugar.

i. **La resignación**: los niños/as víctimas de abusos crónicos y/o incesto que han sido abusados por mucho tiempo sin que nadie se diese cuenta ni los ayudara, suelen sentirse resignados frente a lo que perciben como un destino imposible de cambiar. Esto se ve reflejado en algunos juegos tales como:

   - Prefieren jugar con materiales escolares, y no con juegos simbólicos.
   - Se observa ausencia de juego.

j. **La lealtad hacia el abusador**: frecuentemente, los niños/as víctimas de abusos sexuales pueden llegar a sentir una especie de lealtad hacia su agresor, dado que este los confunde con regalos, favores, comentarios halagadores, etc. Esto se ve reflejado en algunos juegos tales como:

   - Juegan a seducir con poses o gestos sexuales a un personaje malo.
   - Juegan juegos de mesa sin compromiso simbólico, como un modo de no hablar ni simbolizar su secreto mediante juegos con muñecos.
   - En sesiones paterno-filiales, el niño/a puede jugar con su abusador; y aunque pueda llegar a reír, el resto de su lenguaje corporal, gestual y ocular reflejará desolación, tristeza, miedo y/o sumisión.

k. **La retractación**: otra de las consecuencias de este tipo de trauma es que, frente al temor por las posibles venganzas de parte del agresor, los niños/as se terminan arrepintiendo de haber develado el secreto y se retractan de lo que han dicho. Esto se ve reflejado en algunos juegos tales como:

   - Juegan a interpretar roles en los que personajes victimizados y/o vulnerables tienen miedo y luego cambian de postura y se hacen amigos del enemigo o del personaje malo.
   - Prefieren jugar todo el tiempo a juegos de mesa, para no continuar hablando sobre lo que dijeron anteriormente.
   - Juegan a roles en los cuales hipnotizan o son hipnotizados para negar algo relacionado con el abuso reflejado en lo que jugaron con anterioridad.

l. **La disociación**: para mantener una cierta homeostasis psíquica los niños/as víctimas suelen reprimir aquellas emociones negativas vinculadas a los recuerdos traumáticos; con lo cual, suelen mostrarse fríos y hablar –o narrar su trauma– de una manera muy racionalizada (parecen robots). Así, la disociación es un mecanismo defensivo que, por momentos, les permite jugar y divertirse como si nada les hubiese ocurrido. Esto se ve reflejado en algunos juegos tales como:

- Juegan con un muñeco payaso (o, frecuentemente, hablan del payaso Chucky).
- Juegan con dragones de dos cabezas.
- Juegan con muñecos mellizos o idénticos, pero, que adoptan roles opuestos.

m. **La represión y el olvido del trauma**: los niños/as víctimas de abuso sexual, especialmente los que han atravesado por un incesto, suelen reprimir las emociones y los recuerdos. La represión es un mecanismo de defensa y uno de sus efectos es la amnesia de los recuerdos traumáticos; por tal motivo es que, a veces, se puede observar a estos niños/as jugando al lado de sus agresores sin manifestar miedo ni vergüenza, por ejemplo. Esto se ve reflejado en algunos juegos tales como:

- Juegan juegos de contenido siniestro, con roles de muerto o de fantasmas.
- Desarrollan juegos violentos, a través de los cuales suelen descargar su odio, bronca y frustración contra diversos muñecos a los que pueden llegar a romper; aunque, sin embargo, no aparece contenido sexual ni alusión a ningún trauma en particular.

n. **La negación**: frecuentemente, cuando se pregunta de forma directa a los niños/as víctimas si han sufrido algún tipo de abuso suelen negarlo de forma instantánea; esto se debe, entre otras cosas, a que actúan bajo un mecanismo de defensa llamado negación. Esto se ve reflejado en algunos juegos tales como:

- Juegan a ser famosos y exitosos, encarnan roles de personas que no tienen ningún problema y en apariencia son perfectos.
- Juegan juegos de mesa, en los cuales se obsesionan por ganar.
- Juegan con materiales escolares, construyendo cosas sin contenido simbólico significativo.

o. **La desmentida**: especialmente, los niños/as víctimas de incesto suelen implementar otro mecanismo de defensa llamado desmentida, mediante el cual pueden llegar a autoconvencerse de que en realidad nada les ha sucedido buscando justificativos a la conducta de su agresor, por ejemplo. Esto se ve reflejado en algunos juegos tales como:

- Juegan con un muñeco o un títere lobo; primero, a que es malo; y luego, en un segundo momento, a que es bueno.
- Establecen un juego similar al anterior con el personaje del fantasma.
- Juegan a que se acuestan a dormir con el muñeco monstruo o el lobo, que anteriormente pudieron llegar a haber cometido malas acciones tales como, por ejemplo, tocar la zona genital de otro muñeco.

p. **La compulsión a la repetición**: los niños/as abusados suelen implementar otro mecanismo llamado compulsión a la repetición a través del cual suelen repetir el hecho traumático una y otra vez como un intento (fallido) de elaborar su trauma. Este tipo de mecanismo se ve cuando, por ejemplo, pretenden manosear a sus hermanitos/as menores u otros compañeritos/as de la escuela. Esto se ve reflejado en algunos juegos tales como:

- Pueden llegar a jugar todo el tiempo que dure la entrevista haciendo chocar autitos.
- Pueden llegar a jugar todo el tiempo que dure la entrevista a desvestir y vestir muñecas.
- Juegan todo el tiempo que dure la entrevista a juegos con un contenido sexual similar.

q. **La identificación con el agresor**: los niños/as abusados, especialmente las víctimas de incesto crónico, pueden llegar a identificarse con su agresor e imitarlo en su forma de hablar y de actuar; y también, pretendiendo abusar de otros niños/as. Esto se ve reflejado en algunos juegos tales como:

- En su juego imitan el rol de su propio abusador para con los muñecos.
- Establecen juegos violentos en los que les pegan, insultan, lastiman y/o matan a los animales y/o demás muñecos.

Capítulo 13

Criterio 13: indicadores del lenguaje gráfico

El niño/a no solo dibuja por placer, diversión o para entretenerse; también lo hace para representar una imagen mental o una vivencia. Desde este punto de vista, dibujar es un modo de comunicar sin necesidad de utilizar palabras: a través de los dibujos el niño/a puede evocar recuerdos o expresar percepciones y emociones.

Según Jean Piaget, a partir del año y medio, el niño será capaz de simbolizar, con lo cual, cada imagen que dibuja podrá funcionar como un significante que podría llegar a tener no solo uno sino varios significados.

Así, a partir de esta edad, el niño/a no solo será capaz de referirse a cosas tocándolas o señalándolas en el momento presente; también, podrá ser capaz de evocar recuerdos al referirse a cosas y/o a situaciones que ya no están frente a él.

En los primeros meses el bebé confunde la realidad externa con su propia realidad interna; sin embargo, a medida que su aparato sensorioperceptivo se va desarrollando, irá siendo cada vez más consciente de lo que hay y de lo que sucede a su alrededor, y lo querrá imitar. Así, al principio, los dibujos se constituirán como un reflejo del desarrollo de la motricidad fina; recién será alrededor del año y medio de edad, cuando el niño/a pueda ser capaz de sostener un lápiz con la intencionalidad para realizar líneas sobre una hoja, sobre la mesa, sobre la pared y, básicamente, sobre cualquier superficie que encuentre. Más tarde, a medida que vaya logrando una mayor habilidad motora, poco a poco comenzará a hacer líneas circulares, en zigzag u onduladas, hasta que llegará un momento en que comenzará a querer copiar objetos y personas.

Dibujar es una actividad placentera para los niños/as porque sienten que se adueñan de la realidad y tienen un cierto control sobre ella; también, porque se dan cuenta de que a través de sus dibujos pueden comunicar cosas que no saben expresar con palabras. Dibujar implica un componente psicomotriz, un componente cognitivo y otro afectivo.

El niño/a dibuja no solo aquello que percibe, sino aquello que le interesa, desea o preocupa. Es por eso que sus dibujos no son meras imitaciones de la realidad: constituyen representaciones simbólicas de sus vivencias, de cómo se siente ante esa realidad; es decir, son representaciones de su mundo interno.

Al analizar los dibujos de los niños/as debemos tener en cuenta diferentes aspectos relacionados con los componentes expresivos y de contenido: tema, detalles, precisión y presión, técnica, perspectiva, etcétera.

De esta manera, se pueden rastrear indicadores de abuso sexual en la primera infancia a través de los dibujos que los niños/as desarrollan siguiendo tres ejes temáticos:

Indicadores gráficos generales de contenido

Cuando hablamos de componentes de contenido en los gráficos nos referimos a aquellas figuras simbólicas que el niño/a dibuja y cuáles son sus características.

A la hora de evaluar a un niño/a es fundamental tener en cuenta que cada dibujo es un medio que utiliza para comunicar algo: sea una nueva habilidad adquirida (como pintar sin pasarse de la raya, por ejemplo) o su malestar frente a una vivencia. Desde este punto de vista, el niño/a utiliza el dibujo como un medio de comunicación simbólica a través del cual proyecta lo que siente, piensa y lo que percibe, su modo de actuar y relacionarse, sus deseos y necesidades, sus ansiedades, angustias y conflictos.

Especialmente en los casos de traumas sexuales, el niño/a víctima suele tener especial dificultad en relatar a nivel oral y es por eso que, más que ninguna otra víctima, se va a valer de este medio para comunicar lo que le pasa y pedir ayuda. Desde este punto de vista, nada de lo que dibuje será producto de la casualidad; como profesionales a cargo de una evaluación psicológica debemos estar atentos si es que los dibujos de un niño/a pueden llegar a reflejar indicadores de algún tipo de abuso.

Algunos de estos indicadores son los siguientes:

- Sombreados en zona genital.
- Ausencia de la zona genital.
- Figuras fálicas.
- Borrones.

- Soles invertidos.
- Soles con feas expresiones en el rostro.
- Fea impresión general del dibujo.
- Regresión en el estadio evolutivo del dibujo.
- Firmas tachadas.
- Cambios en la firma.
- Distorsiones en el esquema corporal.
- Figuras descuartizadas o desmembradas.
- Expresión de los personajes.
- Ausencia de piernas.
- Ausencia de ojos.
- Ausencia de nariz.
- Ausencia de boca.
- Tratamiento especial de pies o calzado.
- Casas desmoronándose.
- Varias chimeneas.
- Tratamiento especial del humo.
- Ventanas con rejas destacadas.
- Atmósfera.
- Personajes de la familia tachados.
- Personaje de la familia sosteniendo objetos fálicos.
- Figuras superpuestas.
- Figuras en transparencia.
- Marcas en el tronco del árbol.
- Ramas cortadas.
- Ramas caídas.
- Copa pelada o a punto de derrumbarse.
- Objetos fálicos.

- Animales con forma fálica.
- Bichos.
- Colores oscuros.
- Atmósfera general.

Indicadores gráficos generales expresivos

Con aspectos expresivos nos referimos al tamaño, presión con que ha sido realizada la línea de un dibujo a diferencia de otro, en qué lugar de la hoja ha sido emplazado el dibujo, la perspectiva con la cual ha sido hecho, etcétera.

Antes de los 6 años no se pueden evaluar los aspectos expresivos de un dibujo, ya que los niños/as pequeños aún se encuentran desarrollando la psicomotricidad fina.

De esta manera, a la hora de evaluar un posible abuso sexual se podrá tener en cuenta en el dibujo de una figura tan solo algunos pocos indicadores expresivos:

- Sombreado.
- Tachado.
- Borrado.
- Pintura (negra, marrón, gris).

Pero, no se podrán tener en cuenta los siguientes indicadores expresivos:

- Tamaño (solo a partir de los 5 años se tiene en cuenta).
- Presión.
- Calidad de la línea.
- Emplazamiento de la hoja.
- Completamiento.
- Simetría.
- Perspectiva.
- Proporciones.
- Reforzamiento de líneas.

Evolución del gráfico a lo largo de las distintas etapas en la primera infancia

En el estudio del desarrollo del dibujo hay tres pioneros: Jean Piaget, Viktor Lowenfeld y Georges-Henri Luquet. A continuación, resumiremos las características esperadas en los gráficos de cada etapa evolutiva, para luego pasar a señalar posibles indicadores de abuso sexual en cada una de ellas.

a. **0-1,5 años**: desde que nace hasta que tiene alrededor de un año y medio, se observa una ausencia de actividad gráfica en el niño/a. Por esa razón, a esta etapa se la denomina "agráfica".

b. **1,5-2 años**: el niño/a entra en una etapa que se llama "garabato desordenado". Los garabatos se consideran la primera expresión gráfica y son los precursores de los dibujos y el lenguaje escrito. En esta etapa, el niño/a no tiene una intención de dibujar, sino que más bien sus trazos resultan un reflejo de sus movimientos corporales. Aún no sabe dominar sus movimientos y le cuesta sostener el lápiz de forma adecuada, lo hace con el puño y tiene dificultades para controlar el brazo; es por esta razón que a la hora de pintar preferirá usar las manos y los dedos. En esta etapa, lo esperable es:

   - No muestran intencionalidad de hacer un dibujo concreto.
   - Dibujan trazos para divertirse.
   - Dibujan trazos para ejercitar su psicomotricidad (disfrutan el movimiento).
   - Se distraen con facilidad y están poco tiempo concentrados.
   - El emplazamiento sobre la hoja es indiscriminado.
   - Los trazos pasan de ser fuertes a débiles indistintamente.

c. **2-3 años**: el niño/a entra en una etapa que se llama "garabato controlado". Va aprendiendo a sincronizar los movimientos de sus manos con sus ojos; y poco a poco, va tomando consciencia de la relación que hay entre los trazos que hace y los movimientos de sus manos. Al principio no intenta copiar objetos; pero, paulatinamente comienza a darse cuenta de la similitud entre lo que dibujó y algunas cosas que están a su alrededor. Hacia el final de esta etapa va a comenzar a anunciar por anticipado el objeto que quiere representar. En esta etapa, lo esperable es:

- Intenta variar las líneas circulares a voluntad.
- Anuncia de forma anticipada del objeto a representar.
- Sitúa sus dibujos adentro del espacio de la hoja; pero, de manera desordenada.
- Los colores aún no tienen mucha importancia.
- Comienza a dibujar el llamado "cefalópodo" o "figura renacuajo": se trata de una figura humana dibujada como un círculo del cual le salen dos líneas a modo de piernas y/o brazos.

d. **3-4 años**: el niño/a entra en una etapa que se llama "garabato con nombre". Comienza a agregar a la figura humana algunos detalles; pero, sin respetar las proporciones. En esta etapa, lo esperable es:

- Continúa haciendo "cefalópodos", aunque ahora les agrega ojos y boca (en forma de círculos); también, poco a poco, comienza a colocarle piernas, brazos, manos y dedos realizados con líneas unidimensionales, muy largos.
- Falta de proporción.
- Falta de orientación espacial (las cosas suelen aparecer flotando, pegadas o muy separadas, por ejemplo).
- Si bien las cosas que dibuja no son claramente reconocibles, comienza a dar significado a sus dibujos. Dibuja objetos y personas significativas; por ejemplo, el sol, su papá y mamá.
- Pasado un tiempo se olvida lo que dibujó.
- Dibuja en hojas; pero también sobre las paredes, mesas, etcétera.
- Los personajes comienzan a estar mejor distribuidos espacialmente en la hoja.
- Intenta escribir cosas: algunos números y letras, su nombre; aunque frecuentemente los escriben de forma invertida.

e. **4-5 años**: entre los 4 y 5 años, el niño/a, poco a poco, comienza a entrar en una etapa que se denomina "realismo intelectual". A pesar de su motricidad aún torpe, el niño/a va a tener un mayor grado de intencionalidad y le va a dar un significado a lo que dibuja. Dibujará lo que sabe, pero de un modo subjetivo. En esta etapa, lo esperable es:

- Mayor intencionalidad.
- Le da significado a lo que dibuja.

- Ya es capaz de ubicar los dibujos en el centro de la hoja.
- Logra diferenciar la cabeza del tronco (con dos círculos unidos).
- Representa las manos dibujando los dedos con líneas.
- Representa emoción de alegría o tristeza con la línea curva de la boca (para abajo o para arriba).
- Omite detalles.
- La representación del cielo aún no tiene demasiada importancia.
- La representación del suelo o línea de base aún no tiene importancia.
- El tamaño de las personas y objetos está relacionado con el significado que tienen para el niño/a.
- Aún no representa la diferenciación sexual.

f. **5-6 años**: entre los 5 y los 6 años, continúa desarrollándose la etapa de "realismo intelectual". Ahora, el niño/a tiene una mayor percepción de la realidad y tiene conocimiento de la diferencia sexual. Puede concentrarse en la tarea de dibujar hasta media hora seguida. Se interesa en el logro de la figura humana; aunque aún hace las figuras con cabeza muy grande, va a ser capaz de agregar más detalles: nariz, pelo, orejas, por ejemplo. En esta etapa, lo esperable es:

- Los dibujos ya son reconocibles.
- Dibuja lo que sabe, no lo que ve (la mamá y/o el papá cocinando o caminando).
- Hace transparencias (puede dibujar lo que sabe que hay: raíces del árbol, cosas adentro de una cartera, por ejemplo).
- Representa escenas de su vida familiar.
- Representa vivencias.
- No tiene en cuenta la perspectiva.
- Tiene en cuenta la diferencia sexual (a las figuras femeninas les hace peinados con dos colitas o les hace un triángulo a modo de vestido, mientras que a los varones los dibuja con pelo corto o dos rectángulos como pantalones).
- La figura humana es representada con mejoras en sus proporciones (el tronco se agranda y la cabeza disminuye de tamaño).
- Hace diferentes peinados.

- Hace los ojos más pequeños y agrega pupilas.
- Logro de la bidimensionalidad (brazos y piernas son dibujados con dos líneas paralelas unidas en los extremos).
- Cinturón o línea divisoria del tronco.
- Sombreado o coloreado de la vestimenta (con el conocimiento de las diferencias sexuales comienza el pudor).
- Hace personajes según sus roles: princesas, reinas, superhéroes (hacia el final de esta etapa).
- El uso del color es subjetivo (menos en el sol amarillo, árbol o pasto verde).

Indicadores de abuso sexual en los dibujos de la primera infancia

Anteriormente, hemos hablado acerca de los indicadores generales en el abuso sexual y de las habilidades en las destrezas gráficas que el niño/a va desarrollando a lo largo de su primera infancia. Ahora haremos hincapié sobre en qué aspectos deberemos enfocarnos para analizar un dibujo a lo largo de su desarrollo evolutivo.

Vale aclarar que antes de comenzar a hacer un análisis del dibujo de un niño/a hay que preguntarle qué quiso hacer y observar las expresiones de su rostro y movimientos de su cuerpo mientras lo va dibujando, así como también es imprescindible prestar atención a cada uno de los comentarios espontáneos que vaya verbalizando, ya que esto nos orientará con respecto a cómo deberemos interpretarlo.

De esta manera, en la primera infancia, podemos observar los siguientes indicadores gráficos de abuso sexual:

a. **1,5-2 años**:

- Muestran apatía y/o desinterés en dibujar.
- No se muestran divertidos ni felices mientras dibujan.

b. **2-3 años**:

- Indicadores de contenido:
  - Muestran apatía y/o desinterés en dibujar.
  - No se muestran divertidos ni felices mientras dibujan.
  - Dibujan la boca con una raya recta o con una raya curva descendente (expresión de tristeza).

c. **3-4 años**:

- Indicadores de contenido:
  - Dibujo del genital masculino a través de una línea unidimensional en medio de las dos líneas de las piernas del "cefalópodo".
  - Dibujo de soles pintados de negro.
  - Soles con expresión de tristeza en la boca.
  - Figuras humanas con expresión de tristeza, encerradas adentro de círculos o cuadrados.
  - Figura humana significativa tachada.
- Indicadores expresivos:
  - Una de las figuras humanas tachadas (si dibuja a la familia).
  - Pinta arcoíris negros.
  - Pinta figuras o mamarrachos de colores oscuros, negro, marrón.
  - Hace un dibujo y luego procede a taparlo cubriéndolo con témpera negra o marrón.
  - Hace un dibujo y rompe la hoja.
  - Regresión del dibujo a una etapa anterior.

d. **4-5 años**:

- Indicadores de contenido:
  - Figura humana con genital masculino.
  - Rostros sin sonrisa (boca con línea recta), o con gesto de tristeza (boca con línea curva para abajo).
  - Figura humana tachada.
  - Figura humana sin ojos.
  - Figura humana sin boca.
  - Una de las figuras humanas significativamente más grande o más pequeña que el resto (por ejemplo, en el dibujo de la familia).
  - Lluvia, truenos, rayos, meteoritos, bombas.
  - Sol con fea expresión en su rostro.
  - Aves negras alrededor del sol.

- Hace una casa sin ninguna abertura (ni puertas ni ventanas, por ejemplo).
- Hace una casa con varias chimeneas.
- Hace marcas llamativas en el tronco del árbol.

• Indicadores expresivos:
  - Pinta figuras o mamarrachos negros y oscuros.
  - Hace los trazos del mamarracho con furia y enojo.
  - Hace un dibujo y luego procede a taparlo cubriéndolo con témpera negra o marrón.
  - Heces pintadas de marrón.
  - Sol pintado de negro.
  - Sol tachado.
  - Hace un dibujo y rompe la hoja.
  - Borra la zona genital reiteradas veces.
  - Pinta la zona genital de una de las figuras con un color llamativo en comparación con los otros personajes.
  - Regresión del dibujo a una etapa anterior.

e. **5-6 años**:

• Indicadores de contenido:
  - Dibujo del genital masculino en una figura humana, o de forma aislada.
  - Marcas en la zona genital de las figuras humanas o animales.
  - Figuras en transparencia (previamente borradas) que se superponen sobre la zona genital de alguno de los personajes (humanos o animales).
  - Alguna de las figuras humanas sin ropa, con el torso desnudo o sin pantalones o pollera.
  - Figuras humanas sin piernas.
  - Figura humana orinando.
  - Fea expresión en el rostro de alguno de los personajes.
  - Figuras humanas descuartizadas o muertas o con manchas rojas (que darían la impresión de ser sangre).
  - Figuras humanas con riesgo de muerte; por ejemplo, con un auto de frente o a punto de chocarlas.

- Negarse a dibujar al padre (u a otra figura importante) en el dibujo de la familia.
- Una de las figuras humanas tocando con la mano el área genital de otra.
- Dibujos que dan una fea impresión a quien los observa.
- Sol con fea expresión en el rostro.
- Aves negras.
- Lluvia pronunciada sobre alguna de las figuras.
- Rostros tristes.
- Árboles con marcas llamativas en el tronco.
- Árboles con el tronco partido.
- Árboles con dibujo fálico en el interior del tronco.
- Árboles con frutos caídos y/o podridos.
- Regresión a una etapa anterior del dibujo.

• Indicadores expresivos:
  - Heces pintadas de marrón.
  - Sol pintado de negro.
  - Sol tachado.
  - Zona genital tachada.
  - Zona genital borroneada.
  - Alguna de las figuras pintadas –o tachadas– de negro, marrón o gris.
  - Se ponen témpera roja en las manos y dejan huellas en la hoja, que al verlas dan la sensación de ser similares a las de alguien que ha sido lastimado, herido o asesinado.
  - Salpica la hoja o alguna figura humana con gotas de témpera blanca, crema blanca u otro material que bien podría ser considerado un símbolo del semen y/o la eyaculación.
  - Nubes negras.
  - Casas pintadas de negro o rojo.

Vale aclarar que en los niños/as aún no escolarizados es muy común observar continuos avances y retrocesos, dado que cuando se topan con alguna dificultad, pueden volver a utilizar estrategias de etapas previas para solucionarla. Las etapas evolutivas del dibujo muchas veces no son lineales ni corresponden exactamente a las edades antes señaladas, puesto que cada niño/a es único y se va desarrollando según su propia subjetividad y gracias a la mucha o poca estimulación que tenga desde el ambiente que lo rodea.

Además de todo lo dicho anteriormente, a la hora de analizar un gráfico es imprescindible tener en cuenta otros factores:

- Indicadores físicos y psicológicos de violencia sexual.
- Historia familiar.
- Desarrollo intelectual y emocional.
- Enfermedades físicas.
- Grado de motivación para dibujar.
- Materiales con los que cuenta para expresarse.
- Contexto en el cual se dibuja.
- Expresión facial y corporal mientras se dibuja.
- Verbalizaciones y asociaciones libres.
- Simbolismos numéricos en los dibujos.
- Impacto que produce el dibujo.
- Motivación para dibujar.

Capítulo 14

Criterio 14: indicadores en las secuencias

Cuando le preguntamos algo en forma directa respecto de su trauma, el niño/a víctima suele negarse a responder en primera persona. No obstante, si prestamos atención, lo termina haciendo; aunque, en sus propios tiempos y a través de otro tipo de lenguajes además del lenguaje oral; por ejemplo, a través del lenguaje emocional, corporal, facial, paraverbal, lúdico y/o gráfico. Así, especialmente, los niños/as menores de 5 años con traumas por abuso sexual –que aún están aprendiendo el idioma y se encuentran temerosos y bloqueados mentalmente por todo lo que han sufrido–, suelen ir contando su historia con algunas palabras sueltas u oraciones cortas unidas a secuencias de conductas, acciones, emociones, movimientos corporales, expresiones faciales y oculares; mediante tonos de voz y segregados vocales, juegos, dibujos y todo tipo de expresiones artísticas.

A continuación, analizaremos los distintos tipos de secuencias en las que deberemos centrar nuestra atención a la hora de evaluar a un niño/a:

Secuencias lúdicas

En el libro *Los juegos en la detección del abuso sexual infantil*, publicado en el año 2014, se analizan las secuencias en los juegos de los niños/as abusados:

> Cualquiera que se detenga a observar el juego de los niños/as a lo largo de una hora podrá ser testigo de cómo ellos parecen interrumpirlo abruptamente para reemplazarlo luego de unos minutos por una sucesión de múltiples acciones lúdicas o de otros varios juegos. Si bien en apariencia dichas acciones lúdicas y/o juegos pueden llegar a ser muy distintos entre sí, cuando se presta atención pronto se descubrirá que están vinculados de una u otra manera al eje temático de un juego principal. Así, de esta manera, las secuencias del juego bien podrían interpretarse como los distintos capítulos de una novela, novela cuya historia es nada más ni nada menos que

un reflejo de la historia misma del propio niño/a, de aquello que más le preocupa, de lo que lo intriga, de lo que desea, de lo que piensa, de lo que siente frente a una determinada situación que le ha tocado vivir.[59]

A la hora de evaluar a un niño/a no solo debemos observar un juego de forma aislada sino la serie completa de juegos, así como los distintos tipos de secuencias o acciones lúdicas realizadas a lo largo de las diferentes entrevistas diagnósticas. Por ejemplo:

a. **Secuencias de juegos dentro de un mismo juego**: el juego del niño/a, se estructura de una manera similar a una novela con sus distintos capítulos, o a una obra de teatro con sus distintos actos: inicio, desarrollo, punto culminante y final. Por lo tanto, el niño/a recurrirá a una secuencia de juegos dentro de su juego que le permitan ir desplegando en diferentes etapas las acciones que este requiera. Por ejemplo:

    - Agarra a varios muñecos pájaros, los encierra en una jaula y luego, les abre la puerta para que se escapen volando.
    - Después, en su rol de cazador los vuelve a atrapar.
    - Luego, hace como que le corta el pico al loro y este casi se muere.
    - Luego, como si fuese un veterinario, procede a operar al loro para volver a colocarle su pico.
    - Finalmente, el loro se anima a hablar, escapa nuevamente y no se deja atrapar por nadie más.

b. **Secuencias de juegos dentro de una misma entrevista**: en una misma entrevista, un niño/a abusado puede desarrollar varios juegos diferentes unidos por un mismo eje temático. Por ejemplo:

    - Agarra a dinosaurios de diferentes clases y tamaños. Después de observarlos por un largo rato, se dispone a agruparlos por especies en clanes familiares.
    - Luego, agarra la caja de legos y arma un rifle con los bloques.
    - Luego, arma una carpa de lona y se mete adentro con un par de almohadones para dormir; pero, también, con el rifle que

---

[59] López, M. (2014) "Capítulo 9: Indicadores de abuso sexual en los juegos", en *Los juegos en la detección del abuso sexual infantil*, Buenos Aires: Maipue.

antes hizo, para defenderse de los animales salvajes y de los dinosaurios que rondaban a la noche en la selva en donde ha acampado.

- Luego, juega a matar y descuartizar (primero, clavándole una espada en la zona anal y luego degollando) a todas las familias de dinosaurios. También, a un par de muñecos bebés que no tienen padres que los defiendan.
- Por último, encarna el rol de un médico que cura a los bebés y los alimenta con amor (intentando reparar las heridas de una compleja historia familiar donde la violencia y el incesto estaban naturalizados).

c. **Secuencias de juegos a lo largo de las semanas**: un proceso psicodiagnóstico suele extenderse durante varias semanas e, incluso, si el caso es muy complicado y se respetan los tiempos subjetivos del niño/a, puede llegar a durar dos, tres o más meses. En el lapso de este tiempo, para contar su historia, el niño/a suele elegir representar ciertos personajes o roles, así como también diferentes muñecos, que se transformarán en sus favoritos y perdurarán a lo largo de las entrevistas y el tiempo que dure la evaluación. De esta manera, entrevista tras entrevista, semana tras semana, de forma repetitiva irá desplegando distintos escenarios lúdicos con los mismos personajes y trama argumental (los cuales, suelen estar vinculados de forma directa o indirecta a su trauma). Por ejemplo:

- Un día decide jugar a que los muñecos se enferman y el niño/a es un médico que los cura.
- La otra semana, propone cambiar de roles: solicita que el psicólogo interprete al médico mientras él será un paciente enfermo de gripe.
- La semana siguiente, juega a lo mismo; pero, dice que él ahora está enfermo de cáncer incurable en el pene y termina muriendo a pesar de todos los intentos que hace el médico (psicólogo) por curarlo.
- Repite este mismo juego durante varias entrevistas más hasta que el cáncer se le pasa al cerebro y lo deja inconsciente.
- Finalmente, por pedido suyo, el médico encarnado por el psicólogo procede a extirparle unos bichos (de cotillón) del cerebro, logra curarlo y el niño despierta y recupera la memoria. Ahora,

ya puede acordarse quien lo contagió de cáncer en su pene y cerebro: un ladrón muy malo que se había metido en su casa a la noche (su padrastro).

d. **Secuencias de juegos a lo largo de todo el proceso psicodiagnóstico**: frecuentemente, a lo largo de un proceso psicodiagnóstico se puede observar que el niño/a abusado ha ido jugando a distintos juegos que giran alrededor de un mismo eje temático vinculado a su conflicto o trauma. Así, cuando se analizan todos esos juegos suele suceder que los distintos temas y personajes desplegados remiten a un mismo simbolismo vinculado con el tema del abuso sexual. Por ejemplo:

   - A lo largo de casi todo su proceso psicodiagnóstico, una niña víctima de abuso sexual va desplegando escenas lúdicas en las cuales siempre hay algún personaje masculino (ladrón, asesino, papá) que irrumpe en la noche con el objetivo de asustar y/o matar a un niño o a un animalito dormido (hipnotizado o distraído) pretendiendo introducirle distintos elementos fálicos en su boca: serpiente, boa, palo, varita mágica, ciempiés, etc. En ocasiones, el niño o animalito no sabe cómo defenderse, mientras que otras veces termina llamando a la policía, que logra hacer justicia metiendo al malo en la cárcel, como una forma de penitencia.

Secuencias en el relato

A la hora de evaluar a un niño/a no solo resulta interesante sino imprescindible detenerse a escuchar con especial atención cada una de las palabras que pronuncia. Nada de lo que diga será casual ni producto del azar, sino que, por el contrario, deberá ser considerado como una pista o una señal que nos facilitará el acceso a una mayor comprensión de su conflictiva y/o de la causa de su trauma. De esta manera, cuando analizamos un relato podemos observar las siguientes secuencias:

a. **Secuencia de palabras**: a medida que contesta alguna pregunta, relata algo de forma espontánea, desarrolla un juego, dibuja, baila o hace cualquier otra cosa, el niño/a va repitiendo palabras claves; también, va asociando una palabra a otra y a otra, todo lo cual puede llegar a remitir a distintos ejes temáticos vinculados a su trauma. Por ejemplo:

- Cuando ve un muñeco Ken, el niño/a dice: "Papá malo", "chupa", "pega".
- Cuando ve una muñeca Barbie, el niño/a dice adjetivos calificativos positivos: "Mamá buena", "comida", "linda".
- Cuando ve un muñeco bebé, el niño/a dice frases cortas que remiten al miedo o al dolor: "Nana en la cola", "Pis duele", "Come caca".

b. **Secuencia de dichos**: a medida que contesta alguna pregunta, relata algo de forma espontánea, desarrolla un juego, dibuja, baila o hace cualquier otra cosa, el niño/a va formulando aquello que piensa mediante oraciones breves, las cuales, lejos de ser producto de la casualidad, pueden llegar a estar interconectadas conformando un metamensaje; es decir, un mensaje emitido de forma inconsciente o bajo una modalidad simbólica. Por ejemplo:

- "El lobo es malo".
- "El lobo chupa colita".
- "El lobo miente".
- "El lobo tiene secretos".
- "El lobo mata".
- "El lobo es un papá".
- "El lobo es mi papá".

c. **Secuencia de temas**: durante una entrevista o a lo largo de todo el proceso de evaluación, generalmente, el niño/a no desarrolla un único tema en sus relatos, juegos y demás actividades, sino que, por el contrario, su discurso suele desarrollarse a través de diferentes ejes temáticos vinculados a su trauma. Esos ejes temáticos, por ejemplo, pueden ser:

- El bien y el mal.
- La valentía y el temor.
- El orden y el caos.
- El hablar y los secretos.
- La sexualidad infantil y la sexualidad adulta.
- La infancia y la adultez.
- La vida y la muerte.
- La memoria y el olvido.

- La justicia y la injusticia.
- La familia y la sociedad.
- El empoderamiento y el desvalimiento.
- La valoración y la humillación.

Secuencias paraverbales

Ante cada pregunta en particular que se le formule, mientras hace un dibujo o en el contexto de un juego en el que interpreta un cierto rol o a un determinado personaje, si prestamos atención, observaremos que el niño/a va cambiando su voz de forma espontánea. Como ya explicamos cuando hablamos de este tema en el criterio 10, esto, lejos de ser producto de la casualidad se debe a una intencionalidad (consciente o inconsciente) del niño/a que intenta transmitirnos un mensaje. Por lo tanto, a la hora de realizar un psicodiagnóstico, resultará imprescindible no solo tener en cuenta el lenguaje paraverbal en sí mismo, de forma aislada, sino que se deberá prestar especial atención a las secuencias y asociaciones que se van dando entre cada dicho y cada una de estas expresiones paraverbales, así como también los segregados que se van pronunciando paralelamente y, muchas veces, repetidamente y a modo de muletilla.

a. **Secuencia en el lenguaje paraverbal**: cuando escuchamos al niño/a debemos prestar atención no solo al contenido y el significado semántico o simbólico de lo que dice, sino también a cómo dice eso que dice; a las secuencias del lenguaje paraverbal: volumen (elevado, medio, bajo); tono (agudo, grave); timbre (voz plana, hueca, robusta, aguda, chillona, aterciopelada); articulación (buena, defectuosa); dicción (buena, defectuosa, tartamudeo); entonación (seductora, irascible, apagada, triste, apática, monótona, dinámica); dirección (arriba, abajo, costado, barbilla pegada al cuello, cabeza levantada con barbilla proyectada hacia adelante). Por ejemplo:

   - Cuando el niño/a habla de su padre o cuando en su juego se encuentra representando el rol de un papá se expresa mediante un volumen de voz elevado, con un tono grave, una entonación irascible y con la cabeza levantada con su barbilla proyectada hacia adelante; sin embargo, cuando representa el rol de un niño/a se expresa mediante un volumen bajo, una dicción defectuosa, con una entonación apagada y dirigiendo su cabeza hacia abajo.

- Cuando el niño/a habla de su abuelo o cuando en su juego se encuentra representando el rol de un abuelo se expresa mediante un volumen de voz medio, una entonación dinámica, así como mediante una articulación y una dicción buena.

b. **Secuencia de segregados vocales**: también, debemos tener en cuenta los segregados vocales: bostezos, pausas de silencio, carraspeos, tos, risas, llanto, gemidos, estornudos, eructos, lamentos, gritos, silbidos, tarareos, suspiros, jadeos, carcajadas, tragar, murmurar o susurrar, otras vocalizaciones ("uh", "um", "mm", "oh", "ah", etc.). Por ejemplo:

- Cuando el niño/a habla del abuso que sufrió se expresa mediante pausas de silencio, traga saliva y se pone a llorar; también, pronuncia otras vocalizaciones como "mm" (especialmente, después de cada pausa de silencio). Luego, cuando se pone a jugar con muñecos masculinos susurra jadeos y/o gemidos.
- Cuando el niño/a habla de la escuela, intercala momentos en donde bosteza, se ríe, silba o dice "ah".

Secuencias conductuales

Cuando estamos investigando si un niño/a ha sido abusado sexualmente otra cosa que resulta imprescindible es observar cada una de las conductas con que se expresa ante cada estímulo, pregunta, juego o dibujo, por ejemplo. Si bien sus dichos, juegos o dibujos se pueden analizar por sí mismos, en cuanto a su contenido, lo cierto es que cuando observamos cómo es que fueron expresados su interpretación puede cambiar radicalmente o, simplemente, puede aportarnos aún más datos.

a. **Secuencias en los macromovimientos**: el hecho de tener en cuenta la observación y el análisis de cada macromovimiento que realiza el niño/a en el marco de un relato, de un dicho, de una palabra, de un juego o ante un muñeco, así como cuando está dibujando algo en particular, nos abre un panorama mucho más completo para poder entender qué es lo que nos está queriendo decir. Por ejemplo:

- Cuando el niño/a está dibujando a su familia se observa que al hacer a su padre se pone inquieto, se toca con su mano la zona genital por una fracción de segundo y comienza a saltar y a caminar de un lado al otro dando grandes pasos.
- Cuando se le pregunta al niño/a si ha tenido algún problema se queda paralizado, con el cuerpo tieso; pero, cuando se le pregunta específicamente cómo es su relación con él, se levanta de la silla en donde estaba sentado, comienza a desplazarse de un lugar al otro sin un objetivo en particular hasta que, finalmente, luego de unos minutos comienza a agitar sus brazos y a pegar patadas al aire, como si estuviese luchando con alguien invisible.

b. **Secuencias en los micromovimientos**: el hecho de tener en cuenta la observación y el análisis de cada micromovimiento que realiza el niño/a en el marco de un relato, de un dicho, de una palabra, de un juego o ante un muñeco, así como cuando está dibujando algo en particular, nos abre un panorama mucho más completo para poder entender qué es lo que nos está queriendo decir. Por ejemplo:

- Cada vez que el niño/a habla de su tío comienza a transpirar y traba la mandíbula.
- Cuando el niño/a juega a interpretar el rol de un pescador (su padre es pescador) se le hincha la vena carótida y/o la yugular.

Secuencias del lenguaje facial

Cuando escuchamos el relato oral o lúdico del abuso sexual de un niño/a debemos estar atentos a observar cada una de sus expresiones faciales, y de las asociaciones gestuales que vaya haciendo Generalmente, los niños/as víctimas tienen una gran dificultad para hablar, especialmente los más pequeños; y es por esta razón que se expresan mediante movimientos oculares, parpadeos, expresiones de terror, etc. Las expresiones faciales, así como los micromovimientos, se caracterizan por ser involuntarios; por lo tanto, cuando el niño/a los hace son señales que nos aportan datos certeros respecto de aquello que le sucede o le ha sucedido. Por ejemplo:

- Cuando se le pregunta al niño/a cómo ha pasado su semana hace una sonrisa falsa, dirige su mirada hacia ambos costados y, luego, termina haciendo parpadeos rápidos.

- Cada vez que se le pregunta al niño/a por su padre se le oscurecen los ojos, contrae sus pupilas, se le borra la sonrisa y hace un gesto de preocupación frunciendo su ceño.

Secuencias gráficas

Los niños/as también se expresan dibujando; sin embargo, la manera adecuada de analizar un gráfico es teniendo en cuenta qué dibujo hizo en primer, en segundo, en tercer lugar, etc. Esto, tanto si dibuja varios personajes o símbolos, así como también si es que hace una única figura humana; en este caso, es interesante observar por qué parte del cuerpo comienza a dibujar, ya que no será lo mismo que empiece por la cabeza, por las manos o por los pies, por ejemplo. En el caso de los niños/as más pequeños que aún no han logrado una suficiente destreza psicomotriz y gustan expresarse mediante un arte de tipo abstracto como lo son los mamarrachos o la pintura con témpera directa sobre una superficie, es interesante tener en cuenta no solo el simbolismo de cada color que utilizan sino el orden en que los van colocando. Por ejemplo:

- Mientras está hablando de los lobos que hacen cosas prohibidas el niño/a comienza colocando una mancha de témpera amarilla en la hoja, luego una verde, otra roja y termina tapando los colores anteriores con negro.
- El niño/a comienza dibujando primero a la mamá, luego al hijo y al hermano, y por último hace al padre.

Secuencias generales de ejes temáticos

Se trata de hacer un análisis multidimensional tomando como punto de partida los ejes temáticos y los indicadores de abuso sexual que hayamos podido rastrear a lo largo de cada una de las distintas clases de secuencias antes mencionadas en todas las entrevistas diagnósticas realizadas al niño/a.

Un método práctico y rápido para lograr tal fin es ir marcando las palabras claves que surgen de los apuntes que tengamos de cada una de estas entrevistas para, luego, en un segundo momento, elaborar una síntesis o resumen que refleje la verdadera causa del problema del niño/a. Por ejemplo:

- El niño pinta un sol negro (1). Cuando se le pregunta por su padre (2), no responde y, en cambio, sale corriendo a buscar muñecos. Luego, juega con un muñeco Ken (3), y en su juego procede a manchar sus propias manos y boca con crema blanca (4) de manos; en un momento determinado, roza sus manos contra su bragueta y su zona genital (5) también queda manchada de dicha crema blanca. Un momento después, se le ocurre jugar al cocinero e introduce a este mismo Ken en el horno de juguete con el objetivo de cocinarlo. Frunciendo el ceño, grita con ira: "Malo (6), quémate. Penitencia (7)". Por último, comienza a correr y pretende escaparse (8) del consultorio. A su vez, el niño/a repite esta secuencia de acciones a lo largo de distintas entrevistas con muñecos y juegos con el mismo tipo de simbología (por ejemplo, en vez de usar crema blanca, usa alcohol en gel; en vez de usar un muñeco Ken usa un monstruo (9) o una boa (10); o, en vez de pintar un sol negro, dibuja a su progenitor tachado (11).
- Secuencias generales de ejes temáticos:
  - Angustia frente al padre (1, 2,3)
  - Posible acto de eyaculación (4, 5)
  - Padre malo (6)
  - Necesidad de justicia (7)
  - Necesidad de huir (8)
  - Monstruo (9)
  - Símbolo fálico (10)
  - Padre conflictivo (11)

TERCERA PARTE

Innovaciones metodológicas

Capítulo 1

El psicólogo

Función del psicólogo en un psicodiagnóstico

Si bien ya hemos hecho referencia a este tema en la primera parte del libro, ahora profundizaremos un poco más sobre algunos otros aspectos. Así, podemos decir que la pericia de un psicólogo a la hora de realizar un psicodiagnóstico no solo se basa en sus conocimientos y recursos metodológicos, sino también en ser un buen observador. Su personalidad y habilidad para comunicarse, para lograr un ambiente facilitador que permita al niño/a entrar en confianza y superar su temor a la hora de hablar de la situación conflictiva y traumática que atraviesa, será otra de las condiciones fundamentales para que la investigación propia de este procedimiento se lleve a cabo con éxito.

No será lo mismo dar la bienvenida con una gran sonrisa para favorecer a que el niño/a entre a la consulta con confianza, que recibirlo con una expresión solemne; si bien los niños/as nunca han estudiado psicología, son muy empáticos y sensibles como para intuir que el profesional les tiene afecto y se alegra de verlos o, por el contrario, que para él representan un número más dentro de la lista de personas que con las que deberá trabajar ese día. No es casualidad que un niño/a se anime a contarle su trauma a un psicólogo y a otro no. A los niños/as no les gusta que en el marco de un psicodiagnóstico los estén observando como si fuesen bichos de laboratorio desde una actitud distante, detrás de un escritorio, sin mostrar un ápice de empatía por lo que ellos están relatando a través de su juego o de sus dibujos. Por lo tanto, podemos decir que al momento de realizar un psicodiagnóstico a niños/as, especialmente a los menores de 6 años, será fundamental que el psicólogo adopte un rol que incluya las características detalladas a continuación.

Ética profesional

El psicólogo debe ser honesto y coherente respecto del marco teórico con el que se manejará a la hora de evaluar al niño/a, ya que esto se verá reflejado en los resultados de dicha evaluación. Un profesional que descrea o subestime las implicancias del abuso sexual en la infancia de un niño/a no podrá evaluarlo porque, seguramente, tendrá severas dificultades para percibir cada uno de los indicadores de abuso que pudiera llegar a encontrar. Por otro lado, el psicólogo tendrá que explicar al niño/a las normas de confidencialidad y secreto profesional con las que se maneja, así como también, por ejemplo, el tiempo que dura cada sesión psicodiagnóstica.

Dentro de la ética de la práctica profesional, es necesario incluir dos puntos más, considerados imprescindibles para cualquier psicólogo que trabaje en este tipo de temas: la necesidad de hacer psicoterapia y la de supervisar para evitar confusiones y omisiones que interfieran en un trabajo de evaluación objetiva.

Competencia

Es importante que el profesional a cargo de la evaluación se muestre como experto en el trabajo contra el abuso sexual en la infancia. Se debe comentar a los adultos protectores del niño/a a evaluar cuál es la experiencia laboral y los estudios en este tema; también, se debe explicar que al niño/a no solo se lo evaluará a través de una simple conversación, sino que se utilizarán otras técnicas; así, explicando de qué se tratan los tests, los dibujos y los juegos proyectivos se evitarán posteriores confusiones y malos entendidos que puedan llegar a tener repercusiones negativas en los resultados de la pericia.

Investigar

La principal función del psicólogo a la hora de diagnosticar un abuso sexual en un niño/a debe ser investigar el historial de sus síntomas físicos, psicológicos y conductuales, así como qué los pudo haber generado, cuáles son sus posibles causas y si es que acaso pueden llegar a coincidir o no con los indicadores de un trauma sexual. Para ello, el profesional se valdrá de una batería de tests y técnicas adecuadas a cada caso en particular.

Observar

Un buen psicólogo es ante todo un excelente observador del niño/a y de todo su entorno; sin embargo, para esta tarea primero es necesario que se deshaga de prejuicios acerca de lo que se supone significa un ideal de madre, padre, familia, amor, felicidad... En estos casos, ser un observador neutral es imprescindible para facilitar la comunicación y no entorpecer la investigación.

Interpretar

El psicólogo no solo debe ser un buen observador; también, debe saber traducir aquello que observa en el niño/a y su entorno. En el marco de un psicodiagnóstico, cada palabra y cada silencio, cada gesto, mirada y movimiento, se constituye como un mensaje que hay que saber decodificar.

Comunicar

Saber comunicar es todo un arte; especialmente en el contexto de una evaluación psicológica a una víctima de abuso sexual. Generalmente, los niños/as con este tipo de traumas, cuanto más pequeños son, más sensibles resultan a todo lo que se les pueda decir con palabras y sin palabras; es decir, a través de las expresiones y la mirada de quien los está evaluando. Una palabra, una mirada poco empática, una sonrisa de más o de menos puede incidir en una negativa a continuar siendo evaluado por parte del niño/a. Siempre se recomienda hablar de forma neutral y positiva a la vez, para motivar que el niño/a pueda completar las consignas sin sentirse observado de un modo intrusivo.

Informar

Una vez que se ha evaluado al niño/a, el psicólogo deberá transmitirle lo que él ha podido descubrir con las palabras adecuadas a la edad y etapa psicoevolutiva del niño/a. Lo mismo deberá hacer con sus adultos protectores, a quienes, en el caso de haber descubierto efectivamente algún tipo de abuso sexual deberá informales acerca de cómo tienen que realizar una denuncia en el ámbito judicial y cuál es la manera más adecuada de proteger al niño/a. También deberá hacer uno o varios informes si la justicia lo requiere.

Habilidades del psicólogo

El psicólogo a cargo de la evaluación debe contar con ciertas y determinadas habilidades que le faciliten su trabajo. Por ejemplo:

Autoconocimiento

Cuando se pretende entrevistar a una persona sin conocerse lo suficientemente a sí mismo se corre el riesgo de hacer proyecciones de la propia historia, con lo cual se termina siendo subjetivo y cayendo en errores de interpretación e, incluso, de diagnóstico.[60]

Ecuanimidad

Entrevistar a personas bajo situación de traumas severos conlleva, generalmente, soportar mucha presión y una gran carga de gran responsabilidad la cual no todos los profesionales llegan a soportar. El entrevistador debe tener una personalidad muy fuerte, firme, emocionalmente estable y segura de sí misma; y en el caso de sentirse inseguro o temeroso frente a un caso siempre se recomienda realizar la derivación correspondiente.[61]

Espontaneidad

El entrevistador debe mostrarse genuino, tal cual es, sin impostar una personalidad de la que en realidad carece ya que, tarde o temprano, el entrevistado notaría que está fingiendo un rol y terminaría perdiéndole la confianza.[62]

Habilidades analíticas

Observar el juego o el dibujo que el niño/a está haciendo sirve de poco si se carece de conocimientos acerca de cómo decodificar su simbolismo; y lo mismo sucede con aquello que dice. Así, muchas veces, pueden jugar, dibujar o hablar de un lobo cuando en realidad con este personaje están simbolizando a su agresor. A su vez, también se debe estar atento a todas las manifestaciones del inconsciente, tales como los actos fallidos, los sueños, etc. ¿Cómo aplicamos esta habilidad en el marco de una evaluación con el niño/a? Por ejemplo:

---

[60] López, MC. *La entrevista psicológica*, ob. cit.

[61] Ídem.

[62] Ídem.

- Si el niño/a está jugando con un lobo, el psicólogo debe saber que se trata de un símbolo de astucia y engaño y que, como acabamos de decir, frecuentemente, este símbolo es elegido por los niños/as con traumas sexuales para representar a su agresor. A sabiendas de esto, el profesional puede intervenir en segunda persona diciendo, por ejemplo: "Señor lobo, ¿a usted quién le enseñó a hacer eso que está haciendo?". El hecho de intervenir de esta manera, en segunda persona y ayudado por los símbolos con los que el mismo niño/a se halla jugando, habilita la apertura del diálogo haciendo uso de la proyección y evitando sentimientos de angustia o fantasías de persecución.

Habilidades en la toma de decisión

> Tener el carácter y saber improvisar decisiones en la medida que las circunstancias lo requieran siempre es un requisito fundamental a la hora de entrevistar a víctimas de abusos. Muchas veces, una pregunta puede disparar en ellos respuestas, conductas o estados emocionales que pueden ir desde la vergüenza o la incomodidad hasta el nerviosismo, la ansiedad o una intensa angustia.[63]

Evitar las valoraciones críticas

Cuando se está evaluando a un niño/a es necesario ser muy cuidadoso en todo lo que se refiere a la comunicación. Un requisito fundamental es ser capaces de observarlo y escucharlo sin que se sienta juzgado, sin hacer valoraciones críticas (pensando, por ejemplo: "Seguro que lo que dice lo escuchó de algún lado"). El hecho de adoptar una actitud neutral hará que el niño/a no sienta temor en comunicar todo lo relacionado con su trauma.

Calidez

El psicólogo a cargo de la evaluación debe tener un trato cálido, amable y sereno con los niños/as y sus adultos protectores de manera tal que les inspire la suficiente confianza para abrirse a contar aquello que más los angustie. Frecuentemente, los profesionales intentan adoptar una postura de neutralidad; pero, el hecho de mostrarse con una actitud solemne y una gestualidad seria termina haciendo que las víctimas los perciban como sujetos fríos, distantes

---

[63] Ídem.

y poco interesados en ayudarlos. Los niños/as abusados han sido maltratados, humillados, traicionados, recibir a los niños/as con un abrazo, darles un beso o sonreírles no solo va a favorecer el vínculo, sino que, además, va a ayudar a contrarrestar las barreras defensivas con las que normalmente suelen llegar a la consulta.

Sencillez

Para lograr una comunicación óptima, es importante que el psicólogo sea una persona sencilla y humilde en su forma de expresarse; también, debe ser capaz de hablar sin tecnicismos, adaptando el lenguaje científico al niño/a y sus adultos protectores de manera tal que puedan entenderlo sin dificultades, confusiones ni dudas, ya que es muy común que cuando se está atravesando una situación traumática haya dificultades en concentrarse para escuchar con atención.

Neutralidad

A la hora de realizar una evaluación y de entrevistar al niño/a y a sus adultos protectores es de vital importancia que el psicólogo se muestre neutral ante lo que pueda observar y escuchar. Su principal función es la de recolectar e interrelacionar datos de manera objetiva para arribar a una conclusión que, como ya dijimos, pueda explicar las causas de la sintomatología del niño/a. Frecuentemente, las víctimas tienen dificultades a la hora de relatar lo que les sucedió y, cuando se animan a hablar, lo hacen de manera confusa debido a las secuelas del estrés postraumático; sin embargo, esto, lejos de ser interpretado de forma negativa, debe ser escuchado fuera de todo juicio de valor personal y basándose exclusivamente en el arsenal de estudios científicos que hay sobre este tema.

Flexibilidad

Uno de los requisitos fundamentales al momento de realizar una evaluación es un enorme entrenamiento basado en la plasticidad y flexibilidad psicológica por parte del psicólogo que deba evaluar interactuando con un niño/a que, o bien esté atravesando un trauma sexual, o bien se encuentre bajo los efectos de un estrés postraumático. Especialmente, las víctimas de menos de 5 años suelen tener bruscos cambios de humor, así como imprevistos cambios comportamentales, ante los cuales el profesional debe saber cómo reaccionar implementando nuevas modalidades de intervención o cambiando de técnicas y tests de ser necesario. En estos casos la capacidad resolutiva y de improvisación serán sus aliados.

Empatía

La habilidad para ponerse en el lugar del niño/a, ser empático con él, comprender su dolor y ser capaz de percibir cómo percibe, piensa y siente es una habilidad que no puede faltar en el psicólogo que esté a cargo de su evaluación. Sin embargo, esto es algo que no solo debe quedar en el profesional, sino que debe expresarlo en el vínculo para abrir canales de comunicación que generen un *feedback* y colaboren en el objetivo de la investigación. Así, es muy importante no solo escuchar lo que el niño/a nos dice; además, paralelamente a esto, es necesario tener una percepción global de cómo dice lo que dice, cómo juega lo que juega, cómo dibuja lo que dibuja; es decir, hay que prestar atención no solo al lenguaje verbal sino también su lenguaje paraverbal, corporal, facial, a los movimientos, etcétera.

Técnicas de intervención

Cuando los psicólogos a cargo de una evaluación adoptan un rol pasivo, de simples observadores que se limitan a anotar todo lo que hacen y juegan los niños/as, estos, especialmente los más pequeños, suelen percibirlos como poco empáticos y desinteresados en lo que ellos les están tratando de comunicar. Por el contrario, si los psicólogos intervienen haciendo uso del recurso de distintas técnicas, muy pronto los niños/as se sentirán escuchados y entendidos, con lo cual, les dará suficiente confianza como para abrirse y contar todos sus secretos.

En el marco de una evaluación a niños/as, se puede intervenir través de las siguientes técnicas.

Mostrar incondicionalidad

En el momento en que el psicólogo conoce al niño/a que evaluará debe hacerle saber de su incondicionalidad para ayudarlo en su problema; esto es, que, diga lo que diga, siempre le creerá por sobre lo que cuenten los adultos. También, se le deberá explicar todo lo referente al secreto profesional.

Alegría

Es importante que el psicólogo no refleje en su expresión facial el estado de angustia del niño/a víctima en ocasión de contarle lo que ha sufrido; esto, no hará otra cosa más que tensionarlo y asustarlo aún más de lo que está, incrementar su grado de angustia y aumentar sus temores persecutorios (ya que puede llegar a percibir a quien debería ayudarlo como una figura debilitada). Por el contrario, cuando el profesional mantiene una expresión alegre a pesar de escuchar su terrible relato, esto hace que el niño/a lo perciba como una figura fuerte, positiva y transmisora de esperanza, capaz de compensar su estado de vulnerabilidad.

Empoderar

Los niños/as víctimas de abuso tienen una muy baja autoestima y, como ya explicamos, suelen ser muy temerosos a la hora de hablar por miedo a las venganzas de su agresor; debido a esto, muchas veces se opondrán a colaborar en la evaluación. Una de las maneras de ayudarlos a que superen este tipo de bloqueos es interviniendo para que logren empoderarse, aumenten su autovaloración personal y recuperen las fuerzas al momento de hablar. Una de las maneras de trabajar esto es destacando sus virtudes y habilidades en contraposición con los defectos morales y éticos de la figura de su agresor.

Contención

Los niños/as víctimas de delitos sexuales y sus adultos protectores suelen llegar a la evaluación en un estado de confusión, terror, odio, ira, vulnerabilidad emocional, baja autoestima, culpa, ambivalencia, inseguridad, ansiedad, ante lo cual el psicólogo deberá ser capaz de brindar la contención necesaria para que puedan sentirse lo suficiente cómodos en el espacio de la consulta. Hay víctimas que deben viajar durante varias horas en fríos días de invierno o en calurosos días de verano, o niños/as que llegan luego de una jornada escolar de ocho horas, y el hecho de servirles un refresco o un té caliente antes de comenzar a realizar tests y pruebas psicológicas marcará la diferencia en su grado de motivación. A la hora de entrevistar a víctimas tan sufridas, tan lastimadas desde todos lados, nunca está demás demostrar un poco de humanidad, un abrazo cálido, una sonrisa de bienvenida.

Mediar

El psicólogo a cargo de la evaluación debe ser un buen mediador entre el niño/a y sus temores, ansiedades y mecanismos de defensa; esto lo ayudará a que se anime a hablar de su secreto. Por ejemplo, es frecuente que los niños/as abusados presenten contradicciones en sus relatos, y el profesional debe saber interpretar este tipo de retractaciones como un mecanismo característico generado por el miedo ante las amenazas de su agresor.

Facilitar

Generalmente, un niño/a víctima de un delito sexual teme hablar acerca de lo que le sucedió porque siempre ha sido amenazado de muerte –explícita o implícitamente– por parte de su agresor y es por esta razón que suele guardar su secreto, incluso, durante años; esta situación amerita la urgencia de su diagnóstico. Por lo tanto, en este tipo de casos, favorecer y facilitar el diálogo a través del uso de muñecos o juguetes, por ejemplo, no solo será una cuestión al servicio de la búsqueda de información, sino que puede representar la diferencia entre la vida y la muerte de ese niño/a.

Poner límites

Cuando los niños/as han logrado establecer una relación de confianza con el psicólogo que los está evaluando, frecuentemente, no quieren terminar la sesión y se niegan a irse. Para evitar este tipo de situaciones, es importante que de entrada se le explique el tiempo que durará cada sesión diagnóstica.

Explicar

Frecuentemente, los niños/as menores de 5 años, especialmente aquellos que tienen menos de 4, no hacen referencia explícita a que están siendo abusados sexualmente porque no lo saben ya que aún no han aprendido las diferencias sexuales, los nombres de los genitales femeninos y masculinos o, simplemente, lo que es correcto y está bien o lo que es incorrecto y está mal. Ante esta situación, es necesario que sus adultos protectores puedan explicárselo a modo de prevención; pero, cuando no se animan a hacerlo, el psicólogo deberá ayudarlos.

Técnica especular

Esta técnica,

> (…) también llamada la técnica del **espejo** o la técnica del **eco**, consiste en reflejar ciertos comportamientos no verbales del entrevistado con el objetivo de facilitar el seguimiento de la conversación; sobre todo, cuando el entrevistado se encuentra paralizado sin saber qué decir. Consiste en un movimiento de cabeza, una sonrisa, una mueca de consentimiento, etcétera.[64]

Por ejemplo:

Podemos espejar el juego del niño/a jugando a algo idéntico a lo que él está jugando, repitiendo cada detalle de lo que está haciendo con los muñecos.

Cuando el niño/a arma una escena lúdica (a veces, en cuestión de segundos) en la que le coloca la cola del dinosaurio en la boca de un bebé, el psicólogo se hace eco de esto pudiendo decir, por ejemplo: "Señor dinosaurio, ¿es verdad lo que yo acabo de ver?".

Cuando el niño/a dibuja una figura (humana o animal) con carita triste, el psicólogo puede intervenir y decir, por ejemplo: "Se te ve un poco triste".

Si bien, muchas veces, pueden llegar a negar lo que le hemos dicho, en estos casos debemos evaluar si su respuesta no ha sido producto de algún mecanismo de defensa. Generalmente, las respuestas (verbales o a través del lenguaje corporal) que suelen dar los niños/as resultan por demás interesantes.

Focalizar el problema

Frecuentemente, en sus juegos, los niños/as pequeños con traumas sexuales suelen invertir casi toda la sesión en una multiplicidad de preparativos para aquel juego que han imaginado sin llegar nunca a jugarlo. Así, pueden llegar a realizarle un montón de cambios de vestuario a cada muñeco, arman casitas con bloques que luego destruyen, preparan diferentes comidas con masas, etc. Si bien este tipo de juegos podrían llegar a ser normales para su etapa psicoevolutiva y podrían ser analizados en sí mismos, también hay que tener en cuenta que especialmente en los casos de abuso sexual suelen constituirse como juegos estereotipados con una

---

[64] Ídem.

función defensiva cuyo objetivo es evitar comunicar algún tipo de información que temen salga a la luz. Ante esta situación, el psicólogo puede intervenir haciendo una revisión de toda la actividad lúdica del niño/a hasta el momento como un modo de hacer foco en el problema. Por ejemplo:

- "Al principio tú dijiste que ibas a jugar a que las nenas iban a ir a la casa de su abuelo; pero, al final pasan las horas y nunca salen".

Silencios instrumentales

Se trata de no realizar intervenciones verbales al azar; a veces, las pausas en una conversación pueden tener un efecto más positivo en lo que se quiere comunicar. Así, los silencios también pueden implementarse para abrir un espacio de reflexión y diálogo.

Comentarios confirmatorios

Se trata de expresar aprobación con el objetivo de alentar a que el niño/a continúe relatando. Por ejemplo, cuando se dice: "Tienes razón en lo que estás diciendo".

Retroalimentación comunicacional

Se trata de repetirle al niño/a de forma resumida algo que él ha tratado de explicar de una manera extensa o confusa. Este tipo de intervención tiene el objetivo de confirmar lo que hemos interpretado, y evita los malos entendidos. Por ejemplo: "Cada vez que tú te bañas tienes miedo porque te parece que un lobo puede entrar".

Señalamientos

"Consisten en subrayar y/o evidenciar un comportamiento, un problema o un dicho que el entrevistado ha expresado y sirven para que tome conciencia de lo que se le señala".[65]

Interpretaciones

El psicólogo deduce causas y consecuencias de los hechos narrados en forma oral, paraverbal, gráfica o lúdica del niño/a que está evaluando como un modo de profundizar en el motivo de consulta. Por ejemplo:

- "¡Cada vez que el papá se acerca a los bebés tú los reboleas!".

[65] Ídem.

Aterrizaje en paracaídas

El niño/a está hablando de un tema y el psicólogo que lo está entrevistando procede a hacerle alguna pregunta de manera directa y sorpresiva, o un comentario con el objetivo de ayudarlo a desbloquear un área de su vida que trata de evitar. Por ejemplo:

- "¿Te diste cuenta de que cada vez que hablas de tu tío te pones a saltar o te pones en riesgo pretendiendo subir la escalera?".

Técnicas de presión

El psicólogo le recuerda al niño/a inmerso en sus juegos o dibujos que falta poco tiempo para que termine la sesión.

Técnicas de confrontación directa

El psicólogo le hace notar al niño/a alguna contradicción entre lo que está jugando ahora y lo que ha estado jugando hace un rato atrás, o alguna incoherencia entre sus dichos y su lenguaje corporal. Por ejemplo:

- "Recién ese Ken era alguien bueno; pero, ahora parece haberse transformado en malo".
- "Dices que estás contento; sin embargo, tienes cara de tristeza".

Detectar limitaciones

> Detectar, en la medida en que sea posible, las limitaciones tanto a nivel intelectual, así como a nivel conductual y neurológico de nuestros entrevistados será de suma importancia a la hora no solo de establecer un buen *rapport* sino también de no vernos frustrados con expectativas inadecuadas al momento de comunicarnos. También, será fundamental detectar nuestras propias limitaciones como entrevistadores, ya que a diario pueden verse profesionales de buena fe que se proponen trabajar con casos de abuso sexual de niños/as y más tarde desisten, superados por el estrés que les genera.[66]

---

[66] Ídem.

Recuperar recursos

Los niños/as víctimas de abusos sexuales suelen tener una muy baja autoestima; es por esa razón que muchas veces se muestran como si fuesen menos inteligentes que otros niños/as de su edad (hacen regresiones a etapas previas en el desarrollo psicoevolutivo). En estos casos, es importante que el psicólogo sepa detectar sus cualidades positivas como un modo de revalorizarlos, empoderarlos y darles la seguridad que les falta para que se animen a hablar.

Liderar con el lenguaje no verbal y paraverbal

Se trata de hacer intervenciones desde las posturas corporales y los tonos y ritmos de voz con el propósito de destrabar bloqueos en el habla. Por ejemplo, el entrevistador afina, agudiza su voz y levanta las cejas demostrando empatía cuando su pacientito de 5 años se pone a llorar.

Cómo preguntar al niño/a

Hacer preguntas a un niño/a es una tarea relativamente sencilla, pero hacer preguntas que un niño/a menor de 5 años con un trauma sexual se anime a contestar representa todo un desafío, no solo porque puedan llegar a estar con miedo; también, como ya hemos explicado, por los mecanismos defensivos que pueden intervenir.

Respecto de este tema, Hilda Marchiori dice:

> En las entrevistas con niños pequeños se investiga acerca de los hechos y personas significativas en la vida del niño, los cambios de conductas y cambios emocionales. Se realizan preguntas específicas acerca del abuso, preguntando detalles sobre lo que ocurrió, quién lo hizo, dónde, cuándo y cómo ocurrió.
>
> Hablar del abuso sexual puede crear en el niño pérdida de control que, en numerosos casos, lo conducen a una acentuada disociación, evitación, hiperactividad, retracción. Es por esto la importancia de que el entrevistador sea una persona especializada, y que cuide de no provocar nuevos daños emocionales en los niños. Ya que ellos usan y procesan el lenguaje de manera distinta que los adultos, es necesario tomar con precisión lo que dicen durante la entrevista, por lo que se debe tener en cuenta el nivel de madurez del niño y sus circunstancias particulares.[67]

---

[67] Marchiori, H. "Los procesos de victimización. Avances en la asistencia a víctimas», Instituto de investigaciones jurídicas, UNAM, México, s/f.

A raíz de esto se desprende que a la hora de realizar una investigación diagnóstica y con motivo de querer averiguar más acerca de lo que le ha sucedido al niño/a que se está evaluando, se pueden utilizar distintas estrategias; a continuación, damos algunos ejemplos.

Preguntas indirectas, en segunda y tercera persona

Desde el año y medio los niños/as se expresan utilizando un mecanismo llamado "proyección", a través del cual suelen proyectar de modo simbólico todo lo que le es conflictivo, sus percepciones, miedos, deseos especialmente en sus juegos y en sus dibujos. La mejor manera de que ellos no se asusten y se animen a responder sin dificultades y de manera rápida es evitar hacerles preguntas directas o utilizando la primera persona gramatical ("yo"). Lo indicado en estos casos es entablar un diálogo indirecto valiéndose de recursos simbólicos como los muñecos y utilizando la segunda persona ("tú", "vos", "ustedes") y/o la tercera persona (él, ella, ellos, ellas).

De este modo, el profesional a cargo de la evaluación puede optar por hacerle preguntas al muñeco con que el niño/a se encuentre jugando (en caso contrario, se le puede pedir que elija uno). Pero, en vez de preguntarle de forma directa: "¿Puede ser que te haya sucedido algo? ¿Me quieres contar?" –ante lo cual habría muchas probabilidades de que el niño/a se niegue a responder o, peor aún, responda en forma negativa–, lo más adecuado sería hacerle la misma pregunta, pero a su muñequito; por ejemplo: "Oh, patito, ¿puede ser que te haya sucedido algo? ¿Me quieres contar?"; o hablándole a la muñeca bebé: "¿Qué le habrá sucedido a la bebé para que tenga esa carita?". Resulta muy interesante observar cómo esos mismos niños/as que antes se negaron a responder ahora pueden hacerlo sin ningún tipo de dificultad en el momento de tener que ponerle voz a su muñeco, tal y como si se tratase de un juego.

Preguntas enunciadas de forma positiva

Otra cosa importantísima que hay que tener en cuenta a la hora de hacerle preguntas a los niños/as es el modo negativo o positivo en que enunciamos esta pregunta:

> Al hacer preguntas siempre conviene formularlas de forma positiva y nunca negativa para predisponer a nuestros entrevistados a ser proactivos en la manera de brindar información. Lo cierto es que no predispone de la misma manera preguntar: "¿Quieres responder?"

que "¿No quieres responder?". Está estudiado que, en estos últimos casos, el inconsciente del sujeto termina anulando la interrogación para transformarla en una orden: "No quieres responder". Es por esta razón que siempre hay que tener mucho cuidado a la hora de realizar preguntas, no solo hay que saber qué y cuándo sino también cómo interrogar.[68]

Preguntas abiertas

Se trata de realizar preguntas de forma general, como para darle la posibilidad al niño/a que esté siendo evaluado de que

> (...) pueda ir respondiendo a su propio ritmo y de la manera que le resulte más cómoda, asociando libremente datos con su propia historia sin que se vea inducido a cumplir con un protocolo de respuestas previamente establecido. Por ejemplo: "¿Me quieres hablar un poco de cómo te ha ido en la semana?".[69]

Preguntas cerradas

En determinados momentos, si el niño/a evaluado muestra disposición a la conversación y los tiempos de la evaluación urgen, el psicólogo le puede hacer algunas preguntas específicas con el objetivo de focalizarse en el conflicto y/o en el motivo de consulta. Por ejemplo, se le puede preguntar acerca de nombres, fechas, edades, lugares y otros datos que puedan servir para confirmar o descartar la hipótesis diagnóstica.

Preguntas sobre focos de interés

Si bien este tipo de preguntas suelen usarse en la primera entrevista que se tiene con el niño/a, como para romper el hielo y que el niño/a entre en confianza, también sirven para averiguar datos relacionados con sus amigos y familia, sus actividades y los lugares que suele frecuentar, por ejemplo.

Devolver la pregunta

Cuando un entrevistado nos pregunta algo y nosotros le repetimos la pregunta (pero, formulada de otra manera) tiene como objetivo estimular su capacidad de reflexión, para que pueda darse cuenta de su propia capacidad inductiva frente a la búsqueda de respuestas.[70]

---

[68] López, MC. *La entrevista psicológica*, ob. cit.

[69] Ídem.

[70] Ídem.

De esta manera, si en alguna oportunidad el niño/a le llegara a preguntar al psicólogo si es que tiene papá, por ejemplo, el profesional puede devolverle la pregunta y preguntarle si el niño/a también tiene un papá y luego cómo se lleva con él. Muchas veces, cuando los niños/as nos preguntan algo, eso puede significar un modo de habilitarnos para hablar del tema.

Preguntas paradojales

Con el fin de observar si existen contradicciones o incongruencias en el discurso, los psicólogos pueden hacer una pregunta al principio y también hacia el final de la entrevista; aunque formulada de otra manera y con otras palabras.

Preguntas clarificadoras

Para recabar información, el psicólogo puede realizar preguntas neutrales. Por ejemplo: "¿Me podrías explicar qué te sucedió cuando ibas a salita amarilla, por favor?".

Preguntas facilitadoras

El psicólogo puede dirigir su pregunta hacia una u otra dirección, según lo que necesita averiguar. Por ejemplo: "¿Le has contado esto a tu mamá?".

Preguntas de confrontación

Se trata de preguntas para responder por sí o por no. Su objetivo es confrontar al niño/a que está siendo evaluado con un punto conflictivo que omite expresar en su relato. Por ejemplo: "El otro día tú mencionaste que te llevabas mal con tu abuelo y hoy me dijiste todo lo contrario. ¿Me podrías aclarar esto, por favor?".

Capítulo 2

Entrevistas

Las entrevistas son parte de la estructura de un psicodiagnóstico. Con el fin de investigar sobre el motivo de consulta, podemos entrevistar a diferentes personas que tengan contacto con el niño/a que debemos evaluar.

Primera entrevista a madres y padres protectores

Las primeras entrevistas siempre se harán con quien haya realizado la primera consulta; puede ser la madre, el padre u otro adulto protector del niño/a. En una segunda instancia, podemos entrevistar a todas las otras personas que consideremos nos puedan aportar los datos que necesitamos averiguar según lo requiera cada caso; incluido, en los casos de presunto abuso sexual, al progenitor sospechado. Con referencia a esto último, vale aclarar que en los casos en los cuales el progenitor ya haya sido denunciado y tenga una restricción perimetral otorgada desde el juzgado interviniente en la causa, no es necesario citarlo a una entrevista ni solicitar un permiso consentido junto a la madre del niño/a.

Como el objetivo de las primeras entrevistas a madres y padres es recabar la máxima información posible sobre el niño/a y su historia, se recomienda que la primera entrevista tenga una duración estimativa de una a dos horas, y que se realice bajo diferentes modalidades. A continuación, damos ejemplos.

Entrevista libre

En la entrevista libre se le da al entrevistado la libertad de contar qué lo ha motivado a realizar la consulta de manera tal que hable de modo espontáneo y sin ser interrumpido por el psicólogo a través de preguntas o comentarios. Se trata de evaluar el discurso de la persona, sus características a nivel consciente e inconsciente, sus actos fallidos y aquello de lo que evita hablar, cómo y de qué manera va asociando un tema con otro, etcétera.

Anamnesis

En un segundo momento, luego de escuchar lo que la madre y/o el padre han dicho de forma espontánea, el psicólogo deberá investigar acerca de la historia y del desarrollo evolutivo del niño/a desde su nacimiento hasta la actualidad. Siempre se debe estar atento a rastrear datos e indicadores físicos y psicológicos que puedan estar relacionados con un posible abuso sexual. Existen diferentes modelos de anamnesis; a continuación, pasaremos a describir un modelo inspirado en el propuesto por la Universidad de San Carlos de Guatemala perteneciente al Centro Universitario Metropolitano de Escuelas de Ciencias Psicológicas.

a. **Datos generales**:
   - Nombre del niño/a.
   - Edad.
   - Escolaridad.
   - Lugar y fecha de nacimiento.
   - Nombre, edad y profesión de la madre.
   - Nombre, edad y profesión del padre.
   - Religión del padre y de la madre.
   - Estado civil del padre y de la madre.
   - Familia conviviente actual del niño/a.

b. **Motivo de consulta**:
   - Averiguar realmente quién motivó la consulta, si fue el padre, la madre u otra persona cercana o no tanto al niño/a (como un tutor, un vecino o un docente, por ejemplo).
   - Averiguar el motivo manifiesto de la consulta y el motivo latente o inconsciente de la misma.

c. **Historia del problema**: averiguar estimativamente desde qué edad se sospecha que el niño/a tiene la sintomatología o el problema por el cual consultan, y cómo se ha venido desarrollando a lo largo del tiempo.

d. **Conducta habitual**: preguntar acerca de las características conductuales habituales del niño/a actuales y de cuando era más pequeño/a con el objetivo de hacer luego una comparación de datos.

e. **Desarrollo motor**:

Averiguar a qué edad alcanzó cada una de las siguientes habilidades motoras:

- Volteó el cuerpo.
- Se sentó.
- Sonrió.
- Comió solo.
- Gateó.
- Caminó solo.
- Subió escaleras.
- Corrió.
- Saltó.
- Pintó rayas.
- Dibujó garabatos.

f. **Control de esfínteres**:

- A qué edad empezó a controlar la orina.
- A qué edad comenzó a defecar solo.
- Los métodos que utilizó para avisar.
- Si ha tenido alguna dificultad con el control de esfínteres:
- De qué tipo.
- Cuánto tiempo duraron esas dificultades.
- Otras observaciones.

g. **Lenguaje**: a qué edad alcanzó cada una de las siguientes habilidades verbales:

- Sonrió por primera vez.
- Balbuceó.
- Vocalizó.
- Dijo frases.
- Dijo oraciones.
- Siguió instrucciones.
- Otras observaciones.

h. **Historial de salud**:

- Si ha sido hospitalizado:
- Razón.
- Por cuánto tiempo.
- Golpes fuertes que haya sufrido.
- Enfermedades que ha padecido.
- Antecedentes familiares de salud física.

- Algún pariente ha presentado enfermedad mental o conducta anormal.
- Otras observaciones.

i. **Relaciones sociales**:
- Cómo se relaciona con las demás personas.
- Los juegos que más le gustan.
- Si juega con niño/as mayores.
- Si juega con niños/as menores.
- Si juega con niños/as de otro sexo.
- Animales que le agradan.
- Si prefiere estar solo/a o acompañado.
- Cómo es que se comporta dentro de un grupo.
- Si le gusta ir a reuniones sociales.
- Qué diversiones le gustan.
- Si participa en grupos de algún tipo.
- Otras observaciones.

j. **Historia escolar**:
- A qué edad y en qué año asistió por primera vez a la escuela.
- Cómo es que ha sido su rendimiento escolar.
- Si ha repetido de grado.
- Motivo de la repitencia.
- Cómo es que ha sido la relación del niño/a con sus maestros.
- Otras observaciones.

k. **Historia familiar**:
- ¿Cómo está conformado el hogar?
- ¿Cómo es la relación del niño/a con su padre?
- ¿Cómo es la relación del niño/a con su madre?
- ¿Cómo es la relación del niño/a con cada uno de sus abuelos?
- ¿Cómo es la relación del niño/a con sus tíos?
- ¿Es hijo único?
- ¿Qué número de hijo es?
- ¿Cómo es su relación con cada uno de sus hermanos?

- ¿Cómo es la relación del padre y la madre con los demás hijos?
- ¿Algún miembro de la familia ha fallecido?
- ¿Quién?
- ¿Cuándo?
- ¿Motivo?
- ¿Se ha integrado recientemente algún miembro a la familia?
- ¿Quién o quiénes?
- ¿Cómo le ha afectado eso al niño/a?
- ¿Considera que el niño/a ha vivido alguna situación traumática?
- ¿Cuál?
- ¿Cómo lo ha afectado?
- Otras observaciones.

Entrevista semidirigida

En un tercer momento, a través de preguntas abiertas, normalmente se procede a investigar acerca de la "prehistoria" del niño/a; esto es, quiénes son sus padre y madre, cómo se conocieron, en qué condiciones quedó embarazada la madre, si fue un hijo deseado, cómo fue su concepción durante los nueve meses hasta que nació, cómo fue su primer año de vida. También, siempre se debe preguntar si se tiene conocimiento de algún antecedente de abuso sexual en la familia.

La entrevista semidirigida tiene varias etapas; por ejemplo:

1. **Primera etapa**:

> En esta instancia, se averigua la prehistoria del niño/a; esto es, la historia anterior a su nacimiento ya que, de alguna manera, esto constituye la matriz emocional que incidió en el mundo mental y emocional de su padre y madre a la hora de gestarlo; y que, de algún modo, también influirá en la vida del niño/a.[71]

- ¿Cómo se conocieron (y dónde) la madre y el padre?
- ¿Por qué se enamoraron (o no)?
- ¿Se casaron?
- ¿Dónde se fueron a vivir (si es que llegaron a convivir)?

---

[71] Ídem.

- ¿De qué trabajaban entonces?
- ¿Cómo se decidieron a tener un hijo?
- ¿Cómo reaccionaron los abuelos paternos y maternos del niño/a?
- ¿Cómo tomó la noticia del embarazo el resto de la familia?

2. **Segunda etapa**:

   En un segundo momento, la entrevista se centra en averiguar cómo fue la historia de la gestación del niño/a y sus primeros meses de vida.

   - ¿Cómo fue el embarazo?
   - ¿Qué cosas sucedieron en la familia durante el transcurso del embarazo?
   - ¿Cómo fue el parto?
   - ¿Qué pensaron y sintieron al ver por primera vez a su hijo recién nacido?
   - ¿Hasta cuándo fue amamantado?
   - ¿Hasta cuándo usó chupete?
   - ¿Recuerdos del primer año de vida de su hijo?

3. **Tercera etapa**:

   En esta instancia se procede a investigar acerca de datos que pudieran llegar a estar vinculados de forma más específica a un potencial abuso sexual:

   - ¿Su hijo tiene o tenía pesadillas?
   - ¿Alguna vez se lesionó la zona anal o genital?
   - ¿Tiene o ha tenido paspaduras a repetición en la zona genital o anal?
   - ¿Alguna vez vio una mancha de sangre en su ropa íntima?
   - ¿Tuvo alguna vez alguna enfermedad venérea?
   - ¿En la familia hubo algún antecedente de abuso sexual?
   - ¿En la familia o en el vecindario hubo alguna persona acusada de ser un abusador?
   - ¿Se trata de un niño/a con una curiosidad sexual inusual para su edad?

- ¿Ha intentado tocar la zona genital de compañeros de colegio o de animales?, etcétera.

Abordaje genealógico

Por último, el psicólogo procede a preguntar acerca de la historia transgeneracional del niño/a y de su linaje familiar, hasta donde el padre y la madre puedan llegar a recordar: abuelas y abuelos de ambas partes de la familia, bisabuelos, tatarabuelos, tíos, tíos abuelos, etc. La meta de esta entrevista es estimular la memoria de los entrevistados/as a la hora de rastrear algún antecedente de abuso sexual y/o de incesto en el árbol genealógico y en los antecedentes familiares para así poder –o, no– inferir algún tipo de hipótesis al respecto.

Modelo de interrogatorio

- Nombres de abuelos, bisabuelos, tatarabuelos.
- Nombres de tíos, primos, etcétera.
- Fechas de nacimiento y defunción.
- Características de muerte.
- Características de personalidad.
- Sobrenombres.
- Personas casadas, solteras y viudas.
- Catástrofes y traumas familiares.
- Asesinatos.
- Muertes prematuras.
- Incestos y/o abusos sexuales.

Cuando el profesional se toma el tiempo para averiguar este tipo de datos de forma exhaustiva, siempre resulta llamativo cómo se puede rescatar información muy útil y valiosa que ayuda a esclarecer gran parte de los enigmas vinculados a la sintomatología actual del niño/a por la cual se ha realizado la consulta. Frecuentemente, en un clan familiar en el que alguno de sus integrantes ha sufrido de abuso sexual y no lo ha podido poner en palabras ni resolver, los integrantes de las próximas generaciones suelen repetir la historia como un modo inconsciente de elaborar lo que sus antecesores no han podido. Un ejemplo típico de esto, además del incesto, es cómo se pueden pasar de generación en generación temas vinculados a las adicciones, violencias, suicidios y depresiones, etcétera.

Características de personalidad de las madres

Podríamos afirmar que el perfil de personalidad de las madres de niños/as abusados está constituido por algunas de las siguientes características:

a. **Son madres ausentes**: tienen dificultades en cumplir su rol, en comunicarse y realizar una supervisión adecuada de sus hijos.
b. **Son mujeres ingenuas**: les cuesta distinguir el bien del mal, y dan por supuesto que todo el mundo tiene su misma escala de valores; razón por la cual suelen ser muy confiadas a la hora de delegar el cuidado de sus hijos.
c. **Han sido abusadas en su infancia**: muchas de estas mujeres se han criado en familias incestuosas y no han tenido la oportunidad de hacer una psicoterapia para elaborar su trauma; lo cual influye negativamente a la hora de elegir sus parejas y padres de sus hijos, ya que tienden a repetir el problema familiar.
d. **Son madres que cambian de roles con sus hijos**: debido a que muchas de ellas han sido criadas en familias conflictivas, sin la supervisión adecuada, a veces pueden llegar a permitir que su hija duerma en la cama matrimonial con su marido, mientras que ella opta por dormir en la cama de su hija, por ejemplo.
e. **Son madres contradictorias**: pueden llegar a ser muy cariñosas con sus hijos/ a la vez que, paralelamente, pueden ser indiferentes a los maltratos que sufren por parte de su esposo dado que, muchas de ellas, han sido criadas en hogares disfuncionales y tienen naturalizada la violencia.
f. **Son mujeres negadoras**: si bien muchas de estas madres suelen ser mujeres muy inteligentes e independientes, se caracterizan por negar y/o minimizar mucha de la información que perciben respecto del estado emocional de sus hijos o de lo que sucede a su alrededor.
g. **Son mujeres ignorantes**: a veces, ocurre que no perciben a tiempo lo que les sucede a sus hijos debido a la falta de cultura, de información respecto de este tipo de temas, bajos recursos intelectuales o patologías psiquiátricas de base.

h. **Son mujeres omnipotentes**: en ciertas oportunidades, simplemente, no se dan cuenta de que sus hijos están siendo víctimas de abuso sexual porque se trata de mujeres que subestiman al hombre o al padre de sus hijos.
i. **Son rivales de sus propias madres**: ocasionalmente, manifiestan una cierta rivalidad con sus propias madres (o sea, las abuelas maternas del niño/a víctima) porque estas les advirtieron sobre sus percepciones negativas en relación con sus parejas, por ejemplo, y ellas no las supieron escuchar en su momento, lo que les termina generando sentimientos de culpa y humillación que inciden en la dilatación a la hora de aceptar y enfrentar el problema de sus propios hijos.

Finalmente, podemos agregar que, si bien las madres de los niños/as víctimas de abuso sexual suelen ser blanco fácil de acusaciones debido a la tardanza en ayudar a sus hijos o de hacer efectiva la denuncia en el ámbito judicial, en pocas ocasiones se las puede evaluar desde un contexto de violencia de género y entenderlas como mujeres co-víctimas de sus propios hijos frente a un marido machista y violento física, emocional y/o sexualmente para con ellas mismas.

A la hora de evaluar a un niño/a no podemos pasar por alto la personalidad de su madre, y si ella presenta alguna de las características antes mencionadas se las debería tener en cuenta como uno de los indicadores de abuso sexual o, al menos, como factor de riesgo.

Entrevista al agresor sexual

Si bien los agresores sexuales no son todos varones, las estadísticas dicen que lo son en su mayoría. Tampoco existe un perfil de personalidad claro y específico por el cual se los pueda identificar a simple vista. Por tal razón, al entrevistarlos debemos prestar especial atención a lo que se sabe de ellos.

Características de personalidad

Se trata del progenitor o de algún familiar o persona cercana al niño/a. A su vez, hay que tener en cuenta que lejos de ser personas con alguna enfermedad mental, saben lo que hacen y lo planean a conciencia. Suelen estar insertados socialmente; tienen profesiones calificadas y están en pareja; casi siempre actúan solos, de manera que en su entorno nadie sospecha de lo que hacen. Frecuentemente son grandes coleccionistas de material pornográfico que involucra a niñas y niños. Cuando son descubiertos su reacción es negar o minimizar los abusos sexuales que han cometido; no manifiestan arrepentimiento. El 99 por ciento de ellos tiene la capacidad de controlar sus conductas; son grandes simuladores y mentirosos, grandes actores que actúan una personalidad carismática y simpática para el afuera, mientras que "puertas adentro" con el niño/a son de temer. Son sujetos egocéntricos, grandes actores, que si bien pueden fingir llorar por sus hijos (o, nietos, sobrinos, alumnos, etc.) no sienten empatía emocional por ellos. Se caracterizan por sentirse omnipotentes y gozan manipulando y engañando no solo a los niños/as sino a todo su entorno protector. Cuando se habla con ellos, casi siempre se posicionan en lugar de víctimas de la ex esposa y proyectan su culpa siempre sobre los demás y consideran al otro como un objeto que pueden usar a su antojo, no como un sujeto con derechos propios. Son grandes mentirosos y nunca se arrepienten sinceramente y son reincidentes.

> Según los testimonios de sus ex parejas se pudieron obtener los siguientes datos respecto de cómo fue su propia infancia: no han sido concebidos con amor; sus madres casi nunca tuvieron empatía emocional con ellos; nunca tuvieron un buen apego afectivo con sus padres; han sufrido experiencias tempranas de abandono; han tenido familias con doble discurso; han tenido madres y/o progenitores incestuosos; han tenido figuras paternas ausentes; en su educación nadie les ha sabido poner límites; han tenido padres sádicos y/o han sido objeto de violencias.[72]

Eva Giberti dice al respecto:

> Los abusadores constituyen un universo heterogéneo de individuos. Se sabe que las personas que agreden sexualmente a los niños pueden ser hombres o mujeres; heterosexuales, homosexuales o bisexuales; estar en pareja o solos; de cualquier grupo étnico y de estatus socioeconómico variado, según afirmaciones generalizadas de los expertos.[73]

A su vez, hay que aclarar que los abusadores sexuales no son solo adultos; también existen otros niños, niñas y adolescentes que

---

[72] López, MC. (2010) *Abuso sexual. Cómo prevenirlo, cómo detectarlo*, Buenos Aires: Paidós.

[73] Giberti, E. "Capítulo 9: ¿Cómo es el agresor sexual?", en *Abuso sexual contra niñas, niños y adolescentes*, ob. cit.

pueden llegar a mantener conductas abusivas para con otros niños/as menores a ellos, discapacitados o en una situación de mayor vulnerabilidad.

Gioconda Batres explica:

> En la medida en que hemos afinado nuestra capacidad para diagnosticar en edades tempranas el abuso sexual, al mismo tiempo que desarrollamos metodologías específicas para tratarlos, también nos fuimos encontrando con una realidad que históricamente habíamos negado y que no resulta menos preocupante: "esta es la que los niños y niñas que fueron abusados/as sexualmente pueden reproducir estos contactos abusivos en forma reactiva", cabe señalar, se convierten en abusadores/as de otros/as niños/as después que han sido víctimas por parte de otros/as niños/as, adolescentes o adultos/as. (Marshall, Barbarie H. 1990).[74]

Características de comunicación

Una de las maneras de identificar a los abusadores sexuales de niños/as es a través de las características de su discurso. En *La entrevista psicológica a niñas y niños víctimas de abusos sexuales* se hace referencia a este tema:

a. Capacidad de persuasión

Los abusadores son sujetos manipuladores, seductores, de elevada autoestima, inteligentes y muy habilidosos con el manejo de la sintaxis y la semántica, cada vez que hablan tienen especial cuidado en no decir nada que los comprometa ni los ponga en evidencia.

b. Discurso periodístico

Los abusadores tienen una manera de hablar similar a como lo hacen los periodistas; esto es, suelen expresarse en un tono amable, neutro y sin transmitir emocionalidad, aunque hablen de cuestiones que a cualquiera horrorizarían.

c. Discurso paradójico

Los abusadores suelen utilizar el discurso de una manera paradojal dado que ellos usan la comunicación verbal no solo para transmitir

---

[74] Marshall, W.; Barbaree H. (1990) *Outcome of Comprehensive Cognitive-Behaviolal Treatment Programs. Handbook of Sexual Assault*, New York: Marshall, Laws y Barbaree Editors, Plenum Press, citado en G. Batres (2003) *Niños/as que abusan sexualmente*, Instituto de las Naciones Unidas para la Prevención del Delito y Tratamiento del Delincuente, San José, Costa Rica: ILANUD.

simples mensajes sino para manipular a sus víctimas. Si bien suelen aparentar tener un discurso coherente, a medida que van hablando, si se los escucha con atención, emiten muchos enunciados y/o conceptos contradictorios.

d. Transgresiones semánticas

Si se está atento al contenido del discurso de los abusadores siempre se pueden detectar transgresiones a la lógica y transgresiones semánticas. Un ejemplo típico de esto es cuando le dice a su víctima: "No te hace falta un maestro, yo soy el único capaz de enseñarte", o "¿Para qué vas a tener un novio si ya tienes un papá?".

e. La palabra es usada para provocar acciones en el otro

Los abusadores suelen utilizar palabras emotivas o que despierten emotividad en sus víctimas para poder manipularlos con mayor facilidad.

f. Generalizaciones

La generalización es el proceso a partir del cual construimos de una experiencia particular un supuesto categórico.

Si bien es un proceso mental que cualquiera de nosotros podemos llegar a utilizar en un momento dado, la generalización se transforma en disfuncional cuando en la frase de un abusador, por ejemplo, podemos detectar:

- Afirmaciones universales:

"Siempre me trató mal".

"Nunca me habla".

"Nadie es bueno conmigo".

"Yo siempre le di todo".

(...)

- Frases limitantes:

"No me dejan ser feliz".

"Lo único que tengo me lo quitaron".

"Tengo que callarme".

"Ella debe odiarme".

- Creencias:

"Existe solo gente mala".

"No soy bueno con las palabras".

"Siempre tengo mala suerte".

"No está bien discutir".

"Las mujeres que usan polleras cortas son unas putas".

(...)

g. Eliminaciones

La eliminación o supresión es el proceso a partir del cual se seleccionan aquellas cosas que no nos interesan y se excluyen de nuestro mapa mental del mundo.

Si bien es un proceso mental que cualquiera de nosotros podemos llegar a utilizar en un momento dado, la eliminación se transforma en disfuncional cuando en la frase de un abusador, por ejemplo, podemos detectar:

- Sujeto impreciso: cuando el abusador se expresa, no queda en claro de quién está hablando. Por ejemplo:

"Ellos me obligaron a que lo haga".

"Esto no va a terminar bien".

"Me dijeron que sí".

"Lo va a matar".

(...)

- Contexto no especificado: en el discurso del abusador no se suele especificar qué, cuándo, dónde, etc. Por ejemplo:

"Ella me lastimó".

"Él es conflictivo".

"Mi esposa me golpea".

"Mañana veremos qué pasa".

(...)

- Comparación incompleta: cuando hablan, los abusadores suelen realizar comparaciones sin referencias. Por ejemplo:

"Está más nerviosa".

"Es la peor alumna".

"Tenemos que hacer la mejor propuesta".

(...)

h. Distorsiones

La distorsión es el proceso mediante el cual deformamos, cambiamos y transformamos aquello que percibimos interpretándolo de distintas maneras.

Si bien es un proceso mental que cualquiera de nosotros podemos llegar a utilizar en un momento dado, la eliminación se transforma en disfuncional cuando en la frase de un abusador, por ejemplo, podemos detectar:

- Causa distorsionada: los abusadores suelen creer que algo externo a sí mismos tiene la capacidad de provocar cambios emocionales en su interior. Suelen confundir la causa con el efecto. Por ejemplo:

"Ella me saca las ganas de vivir".

"Me pone agresivo".

"La maté porque ella me humilló demasiado".

(...)

- Lectura de mente: los abusadores tienen por costumbre querer adivinar o interpretar lo que su interlocutor siente o piensa. Por ejemplo:

"Yo sé lo que te conviene".

"Ya sé que no me crees".

"Sé muy bien que haces eso para hacerme enojar".

(...)

- **Nominalizaciones**: las nominalizaciones son aquellas palabras que no evocan el mismo significado para todas las personas (por ejemplo: amor, justicia, comunicación, relación, etc.). Los abusadores suelen valerse de las nominalizaciones para impactar positivamente en su interlocutor, aun siendo muy ambiguos e inespecíficos en cuanto al significado real de lo que quisieron decir. Por ejemplo:

"Libertad es lo que más le doy a mi hija".

"Yo me comunico muy bien".

"Voy a ir por justicia hasta el final".[75]

Vale destacar que, también, se puede realizar un análisis del discurso del agresor sexual sospechado ratificando o descartando los criterios pocos fiables de credibilidad que indican que el sujeto podría estar mintiendo o fabulando:

1. Dramatismo exagerado.
2. Falta de consistencia interna.
3. Falta de consistencia con las leyes de la naturaleza.
4. Falta de consistencia externa o discrepancia con otros hechos incontrovertibles.
5. Falta de persistencia o firmeza.
6. Falta de consistencia con otras declaraciones que hizo a lo largo del tiempo en el que ha estado siendo evaluado.

Entrevistas vinculares con hermanos/as

En los casos de incesto –especialmente cuando uno de los hijos ha sido abusado por su progenitor–, generalmente el resto de sus hermanos también lo han sido o, al menos, han sido testigos del hecho. Desde este punto de vista, resulta de mucha utilidad a los fines de la investigación psicodiagnóstica del niño/a por el cual se ha recibido la consulta, que hagamos dos o tres entrevistas vinculares entre los hermanos. Si hay más de dos hermanos, puede realizarse una entrevista del niño/a con cada uno de los hermanos de forma individual, y otra entrevista con todos los hermanos juntos, por ejemplo.

Las familias en las que acontece un incesto suelen ser muy herméticas; además, el agresor sexual, como estrategia, manipula a los hermanos con la intención de generar disturbios y peleas entre ellos para separarlos y así evitar que hablen del secreto. Sin embargo en su infancia los hermanos, aunque no se lleven demasiado bien, siempre terminan siendo muy leales entre sí a la hora de tener que sobrevivir frente a un peligro. Así, se puede observar que en las entrevistas vinculares con hermanos abusados frecuentemente alguno de ellos termina contando toda la verdad para defender a quien

---

[75] López, MC. *La entrevista psicológica*, ob. cit.

consideran el más vulnerable de ellos. También sucede que cuando los hermanos están juntos suelen tomar más valor para animarse a relatar su trauma y a pedir ayuda desde el lenguaje lúdico y gráfico.

Entrevista a la abuela

Dentro de la estructura familiar latina, la abuela suele tener el rol de "supervisora" general. Especialmente, la abuela materna suele estar muy atenta a los errores que comete su hija en la crianza de sus nietos, y se encarga de corregir y reparar estos errores, los cuales, dicho sea de paso, en su mayoría no son otra cosa más que las consecuencias de cómo ella misma la crió. Por tal motivo, tener una entrevista a solas con la abuela materna suele ser muy positivo al fin de la investigación diagnóstica.

Las madres cometen errores de los cuales no son conscientes, y por esa razón no los cuentan en las entrevistas que tienen con el psicólogo de su hijo. Muchas veces ocurre que por estar enamoradas idealizan a sus maridos y no les encuentran defectos, mientras que la abuela, por el contrario, es capaz de relatar sin ningún tipo de inconvenientes todos los defectos de su yerno. A veces, se las escucha decir: "Ese hombre nunca me cayó bien, siempre le vi una mirada rara cada vez que jugaba a que la nena le bajara los pantalones", o "Yo le advertí a mi hija, pero ella nunca me quiso escuchar". En otras oportunidades, las mamás simplemente tienen vergüenza de admitir que, a veces, suelen dejar al cuidado de su hijo al abuelo paterno que habría abusado de su cuñada, por ejemplo; y si no fuera por la abuela, esos detalles nunca saldrían a la luz.

El hecho de que madre e hija se lleven mal o compitan entre sí no significa que no se amen de forma incondicional y que no se unan frente a un problema generado por alguien externo a sus propios lazos sanguíneos; y es por esta razón que casi nunca hay una negativa a la hora de citar a la abuela materna para que participe en al menos una entrevista individual y/o vincular con su hija.

Vale aclarar que aquellos casos en los que la madre es la potencial abusadora, los roles suelen estar invertidos y es la abuela paterna quien más involucrada suele estar en el cuidado de sus nietos.

Entrevistas con distintos profesionales

A la hora de realizar un psicodiagnóstico por sospecha de abuso sexual, si el caso lo amerita, el psicólogo podrá tener una entrevista de forma presencial, telefónica o por videollamada con la maestra del niño/a al cual está evaluando; también, con la maestra integradora, la acompañante terapéutica, la psicopedagoga, el pediatra o la asistente social si es que los hay. Las personas externas a la familia también pueden aportar datos que resulten de interés a la investigación y favorecerla, ahorrando en ocasiones mucho tiempo. Un niño/a que ha sufrido abuso sexual, de alguna manera, siempre pide ayuda en los diferentes contextos en los que se mueve, solo que la mayoría de las veces lo hace sin palabras. De esta manera, a la hora de efectuar este tipo de entrevistas deberá hacerse hincapié en averiguar si es que han sido testigos de algún tipo de indicadores físicos o en su conducta, en su modo de expresarse y vincularse con sus compañeritos, su nivel de concentración, etcétera.

Entrevista de devolución

Una vez que el psicólogo haya arribado al diagnóstico de abuso sexual deberá comunicárselo no solo a su madre, padre o adulto protector sino al propio niño/a. El niño/a tiene derecho de saber por qué lo han llevado a la consulta y también tiene derecho a saber qué ha podido observar el profesional. Así, de esta manera, se le puede decir con palabras simples y claras, por ejemplo: "¿Te acuerdas de que al principio te expliqué que los psicólogos estábamos para ayudar a los niño/as cuando tenían un problema? Bueno, yo me he dado cuenta de que a ti te pasó un secreto que te puso nervioso y triste. ¿Adivina cuál es el secreto?". Ante esta pregunta, formulada de manera simple y en un lenguaje que los niños/as puedan entender sin asustarse, ellos suelen hacer algún tipo de comentario relacionado con su trauma; también, por el contrario, pueden llegar a responder mediante una retractación. En todos los casos, deberá observase su expresión facial y su lenguaje corporal o si responden mediante un lenguaje lúdico o gráfico.

Respecto de la devolución a los adultos protectores del niño/a debe realizarse de forma individual con la madre, si es que el progenitor fue quien abusó del niño/a, o a la inversa si es que la agresora fue la madre. En esta entrevista se comunicará la conclusión de la investigación psicodiagnóstica, y además se informará respecto de las consecuencias a mediano y largo plazo que suelen tener los niños/as con este tipo de traumas y la necesidad de brindarle un espacio de psicoterapia para que pueda elaborar todo lo que sufrió. También, se brindará una orientación con relación a cómo es que se debe realizar una denuncia a nivel judicial con la consiguiente tramitación de una restricción perimetral para que el agresor sexual no se acerque al niño/a ni pueda amenazar a su familia. Siempre es aconsejable que el profesional demuestre calidez y seguridad a la hora de contener posibles desbordes emocionales por parte de quien recibe la noticia por primera vez.

Capítulo 3

Test y técnicas

A diferencia de los tests estructurados, las técnicas proyectivas constituyen una metodología a través de la cual se presentan una serie de estímulos ambiguos para que el sujeto, en este caso el niño/a, pueda responder proyectando aspectos inconscientes de su personalidad, percepciones, deseos, emociones, traumas o conflictos, por ejemplo. Se trata de una serie de instrumentos sobre los cuales se dan respuestas de orden simbólico o metafórico; por esa razón, pueden ser utilizados tanto a la hora de realizar un psicodiagnóstico como a nivel clínico en el marco de una psicoterapia, ya que su objetivo es evitar que la persona dé respuestas racionalizadas o premeditadas.

Si bien existen diferentes clases de técnicas proyectivas, en el caso de los niños/as menores de 5 años con traumas sexuales optaremos por diferentes tests proyectivos gráficos y técnicas de expresión tales como los juegos proyectivos y otras técnicas con muñecos con el objetivo de que el niño/a víctima no se sienta presionado o más angustiado de lo que está, y para evitar revictimizarlo.

Tests inadecuados para niños/as menores de 5 años con traumas sexuales

Vale destacar que los niños/as menores de 5 años con traumas sexuales suelen tener un muy bajo nivel de concentración que les impide mantenerse motivados a la hora de realizar técnicas de mayor complejidad como aquellas que implican responder a largos cuestionarios, por ejemplo. A su vez, hay que tener en cuenta que los niños/as con los cuales trabajamos en la actualidad pertenecen a una nueva generación del siglo XXI, por lo que suelen aburrirse fácilmente cuando se le proponen técnicas con ilustraciones demasiado antiguas y que han sido diseñadas entre cincuenta y setenta años atrás, con las cuales no solo que no logran identificarse en lo absoluto, sino que las rechazan por completo.

A partir de lo dicho, debemos considerar que muchos de los tests que suelen usarse para niños/as más grandes o para niños/as pequeños con conflictos propios de la infancia, en la práctica no suelen adecuarse del todo a niños/as de muy corta edad con traumas por abuso sexual. Por ejemplo:

- **CAT**: el test proyectivo de Apercepción Temática Infantil (*Children's Aperception Test*) que fue creado en 1949 por Leopold Bellak y Sonya Sorel de Bellak permite investigar acerca de posibles conflictos infantiles que pueden tener los niños/as en relación con sus vínculos con las figuras más próximas. Si bien existe la versión del CAT-F (de láminas con figuras humanas), cuando se evalúa a niños/as se recomienda usar CAT-A (de láminas con figuras de animales) ya que los niños/as suelen identificarse más con este tipo de ilustraciones.

  El objetivo del CAT-A es evaluar las reacciones del niño/a respecto de los problemas que tiene durante su desarrollo, tales como la rivalidad, culpa, agresión, complejo de Edipo, castigo, alimentación, temores... y puede complementarse con el CAT-S, que es una técnica que evalúa conflictos tales como el abuso sexual, la violencia, intervenciones quirúrgicas, problemas de aprendizaje, narcisismo, roles parentales, etc. Este test consta de diez láminas más otras ocho complementarias con escenas antropomórficas y su consigna es: "Jugaremos a contar cuentos, tú los contarás mirando unas láminas y nos dirás qué sucede, qué están haciendo los animales". Luego de que el niño/a relata la historia que ha creado a partir de cada lámina, se le pregunta qué ha sucedido antes y qué sucederá después.

  Si bien este test se puede administrar a niños/as de entre 3 y 10 años de edad, en la práctica, en los casos de traumas por abuso sexual, como dijimos anteriormente, podría llegar a resultar ajeno a los intereses de los niños/as de nuestra época actual debido a que no suelen identificarse ni mostrar interés por sus ilustraciones, realizadas hace más de medio siglo, que pertenecen a otro contexto sociocultural.

- **Bender**: el test visomotor de Bender creado por Lauretta Bender entre los años 1932 y 1938, propone como consigna copiar nueve figuras sobre un papel blanco. Si bien se puede administrar en niños/as a partir de los 5 años, en los niños/as menores de esa edad con traumas sexuales no tienen demasiado sentido administrarlo, ya que se trata de un instrumento cuya finalidad no es la exploración de los indicadores de abuso sexual sino del desarrollo de la inteligencia infantil y del diagnóstico de discapacidad mental, afasia, desórdenes cerebrales orgánicos, deterioro neurológico y psicosis. Respecto de este test, vale destacar que los niños/as con discapacidades mentales, afasias, desórdenes orgánicos y psicosis también pueden sufrir de abuso sexual. Y desde otro punto de vista, es normal que los niños/as pequeños y/o con traumas sexuales tengan dificultades a la hora de concentrarse para copiar figuras que para ellos constituyen todo un desafío debido a que aún se encuentran en fases muy tempranas en el desarrollo de la psicomotricidad fina.

- **Frases incompletas de Sacks para niños/as**: se trata de un test proyectivo creado por Joseph M. Sacks en 1948, que consta de entre 40 y 50 frases incompletas adaptadas para que los niños/as de entre 8 y 12 años puedan completar. Si bien está centrado en evaluar proyecciones inconscientes (acerca de la actitud frente a la madre, frente al padre, frente a la unidad familiar, hacia los amigos y conocidos, hacia los superiores, hacia el trabajo y la escuela, frente a los temores, sentimientos de culpa, actitud frente a las propias habilidades, sentimientos hacia sí mismo, respuestas al medioambiente, actitud hacia el pasado, actitud hacia el futuro, identificaciones, etc.), debido a la complejidad de la prueba es imposible administrarlo a un niño/a que tenga menos de 5 años.
- **Inventario de personalidad multifacético de Minnesota (MMPI)**: el *Minnesota Multiphasic Personality Inventory* fue desarrollado entre 1930 y 1942 por Starke R. Hathaway y J. C. McKinley. Al igual que el test de Rotter, se trata de una prueba para ser administrada en adolescentes de entre 14 y 18 años. Investiga rasgos y perfil de personalidad, así como rasgos psicopatológicos mediante protocolos de preguntas, fichas, láminas, puntajes. Se calcula que el tiempo estimativo para su aplicación es de una hora y media a dos horas. Debido a todo esto y dada la complejidad de la prueba, se hace imposible administrarla a un niño/a pequeño.
- **Inventario de frases revisado (IFR)**: se trata de una técnica creada por Rosa Inés Colombo en el año 2000 para evaluar el abuso

sexual y el maltrato en niños/as de entre 6 y 16 años. Si bien esta técnica es de mucha utilidad, en niños/as de menos de 5 años resulta dificultoso administrarla.

- **CPSS**: el test de Escala Infantil de Síntomas del Trastorno de Estrés Postraumático (*Child PTSD Symptom Scale*, CPSS) en niños/as y adolescentes víctimas de violencia sexual fue desarrollado por Foa, Johnson, Feeny y Treadwell en el año 2001. Este test para evaluar a niños/as y adolescentes de entre 8 y 18 años expuestos a situaciones traumáticas, basado en el DSM-5 (el cual, también ha sido validado en Chile por Patricia Bustos, Paulina Rincón y Jaime Aedo) no es aplicado en niños/as preescolares.
- **WPPSI**: la Escala de inteligencia de Wechsler, es un test de inteligencia desarrollado por David Wechsler en 1967. Si bien se puede administrar a niños/as de entre 2 años y medio y 7 años y medio, siempre hay que tener en cuenta que en los niños/as con traumas sexuales es muy común un bajo rendimiento en este tipo de test, que requiere demasiada concentración y un buen funcionamiento verbal y manipulativo. Como ya hemos explicado, los niños/as con este tipo de traumas presentan regresiones a etapas evolutivas previas a su edad cronológica no por falta de inteligencia sino debido a mecanismos defensivos.
- **Test de los Cuentos de Hadas (TCH)**: esta prueba proyectiva (llamado en inglés *The Fairy Tale Test*) ha sido creada en 2008 por Carina Coulacoglou. Tiene como finalidad explorar la personalidad infantil en niños/as de 6 a 12 años mediante una serie de láminas con dibujos de 21 personajes muy conocidos de los cuentos de hadas (por ejemplo, Caperucita Roja, Blancanieves, etc.), los cuales se agrupan en siete series de tres dibujos cada una; las cinco primeras series presentan personajes y las dos últimas escenas. A diferencia de otros tests con láminas, en este caso no se le solicita al niño/a que cuente una historia, sino que vaya eligiendo personajes y contestando una serie de preguntas. Su tiempo de aplicación es de alrededor de 45 minutos, demasiado tiempo para que niños/as preescolares puedan mantener la atención y el interés.
- **Test de las Fábulas de Düss**: este test proyectivo creado por Louise Düss en el año 1940 tiene como finalidad que los niños/as puedan proyectar su personalidad mediante una serie de tarjetas

con dibujos e historias de fábulas con preguntas que se deben responder. Si bien puede administrarse a niños/as desde los 3 años, consideramos que consta de oraciones demasiado extensas y complejas para niños/as preescolares.

Técnicas adecuadas para niños/as con traumas sexuales

Consideramos que las técnicas más adecuadas para evaluar a los niños/as preescolares con posibles traumas sexuales son aquellas que:

- Hayan sido diseñadas para su desarrollo evolutivo teniendo en cuenta el lenguaje empleado en las consignas y tarjetas.
- Sus ilustraciones faciliten la identificación y la proyección de los niños/as de mediados del siglo XXI.
- Su tiempo de administración sea breve.

Vale aclarar que en el caso de niños/as muy pequeños las técnicas verbales y narrativas no suelen aplicarse debido a que muchas de ellas se basan en cuestionarios muy extensos con los que suelen distraerse con facilidad, careciendo de motivación o entendimiento en lo que respecta al uso del vocabulario y la falta de recursos sintácticos.

A partir de esto, podemos sugerir las técnicas de evaluación que siguen.

Test Pata Negra

Fue creado por Louis Corman en 1979. Se trata de una de las pruebas más conocidas en la evaluación de niños/as de entre 4 y 15 años. Está formado por diecinueve láminas con escenas protagonizadas por cerditos; entre ellos Pata Negra, el protagonista. Al ser un test de apercepción temática verbal, los niños/as deben elegir las láminas que más les gustan y las que menos, también; deben elaborar una historia en la que expliquen qué es lo que supuestamente está pasando en cada una de estas láminas de manera tal que puedan proyectar: sus propios recuerdos, emociones, la estructura dinámica de su personalidad, mecanismos de defensa del yo y conflictos más significativos. En este test se exploran temas vinculados a la oralidad, analidad, sexualidad, agresividad, rivalidad fraterna, dependencia-independencia, culpabilidad, padre nutricio y madre ideal.

Si bien el test de Pata Negra encierra la desventaja de tener demasiadas láminas y variables para analizar, puede constituir una herramienta ideal para evaluar el abuso sexual en niños/as menores de 5 años; especialmente, a través de las siguientes láminas:

- Lámina 4: un señor empuja desde la cola a un cerdito para subirlo a la parte de atrás de un vehículo.
- Lámina 5: una cabra está amamantando a Pata Negra.
- Lámina 8: un ave agarra de la cola a un cerdito que intenta huir.
- Lámina 10: un cerdito está espiando en la oscuridad de la noche.
- Lámina 16: un cerdito parecería estar escapándose en medio de la noche.

Los niños/as víctimas de traumas sexuales suelen elegir estas láminas como las que menos les gustan y, al verlas, pueden tener diferentes reacciones tales como querer romperlas, tirarlas con furia o negarse a responder. En ocasiones, pueden llorar, manifestar angustia, ansiedad, miedo, rechazo o nerviosismo, por ejemplo. También, pueden llegar a dar respuestas verbales que se relacionen con el abuso sexual.

Caja de Arena

La Técnica de la Caja de Arena fue creada por Dora M. Kalff a mediados del siglo pasado, sobre la base de la psicoterapia de Carl Gustav Jung y Margarita Lowenfeld. Se trata de un juego proyectivo y simbólico para ser utilizado por niños/as y personas de todas las edades en el cual se usa una caja con arena y una variedad de muñecos.

Si bien en la versión original la caja de arena debe estar pintada de color azul para simular el cielo o el agua, también puede utilizarse una caja de plástico de un tamaño suficiente que permita trabajar en distintos planos, excavando en la profundidad o construyendo en altura.

En cuanto a los muñecos, debe tratarse de figuras de pequeña dimensión; se pueden incluir diferentes variedades de: personas; personajes de cómic, dibujos animados o películas; elementos míticos o de fantasía, tales como minotauros, cíclopes, dragones, fantasmas, esqueletos, ángeles, sirenas, unicornios, hadas, sacerdotes, monjas; animales domésticos, salvajes terrestres y marinos; plantas, árboles, flores, rocas, troncos, puentes, comida, muebles; medios de transporte tales como autos de policía, camiones de bomberos, aviones, trenes, barcos, etcétera.

La consigna que suele darse es la siguiente: "¿Ves estas miniaturas?, puedes colocarlas en esta caja y hacer lo que tú quieras. Agarra lo que quieras y lo haces aquí. Yo seré tu ayudante y estaré acompañándote todo el rato. Mientras lo haces, estaremos en silencio".

El psicólogo debe estar atento, mostrarse interesado y empático; pero, no puede invadir metiendo sus manos en la arena ni, tampoco, querer dirigir o intervenir juzgando o verbalizando alguna interpretación acerca de la escena metafórica que el niño/a está construyendo. El niño/a debe trabajar sin ser interrumpido. Al finalizar, el psicólogo sí podrá hacer preguntas abiertas tales como: "¿Quieres contar lo que has hecho?", "Parecería que hay cuevas. Háblame de eso", "¿Qué está sucediendo a este personaje?", etc. Si el niño/a se niega a hablar de lo que ha hecho, no se le debe insistir; pero, se aconseja tomar una fotografía de la escena construida en la caja de arena para poder analizar su simbolismo en otro momento.

Se trata de una técnica con un enorme potencial terapéutico; y al igual que la Hora de Juego Diagnóstica, puede utilizarse como un medio para evaluar cómo el niño/a se percibe a sí mismo y al mundo que lo rodea, estados emocionales, miedos, ansiedades, mecanismos de defensa, fortalezas, conflictos, etcétera.

A la hora de analizar el contenido simbólico de lo que se ha construido, se dice que cada uno de los muñequitos representa las palabras; y la bandeja, la gramática.

A la hora de decodificar el simbolismo, también debemos observar si el escenario lúdico nos transmite tranquilidad, seguridad, paz, protección o caos, inseguridad, amenaza, riesgo, miedo, angustia, agresión, incertidumbre, soledad, abandono, por ejemplo. A su vez, también debemos estar atentos a cómo interactúan entre sí los distintos personajes, si hay lealtades, duelos, conflictos, malos tratos, traiciones o abusos sexuales.

La Técnica de la Caja de Arena constituye una herramienta ideal para el diagnóstico en el ámbito clínico, ya que permite evaluar:

- Trastornos de conducta.
- Problemas emocionales asociados a dificultad en la verbalización de los conflictos.

- Duelos.
- Trastornos psicosomáticos.
- Trastorno de conducta alimentaria.
- Retraso en el desarrollo del lenguaje.
- Déficit de atención.
- Trastornos de apego.
- Problemas de autoestima.
- Problemas conductuales.
- Dificultades en la relación con los pares.
- Bullying.
- Problemas familiares.
- Traumas por violencia psicológica y física, negligencia, abandono, abuso sexual, etcétera.

Técnicas lúdicas

Las técnicas lúdicas son las más apropiadas para evaluar a los niños/as aún no escolarizados; aun más que las técnicas gráficas, dado que estas últimas necesitan de un desarrollo mínimo de la psicomotricidad. A diferencia de esto, los niños/as suelen desarrollar el juego simbólico desde el año y medio en adelante, con lo cual, los diferentes juguetes y muñecos los ayudan a expresar con mayor facilidad aquello que perciben, desean, sienten o temen.

Hora de Juego Diagnóstica

La Hora de Juego Diagnóstica es un recurso o instrumento que utiliza el psicólogo para evaluar al niño/a desde sus múltiples dimensiones y posibilita detectar conflictos y traumas con relativa facilidad y rapidez. Tiene su origen en autores como Freud (el juego de "Fort-Da" descripto en "Más allá del principio de placer", por ejemplo); en Winnicott (*Realidad y juego*); Aberastury (*El niño y sus juegos*); en Piaget (La formación del símbolo en el niño) y en muchos otros autores como Ricardo Rodulfo, Rosa Inés Colombo, etcétera.

El juego proyectivo

En el citado libro *Los juegos en la detección del abuso sexual infantil*, se habla acerca del juego proyectivo como herramienta en el diagnóstico del abuso sexual:

> Si bien el juego es una forma de expresión de todo ser humano, en especial lo es en la infancia. El psiquismo de los niños/as pequeños aún está desarrollándose y no cuentan con un pleno uso del llamado pensamiento abstracto, sino que, por el contrario, ellos se manejan con un tipo de pensamiento concreto; razón por la cual se ven necesitados de elementos concretos –esto es, de juguetes– y/o acciones que los ayuden a pensar y a elaborar aquello que les pasa. Así es cómo utilizan un mecanismo mental llamado "proyección" mediante el cual expulsan mentalmente al mundo exterior aquellos impulsos, emociones y sentimientos, percepciones, recuerdos o pensamientos, vivencias, intereses y deseos para poder ser capaces de observarlos desde afuera de una manera más objetiva y así llegar a entender mejor aquello que internamente resulta más difícil y complejo de discernir. Los niños/as se van proyectando a sí mismos y su historia en las escenas lúdicas que arman, para luego, tal y como si se tratara de una película, poder observarse desde afuera y lograr entender o elaborar lo que les está sucediendo o lo que les ha sucedido. Al igual que un cuadro o una pieza musical reflejan simbólicamente el estado psíquico de su autor, el juego no es distinto a su jugador. Jugador y juego son dos caras de una misma moneda. Es por eso que un niño/a que juegue a cambiar de pañales a un muñeco bebé no estará proyectando simbólicamente la misma conflictiva interna que otro niño/a que jugara a colocarle compulsivamente inyecciones en la zona genital del mismo muñeco bebé, por ejemplo. El conflicto que este último estaría reflejando en su actividad lúdica seguramente reflejaría un posible abuso sexual del cual él mismo habría sido víctima (...)[76]

Juegos y juguetes

Los juguetes, los muñecos y cualquier objeto cotidiano, en las manos de un niño/a dejan de ser simples objetos y se transforman en símbolos de los que se valdrá para expresar aquello que no puede poner en palabras. Así, teniendo en cuenta de que cada juguete es una palabra y cada juego una oración, el juego se constituirá como el lenguaje predilecto de cualquier niño/a; especialmente, desde que tiene un año y medio y comienza a desarrollar la capacidad

---

[76] López, MC. *Los juegos en la detección del abuso sexual infantil*, ob. cit.

simbólica. Cualquier niño/a sabe lo que es jugar, es algo innato al ser humano; incluso, más que el hecho mismo de dibujar, ya que para dibujar se requiere una cierta psicomotricidad que, a muchos, por razones evolutivas o médicas les es dificultosa.

> Los muñecos además de facilitar la sociabilización infantil e introducir al niño/a en el mundo de los adultos, pasan a ser el blanco de proyecciones e identificaciones que el niño/a hace con las personas de su entorno. Por lo tanto, resultan muy útiles a la hora de evaluar cómo el niño/a se vincula con cada quién de su entorno, con quién se ha identificado, a qué figuras idealiza y a quiénes teme en su vida cotidiana (...)
>
> Los juguetes tienen la propiedad de poder ser manipulados, maltratados, estrangulados, destrozados y hasta violados, para luego volver a ser reconstruidos. Y esas características los hacen perfectos para trabajar en la psicoterapia con niños/as; sobre todo, con niños/as víctimas de maltrato y abusos sexuales, quienes suelen maltratar a sus muñecos tal como lo hicieron con ellos mismos.[77]

En la Hora de Juego Diagnóstica se le propone al niño/a jugar libremente a aquello que elija a partir de una serie de juguetes y objetos lúdicos específicos dispuestos en canastos abiertos y en cajas de plástico transparentes al alcance de sus manos. Así, por ejemplo, los juguetes que no podrán faltar son:

- **Simbolismos más comunes del agresor sexual**: serpiente, boa, lobo, cerdo, payaso, dragón de dos cabezas, Ken, pulpo, hechicero, monstruo, demonio, murciélago, fantasma, rata, insectos.
- **Simbolismos específicos relacionados con el trauma sexual**: crema blanca (semen), alcohol en gel (pis), témpera roja (sangre), témpera o masa marrón (heces), inyección (penetración), ropa interior de muñecos.
- **Seres humanos**: Barbies, Kens, bebotes, Max Steel, superhéroes, rey, reina, príncipe, princesa.
- **Seres fantásticos**: bruja: magos y hechiceros, hadas, gnomos, enanitos, ogros, ángeles, demonios, zombis, fantasmas.
- **Animales domésticos**: perros, gatos, palomas, loros, canarios, ratones.

---

[77] Ídem.

- **Animales de granja**: burros, caballos, conejos, caracoles, cigüeñas, cerdos, cisnes, gallinas, gallos, mariposas, ovejas, patos, pollitos, vacas, toros.
- **Animales salvajes**: abejas, águilas, cóndores y halcones, arañas, ardillas, ballenas, buitres, cabras, camaleones, cebras, ciervos, cocodrilos, cotorras, delfines, cuervos, dinosaurios, elefantes, hormigas, insectos, lechuzas y búhos, leones, leopardos, jirafas, langostas, liebres, lobos, moscas, murciélagos, osos, piojos y pulgas, ratos, sapos y ranas, serpientes, tiburones, tigres, tortugas, zorros.
- **Animales mitológicos**: dragones de dos cabezas, unicornios.
- **Disfraces**: anteojos de sol, carteras, coronitas, collares, pulseras y brazaletes, pelucas, máscaras, sombreros.
- **Otros objetos**: árboles, autos, trenes y aviones, castillos y casas, muebles, espadas, varitas mágicas, linternas, pizarrón, lupas. Telas de distintos colores, sabanitas, frascos, teléfonos de juguete, ropita de muñecas y muñecos, pañales o ropa interior de muñecos/as, billeteras con dinero falso.
- **Muñecos**: varones y mujeres de diferentes edades y tamaños. Muñecos de peluche. Títeres.
- **Caja de juego del doctor**: jeringa, lupa, algodón, cinta de papel o de enmascarar, masa marrón, témpera roja, crema blanca de manos, alcohol en gel, cuchilla, pinzas, tijera, frasco de remedios, termómetro, etcétera.
- **Caja del juego de la cocinita**: masas de todos los colores, cacerolas, horno, platos, etcétera.
- **Otras cajas de juegos**: caja con disfraces, caja de ladrillitos y maderitas, caja con artículos escolares, caja del juego de la maestra, peluquería, etcétera.

Además de contar con un gran número de juguetes y objetos lúdicos específicos a la hora de realizar una evaluación (también, en la psicoterapia), siempre debemos estar atentos a los pedidos de los niños/as. Frecuentemente, en el afán de querer expresarse de la manera más clara al contar alguno de sus conflictos de manera simbólica, mientras están jugando suelen pedir un cierto y determinado juguete específico que no está en el consultorio. En tales ocasiones, el psicólogo a cargo de la evaluación, deberá recordar que para el niño/a cada juguete es una palabra y que cada juego es una frase que nos está contando; entonces, teniendo en cuenta esto, deberá improvisar el armado o la construcción del juguete que el niño/a requiera para decir lo que quiere decir en el ese momento (si lo postergamos para un próximo encuentro, el niño/a se puede olvidar de lo que habría querido contar). Así, de esta manera, en cuestión de segundos podrá hacer un títere con un vaso de plástico o un muñeco dibujado en una cartulina de color, por ejemplo. A falta de estos elementos, el psicólogo podrá interpretar el personaje que el niño/a esté solicitando (tal y como si fuese un muñeco, puede interpretar a una rana diciendo "Cruá, cruá", o a una bruja despeinada, etcétera).

Juegos simbólicos del trauma sexual

Para hacer un resumen de lo que ya hemos explicado en la primera parte del libro, al evaluar a un niño/a por sospecha de abuso sexual debemos estar atentos a considerar:

a. **Tipo de juego que desarrolla**: debemos observar si el juego presenta indicadores de abuso sexual tales como:

- Juego postraumático.
- Juego sexualizado.
- Juego en relación con la muerte.
- Juego en relación con la alimentación.
- Juegos violentos y de descarga.
- Juegos estereotipados.
- Ausencia de juegos.

b. **Si es un juego correspondiente a su etapa evolutiva**: es muy común que los niños/as con traumas sexuales presenten regresiones a etapas evolutivas anteriores en su desarrollo; así, de esta manera, un niño/a de 5 años podrá jugar como uno de un año o de 3, por ejemplo.

c. **Modalidad y característica del juego**: debemos observar si se trata de un juego normal para la edad, si se trata de un juego violento, de tipo traumático o con contenido sexual, por ejemplo.

d. **Roles**: observaremos cómo juega a lo que juega y qué roles interpreta con mayor frecuencia; también, qué roles solicita al psicólogo que interprete.

e. **Simbolismo de sus juegos**: debemos estar atentos a los simbolismos de los juegos y juguetes con que el niño/a desea expresarse: la serpiente y la boa son símbolos fálicos; el payaso representa la doble cara del abusador; la bruja fea simboliza los aspectos negativos de la madre y la bruja linda, suele ser un símbolo de empoderamiento de la niña; el lobo es símbolo de astucia y engaño, y al igual que el cerdo, simboliza al abusador; el alcohol en gel junto con la crema blanca de manos son elementos que están asociados con el pis y la eyaculación masculina; la témpera roja simboliza la sangre y el peligro de muerte... Existen decenas de símbolos que ya han sido descriptos en detalle en el libro *Los juegos en la detección del abuso sexual infantil*, que ya hemos citado con anterioridad.

f. **Dinámica estructural del juego**: frecuentemente, los niños/as con traumas sexuales elaboran juegos con una estructura similar a la del juego de niños/as más pequeños; en algunos casos hacen una regresión a un estadio evolutivo previo a que fueran abusados por primera vez.

g. **Tema de sus juegos**:

- Pacto de silencio: juego de la hipnosis, juego del mago, juego con muñecos sin boca o con boca muy grande.
- El secreto: juego del detective, juegos de secretos, juego con el loro.
- Víctimas y salvadores de la familia: juego con muñecos superhéroes, juego de la cocinita, juego de la peluquería.
- Sacrificados y pseudoprivilegiados: juego con dinero; juegos con el lobo; juego de la fama; juego princesas, príncipes, reinas y reyes.
- El pánico: juego con el fantasma o el vampiro; juego del monstruo, juego con bichos.
- La vergüenza: juegos sexuales, juegos inhibidos.
- La culpa: juegos del doctor, juego de la cocinita, juego de la mamá.

- La humillación: juego de la bruja o monstruo; juego de la policía, el ladrón, la cárcel; juego del dejarse perder.
- La resignación: juegos de muñecos con roles pasivos, juegos con materiales escolares, ausencia de juego.
- La lealtad hacia el abusador: juegos de seducción, juegos de mesa.
- La retractación: juego de roles opuestos, juegos de mesa, juego de la hipnosis.
- La disociación: juego con el payaso, juego con dragones de dos cabezas, juegos con muñecos o personajes mellizos.
- La represión y el olvido del trauma: juegos siniestros, juegos violentos, juegos de descarga.
- La negación: juego de la fama, juegos de mesa, juegos con materiales escolares.
- La desmentida: juegos con el lobo, juegos con el fantasma, jugar a dormir.
- La compulsión a la repetición: juegos con autitos chocadores, jugar a desvestir y vestir muñecos, juegos sexualizados.
- La identificación con el agresor: juego de abuso sexual, juego de luchas, juego de roles.

Tests gráficos

Las técnicas proyectivas gráficas son una de las herramientas más eficaces y rápidas para acceder al inconsciente de una persona. Especialmente, en aquellos niños/as que tienen dificultades para hablar y responder preguntas, constituyen un medio natural a través del cual pueden expresarse de forma espontánea. Parten de un principio fundamental: los seres humanos tienen una inclinación a comprender el mundo que los rodea de una manera antropomórfica; es decir, a través de sí mismos. Es debido a esto que, de modo inconsciente, suelen proyectar su modo de ser o de pensar, por ejemplo, en otras personas, animales, objetos y situaciones.

Al estar influenciados por el inconsciente de la persona, los gráficos se estructuran con leyes similares a las de los sueños –como el desplazamiento y la condensación, por ejemplo– de modo tal que también pueden interpretarse de una manera similar a los actos fallidos, los lapsus o las conversiones somáticas. A su vez, la interpretación también se basa en los simbolismos particulares –los cuales parten de las asociaciones espontáneas que la propia persona va haciendo en base a su historia y vivencias–, así como de los simbolismos universales que son innatos a todo ser humano sin diferencia de época histórica, ya que surgen de la observación de la naturaleza (por ejemplo, el color rojo, por estar vinculado a la sangre, está asociado a la pasión y a la violencia, etcétera).

Ya hemos hecho referencia a la evolución de los gráficos en las distintas etapas evolutivas, así como a los indicadores gráficos del abuso sexual. Ahora nos centraremos en describir los diferentes tests proyectivos gráficos que suelen resultar de mayor utilidad a la hora de evaluar un potencial abuso sexual en un niño/a de menos de 5 años.

Dibujo espontáneo

Podemos definir el dibujo espontáneo como: "Aquel que realizan los niños/as de manera espontánea, sin que nadie se los solicite, solo porque desean expresarse, hablarnos a través de ellos, descargar sus tensiones, mostrarnos lo que les ocurre, sin que medie ninguna indicación al respecto".[78]

Los niños/as suelen utilizar los dibujos espontáneos para comunicar algo que sienten que no pueden decir con palabras. Es por esa razón que resulta muy interesante estar atentos a observar en qué momento los niños/as hacen un dibujo espontáneo –o una secuencia de dibujos– así como lo que verbalizan a medida que van dibujando cada símbolo.

Algunos de los indicadores de abuso sexual en los dibujos espontáneos de los niños/as menores de 5 años, son:

- Asociaciones verbales.
- Expresión de tristeza (boca caída).
- Figuras encerradas.
- Soles negros.
- Representación del aparato reproductor masculino como una constante en los dibujos (a veces, lo dibujan como una simple línea entre las piernas de las personas o animales, por ejemplo).

---

[78] López, MC.; Müller, MB. (2011) *Los dibujos en el abuso sexual infantil*, Buenos Aires: Maipue.

- Figuras superpuestas que darían la impresión de estar realizando un acto de sexo bucogenital.
- Borrones, manchas o rayas en la zona genital.

Dibujo libre

En esta técnica, utilizamos la consigna: "Dibuja lo que quieras".

> Lo que lo diferencia del *dibujo espontáneo* es precisamente eso, el hecho de tener una consigna, por más abierta que sea. Esta técnica se puede equiparar a lo que denominamos autopresentación dentro de una entrevista con un adulto. El niño/a suele presentarse a través del juego, en ese aspecto nos dice qué es lo que le está pasando. Luego de la entrevista, el dibujo libre es la primera técnica que se suele utilizar, por lo abierto de su consigna. Los comentarios que suelen acompañar al dibujo nos sumarían más datos.[79]

Esta técnica suele tomarse en la primera entrevista con el niño/a debido a que sirve como una carta de presentación de quién es, qué es lo que más le preocupa o cómo percibe su medioambiente, por ejemplo. Al igual que en el caso de los dibujos espontáneos, siempre debemos estar atentos a la secuencia de cada uno de los símbolos graficados y al mensaje.

En los dibujos libres de los niños/as menores de 5 años, los indicadores de abuso sexual son similares a los de los dibujos espontáneos.

Dibujo de la figura humana

El Test de la Figura Humana tiene su origen en el Test de Inteligencia Infantil de Florence Goodenough[80] para evaluar el coeficiente intelectual en los niños/as de entre 4 y 10 años. Parte del supuesto de que cuando el niño/a dibuja una figura humana no está dibujando lo que ve sino lo que sabe y conoce del cuerpo humano según su edad y sus propias experiencias sensorio-perceptivas.

La consigna que se da suele ser: "En esta hoja debes dibujar a una persona, lo mejor que puedas. Puedes emplear todo el tiempo que necesites". Siempre se debe aclarar que no se puede dibujar con "palotes" o al estilo caricatura, y que, de ser necesario, puede borrar.

---

[79] Ídem.

[80] Goodenough, F. (1975) *Test de inteligencia infantil por medio del dibujo de la figura humana*, Buenos Aires: Paidós.

El análisis de este test se basa en 51 ítems tales como: cantidad de detalles representados, coordinación visomotora, proporcionalidad, bidimensionalidad, transparencia, plasticidad, congruencia, presencia de cabeza, de piernas, de brazos, de tronco, hombros, cuello, boca, nariz u orejas, por ejemplo.

Otro de los orígenes de este test se puede encontrar en el DFH o Test de la Figura Humana de Elizabeth Koppitz.[81] Este test (el cual se correlaciona con los puntajes obtenidos en el WISC) se utiliza para evaluar a niños/as entre 5 y 12 años y se basa en 30 ítems evolutivos para la madurez mental que se dividen en cuatro categorías: ítems esperados, ítems comunes, ítems bastante comunes e ítems excepcionales.

A su vez, Machover[82] y Liporace[83] realizan estudios en cuanto a aquellos resultados del DFH que pueden llegar a reflejar que el niño/a está por debajo de lo esperable para la edad. Frecuentemente, este hecho se puede relacionar no solo a un aspecto evolutivo o a un bajo coeficiente intelectual, sino también a aspectos subjetivos de la personalidad propia del niño/a, así como a datos relevantes en lo que se refiere a su mundo emocional, preocupaciones y experiencias vinculadas con la persona a la que dibuja. Es común observar que los niño/as con perturbaciones emocionales, ansiedades, preocupaciones, conflictos en su adaptación social o distintos tipos de traumas –desde aquellos provocados por enfermedades físicas de origen genético, así como de traumas por abuso sexual, por ejemplo–, incidan en cómo se dibuja la anatomía del cuerpo humano.

Algunos de los indicadores de abuso sexual en los dibujos de la figura humana de los niños/as menores de 5 años, son:

- Genitales.
- Fea expresión.
- Expresión de tristeza.
- Persona orinando.
- Ausencia de ojos.

---

[81] Koppitz, E. *El dibujo de la figura humana*, ob. cit.

[82] Machover K. (1963) "Dibujo de la figura humana. Un método para investigar la personalidad", en H. Anderson y G. Anderson: *Técnicas proyectivas del diagnóstico psicológico*", Madrid: Rialp.

[83] Liporace Fernández, M. (1996) *El dibujo de la figura humana. Aspectos psicométricos y proyectivos en el proceso psicodiagnóstico*, Buenos Aires: Psicoteca.

- Ausencia de boca.
- Manos tocando la zona genital de otra figura.
- Figuras pintadas en gris, negro o marrón.

Dos Personas

Según Bernstein,[84] la técnica del dibujo de dos personas tiene su origen en Machover y Goodenough. Si bien cuando administramos esta técnica a adolescentes o a adultos el dibujo realizado se puede interpretar a nivel simbólico como una representación de la pareja interna, en el caso de los niños/as aporta datos en lo que se refiere a aspectos vinculares del niño/a.

Esta técnica se puede aplicar con dos consignas diferentes según los autores. Así, Machover propone la siguiente consigna: "Dibuje una persona completa en esta hoja. Ahora dibuje una persona del sexo opuesto en otra hoja". Mientras que Bernstein opta por proponer que se dibujen las dos personas en la misma hoja: "Dibuje dos personas cualesquiera. Al finalizar, póngale el nombre y la edad que pudieran tener. Escriba una historia que relate qué les ocurre, qué piensan, qué sienten los personajes. Póngale un título a su historia".

Como en toda técnica, si se elige incluir espontáneamente un escenario u otros objetos o figuras no se interfiere. Si el niño/a que ha dibujado a las dos personas no sabe o no está motivado para escribir una historia, el psicólogo entrevistador le puede proponer que se la dicte tal y como si fuese un cuento; también, le puede realizar preguntas a modo de aclaraciones respecto de detalles de su dibujo.

Algunos de los indicadores de abuso sexual en el Test de Dos Personas de los niños/as menores de 5 años, son:

- Genitales.
- Posturas sexuales.
- Figuras superpuestas en la zona genital.
- Figuras en transparencia (borradas) superpuestas en la zona genital de la otra.

---

[84] Bernstein, J. (1964) "La técnica del dibujo de dos personas de Machover», en FL. Goodenough, *Test de inteligencia infantil*, ob. cit.

Test Casa-Árbol-Persona

El llamado HTP (en inglés, *House-Tree-Person*) es una de las técnicas proyectivas más utilizadas y trabaja con los dibujos de una casa, un árbol y una persona. Se basa en el Test de la Figura Humana creado por Karen Machover en el año 1949 y en el Test del Árbol de Koch, de la década de 1950.

El dibujo de la persona simboliza la autoimagen que el niño/a tiene de sí mismo, mientras que el dibujo del árbol representa el concepto que tiene de sí mismo, pero a un nivel más profundo; el dibujo de la casa, a su vez, representa cómo percibe a su familia.

Si bien se suele administrar en tres hojas por separado; en el caso de los niños/as con traumas es recomendable tomarlo en un formato integrado; es decir, en una sola hoja. De esta manera, se pueden comparar la diferencia de tamaños, orientación y acción del personaje y de cada uno de los detalles, lo cual, a la hora del análisis facilita el hecho de poder entender la dinámica psíquica del niño/a y de sus vínculos y conflictos de una manera más rápida y eficaz. Si bien es normal que los niños/as menores de 5 años suelan dibujar sobre el borde de la hoja y en tamaño grande debido a su egocentrismo y a su escaza psicomotricidad fina, no será lo mismo que se dibuje una persona adentro de la casa que afuera o alguna de las figuras notoriamente más grande que el resto, por ejemplo.

Al no saber escribir, se le puede pedir a los niños/as aún no escolarizados que nos cuenten –o dicten– una historia de lo que está pasando en su dibujo. En este punto, vale recordar que siempre es recomendable no hacerles preguntas de forma directa a los niños/as pequeños; por el contrario, resulta mucho más práctico hacerle preguntas a su dibujo, como un modo de estimular a que ellos puedan proyectarse –tal y como si se tratase de un juego– a través de la verbalización de sus respuestas.

Algunos de los indicadores de abuso sexual en el Test HTP de los niños/as menores de 5 años, son:

- Tachar el dibujo.
- Simbolismos fálicos.
- Genitales.
- Atmósfera tenebrosa.

- Expresión de tristeza.
- Simbolismos de peligro: lobo, casa incendiándose, árboles caídos, etcétera.

Test de la Casa

Como explicábamos anteriormente, el gráfico de la casa simboliza cómo el niño/a percibe a su familia; aunque también simboliza las características de su personalidad.

Algunos de los indicadores de abuso sexual en el Test de la Casa de los niños/as menores de 5 años, son:

- Casa incendiándose.
- Dos casas, en vez de una.
- Símbolos de peligro en la casa o cerca de esta.
- Casa encerrada en un círculo.
- Más de una chimenea.
- Chimenea llamativa o extraña.

Test del Árbol

El árbol como test proyectivo tiene su origen en Emil Jucker[85] y en Karl Koch.[86] Esta técnica se puede tomar de muchas diferentes maneras, además de en el tradicional test HTP, debido a que se trata de un simbolismo ante el cual los mecanismos de defensa suelen debilitarse por el hecho de ser el árbol un elemento perteneciente al reino vegetal, lo que hace que mediante su dibujo se facilite la proyección de contenidos inconscientes.

Algunos de los indicadores de abuso sexual en el Test del Árbol de los niños/as menores de 5 años, son:

- Marcas en el tronco.
- Árbol muerto.
- Árbol sin copa.

---

[85] Hammer, E. (2006) *Tests proyectivos gráficos*, Barcelona, Buenos Aires: Paidós, p. 116.

[86] Koch, K. (1963) *El Test del Árbol*, Buenos Aires: Kapelusz.

Serie de árboles

Esta técnica se recomienda administrar a niños/as a partir de los 5 años. Se le propone al niño/a que dibuje un árbol; luego, en otra hoja que dibuje otro árbol totalmente diferente al primero; luego, otro y otro más. Debe dibujar un mínimo de cuatro árboles de diferentes especies y edades.

El primer árbol se considera la capa más externa de la personalidad; mientras que los sucesivos árboles simbolizan aspectos más profundos e inconscientes del niño/a, que por lo general no suele mostrar fácilmente.

Algunos de los indicadores de abuso sexual en el test de serie de árboles de los niños/as menores de 5 años, son:

- Marcas en el tronco.
- Árbol muerto.
- Árbol sin copa.
- Limoneros.
- Arbustos.

Árbol de fantasía

Se le solicita al niño/a que dibuje un árbol cualquiera que él imagine e invente. Le puede dibujar una computadora en vez de copa, u otros símbolos a libre elección; se le pueden pegar imágenes recortadas a modo de collage, etc. Esta técnica es ideal para los niños/as menores de 5 años.

Algunos de los indicadores de abuso sexual en el test del árbol de fantasía de los niños/as menores de 5 años, son:

- Cuando coloca en la copa del árbol juguetes, dibujos o imágenes recortadas que poseen una referencia simbólica negativa respecto de alguna persona cercana (madre, padre, por ejemplo); o con una referencia fálica (genital masculino, revólver, etcétera.).

Dos árboles

Se le pide al niño/a que dibuje un árbol lindo y otro feo. Luego, acto seguido, que escriba palabras al azar durante un minuto en las copas de ambos árboles; en caso de no saber escribir puede hacer dibujitos en el interior de cada copa. En niños/as menores de 5 años es preferible ofrecerles una cartulina grande en lugar de un par de hojas, lo cual facilita la capacidad expresiva del niño/a ya que, en vez de escribir o dibujar, puede colocar juguetes simbólicos adentro de cada uno de los árboles.

Algunos de los indicadores de abuso sexual en el test de los dos árboles en los niños/as menores de 5 años, son:

- Cuando coloca en la copa del árbol feo o malo juguetes, dibujos o imágenes recortadas que poseen una referencia simbólica negativa respecto de alguna persona cercana (madre, padre, por ejemplo); o con una referencia fálica (genital masculino, revólver, etcétera).

Persona Bajo la Lluvia

Hammer[87] explica esta técnica puede haber sido introducida en 1924 por Arnold Abrams, según plantean algunos, o por Abraham Amchín, de acuerdo con otros autores.

La consigna es: "Dibuje a una persona bajo la lluvia". Si el niño/a así lo desea, puede omitir o agregar un paisaje u otros elementos, todo lo cual aportará más datos simbólicos.

Si bien en el Test de la Persona Bajo la Lluvia realizado por los niños/as menores de 5 años no se pueden reconocer todos los indicadores de abuso sexual a los que hace referencia Colombo,[88] sí podemos observar los siguientes:

- Elementos fálicos: órganos sexuales o dibujos con forma de pene.
- Uso del doble: dibujar dos personas cuando se le pide una.
- Lluvia sectorizada: la lluvia cae sobre la cabeza o se encuentra en un rectángulo alrededor de la figura humana.
- Truenos y rayos.
- Nubes llamativamente grandes o pintadas de negro.
- Ausencia del cuerpo.
- Borrado excesivo.

---

[87] Hammer, E. *Tests proyectivos gráficos*, ob. cit., pp. 2 y 39.

[88] Colombo, RI.; Barilari, Z.; Beigbeder De Agosta, C. (2003) *Abuso y Maltrato Infantil. Indicadores en "Persona Bajo la Lluvia"*, Buenos Aires: Cauquén, 2006.

- Figura tachada.
- Figura borrada o en transparencia.
- Figura con expresión fea o triste.

Test de la Familia

Podemos encontrar las primeras investigaciones sobre el dibujo de la familia en Porot;[89] más tarde, se realizaron diferentes adaptaciones; por ejemplo, con Louis Corman,[90] y posteriormente se incluyó el análisis del movimiento de los personajes.

Esta técnica es ideal para investigar cómo es la dinámica familiar, el rol de cada quién y cómo el niño/a percibe a su familia, así como sus deseos y temores con respecto a ella.

Frecuentemente, se puede observar que el niño/a que está atravesando un trauma por incesto omite dibujar a su agresor/a. De esta manera, en el caso de que omita dibujar a algún miembro de la familia (sea sospechoso o no), siempre habrá que motivarlo a que lo haga insistiendo dos o tres veces, ya que el gráfico siempre constituye una prueba pericial.

También, podemos sugerir que se opte por administrar la versión en color de este test, ya que el hecho de dar la posibilidad de pintar el dibujo otorga una mayor profundidad en su análisis simbólico. Así, por ejemplo, no será lo mismo que elija pintar la zona genital de la figura de su progenitor (o de su tío u otro miembro de la familia) de negro o rojo, a que lo haga de modo similar al resto de las figuras; tampoco tendrá la misma interpretación un cielo pintado de celeste que otro marrón, etcétera.

Al finalizar, se puede preguntar al niño/a dónde está la familia, en qué lugar, qué hacen allí, quién es el más y el menos feliz o quién es el más divertido, el más bueno y por qué, por ejemplo.

Otras versiones del Test de la Familia son:

a. **Familia Actual**: técnica que evalúa la imagen que el niño/a tiene del resto de los integrantes de su grupo familiar, a quién valora más, cuál es la persona más conflictiva, si se siente rechazado, etc. La consigna es: "Dibuja a tu familia", y si bien está centrada

---

[89] Porot, M. *La familia y el niño*, Barcelona: Luis Miracle, 1960, 2da. edición.

[90] Corman, L. (1967) *El test del dibujo de la familia*, Buenos Aires: Kapelusz.

en que se dibuje a la familia real, este test aplicado en niños/as pequeños suele tener la dificultad de que, muchas veces, los niños/as se inclinan a dibujar una familia idealizada, aquella que anhelarían tener.

b. **Familia Prospectiva**: la consigna de esta técnica es: "Dibuja a tu familia tal como te la imaginas dentro de 5 años". La dimensión temporal facilita el análisis de la identidad del niño/a como un integrante de su familia, si desea cambiar de rol, si teme que le suceda algo, si tiene esperanzas de que sus conflictos puedan resolverse.

c. **Familia Imaginaria**: la consigna de esta técnica es: "Dibuja una familia que imagines". La idea es dibujar una familia inventada, imaginada, con el objetivo de facilitar en el niño/a la proyección de contenidos de su inconsciente respecto de cómo quisiera que su familia fuera, sin que se sienta culpable por aquel miembro que decida incluir o excluir, hacer más feo o más lindo, más grande o más pequeño, por ejemplo. Al finalizar, se le puede realizar preguntas tales como quién le gustaría ser, quién es el menos bueno y por qué, quien es el más alegre y quién el más triste, con quién le gustaría irse de vacaciones, etcétera.

d. **Familia Kinética**: la consigna de esta técnica es: "Debes dibujas a cada persona de tu familia haciendo algo". Esta técnica aporta más datos sobre los roles y vínculos familiares; también, permite analizar las personas que el niño/a valora más y aquellas con las que tiene algún tipo de conflicto, el grado de actividad o pasividad de cada quien, etc. Vale destacar que, al igual que en las demás técnicas, los objetos, escenarios, animales, detalles y los colores con que decida pintar suelen aportar datos muy interesantes a la hora de realizar su interpretación.

e. **Familia de Animales**: el hecho de tener que dibujar animales facilita el proceso de proyección sin que el niño/a se sienta invadido por la angustia ni por la culpa; especialmente en los casos de incesto donde aún se convive con el agresor/a.

   En esta técnica se pueden utilizar dos tipos de consignas: "Tienes que dibujar una familia de animales" o "Tienes que dibujar una familia de animales. Pero, cada miembro de la familia debe ser un animal diferente".

Debido a que los niños/as pequeños aún no han terminado de desarrollar la psicomotricidad fina, suelen dibujar a todos los animales de manera similar, con trazos muy simples; sugerimos utilizar la segunda consigna, ya que aporta una mayor riqueza simbólica a la hora de realizar un análisis más exhaustivo acerca de cómo el niño/a percibe la dinámica y los roles familiares. Así, de esta manera, no será lo mismo que dibuje a una mamá y a un papá de especies distintas (un pez y un ave, por ejemplo), o como un animal de granja y un depredador salvaje respectivamente, que como dos animales compatibles entre sí capaces de convivir sin peligro alguno.

Algunos de los indicadores de abuso sexual en los distintos tests de la familia en los niños/as menores de 5 años, son:

- Figura con órgano genital.
- Ausencia de alguno de los miembros de la familia.
- Figura tachada.
- Figura con zona genital tachada.
- Figura tocando la zona genital de otra persona o animal.
- Expresión fea del rostro.
- Manos muy grandes en alguna de las figuras.
- Ausencia de cuerpo (a partir de los 4 años).
- Asociación verbal negativa o llamativa en referencia a alguien en particular (por ejemplo: "Papá está haciendo pis").

Vale destacar que en los gráficos de los niños/as aún no escolarizados no se puede interpretar:

- Simbolismo del color.
- Simbolismo de la espacialidad.
- Ausencia de boca, ojos, nariz, piernas o manos (especialmente, en niños/as menores de 3 años).
- Tamaño.
- Calidad de la línea.

Capítulo 4

Innovaciones metodológicas

A diferencia de los tests estructurados, las técnicas proyectivas facilitan la evaluación del sujeto evitando hacerlo sentir más presionado de lo que suele estar en cuanto a "rendir bien", a ser clasificado a través de una puntuación numérica, igual que solía hacerse antiguamente en las escuelas. En los casos en los que el niño/a está atravesando por un estrés postraumático debido a un trauma sexual, debemos ser muy cuidadosos en lo que a esto respecta. No se trata de evaluar un cúmulo de aspectos de la personalidad aislados sino, más bien, de observar al niño/a en su totalidad, en sus múltiples dimensiones; es decir, en su forma física, emocional, conductual y social. Debemos evaluar cómo el niño/a percibe a su entorno a la vez que cómo se percibe a sí mismo y cómo se siente frente a distintos tipos de situaciones.

Frecuentemente, los niños/as víctimas menores de 5 años se niegan a hacer tests estandarizados y eso no es una casualidad. No se sienten motivados, dado que la mayoría de las técnicas no están adaptadas a ellos. Es imprescindible tener en cuenta esto a la hora de evaluarlos. No podemos pretender que un niño/a de 2, 3, 4 años que apenas está pudiendo sobrevivir a un trauma de semejante calibre se adapte al adulto que lo está evaluando; nuestra obligación como psicólogos es adaptarnos a ellos.

Quienes trabajamos con niño/as pequeños con este tipo de conflictiva sabemos que muchas veces se niegan a obedecer las consignas; es por esta razón que los profesionales debemos ser muy creativos a la hora de adaptar las técnicas proyectivas a las necesidades y capacidades de cada niño/a ya que, si ellos nos "bajan el pulgar", simplemente, no podremos evaluarlos.

A continuación, compartiremos algunas de las innovaciones metodológicas que en mi práctica clínica me he visto obligada a implementar, especialmente a la hora de evaluar a niños/as temerosos de hablar y pedir ayuda.

"El lorito"

Los loros simbolizan la comunicación y la capacidad de hablar; por lo tanto, cuando estamos frente a un niño/a que tiene miedo de contar lo que le ocurre –o lo que le ha ocurrido–, podemos valernos de un muñeco o un títere lorito.

El psicólogo se coloca el títere en una de sus orejas y refleja empatía con el supuesto secreto que el animalito le está diciendo mediante una serie de gestos que van desde la picardía a la preocupación y el asombro. Finalmente, en un tono lúdico, procede a preguntar al niño/a: "Adivina qué me dijo el lorito. Adivina qué le ha sucedido".

El niño/a suele responder rápidamente proyectando en el muñeco algo que a él mismo le ha sucedido; por ejemplo, puede decir: "Dijo que alguien le pegó".

Si, por el contrario, el niño/a se niega a responder argumentando que el loro no ha dicho nada porque es un muñeco, el psicólogo puede insistir acercándole el muñeco a su oído mientras dice: "Es que este loro habla con los pensamientos. Dime: ¿qué te dice? Lo primero que pienses es lo que te está diciendo". En estos casos, el niño/a suele responder de manera espontánea proyectando, generalmente, algo que le preocupa o le da miedo verbalizar en primera persona; por ejemplo: "Dice que se escapó de su casa".

A partir de las respuestas del niño/a, el psicólogo podrá continuar su investigación diagnóstica a través de un diálogo lúdico indirecto con el niño/a: "Oh, lorito... ¿Quién te ha golpeado?", "¿Por qué te escapaste de tu casa?".

"Las piedritas mágicas"

Esta técnica es una variante de la anterior. El psicólogo agarra una piedra brillante (también, puede tratarse de una piedra con un color llamativo, una forma extraña o, simplemente, la tapa transparente de un perfume importado) y, en un tono solemne, dice: "Esta es una piedra mágica. Es muy especial para mí porque me la regaló un anciano mago a quien un día hace mucho tiempo atrás me encontré en la una cascada en medio de un bosque, en las montañas". Luego, se coloca la piedra en el oído y hace un gesto que da a entender que está escuchando algo; por último, se la ofrece al niño/a y le propone escuchar el mensaje que la piedra tiene para darle. Ante la consternación del niño/a, y para facilitar el mecanismo de la proyección, el psicólogo le aclara que la piedra habla solo en los pensamientos de quienes saben escucharlos.

Podemos escuchar todo tipo de respuestas, aún las más insólitas como "Manzana" o el nombre de una persona; aunque, frecuentemente, los niños/as pequeños suelen decir palabras sueltas que resulta difícil asociar con algo en particular. Ante esto, le podemos buscar el objeto que nombran en su versión juguete, y así, si dicen "Carlos", le podemos ofrecer un muñeco Ken o si dicen una comida, podemos agarrar el juego de la cocinita, por ejemplo, como un modo de facilitar una cadena de asociaciones lúdicas más amplia que nos pueda dar más "pistas" que nos permitan ayudarlo/a.

"El búho"

El simbolismo del búho o la lechuza también es muy útil para investigar las cosas no dichas, los tabús familiares y todo aquello que sucede a escondidas, en las horas nocturnas.

En esta técnica el psicólogo se vale de la psicología inversa; esto es, para lograr que el niño/a hable se lo hace callar. Así, de esta manera, ante cada una de las respuestas verbales o paraverbales del niño/a el búho (manejado por el psicólogo), le dice: "Shh...". Si el niño/a no responde, el psicólogo puede retar de una manera lúdica al muñeco: "Señor búho, no nos va a callar. No tenemos miedo de los secretos".

"Empoderamiento"

Los niños/as víctimas de delitos sexuales suelen tener una muy baja autoestima que los hace ser extremadamente inseguros y miedosos; especialmente, a la hora de tener que hablar con una persona desconocida como el psicólogo que los está evaluando acerca de su trauma o de su agresor (al que suelen sobredimensionar como alguien omnipotente y todopoderoso al que temen). Ante este panorama, podemos ayudarlos con una técnica de empoderamiento:

Como si se tratara de una obra de títeres espontánea, delante del niño/a el psicólogo manejará al muñeco en una trama argumental similar a la de un clown. De esta manera, el profesional elegirá a un muñeco que simbolice al agresor/a (monstruo, bruja, lobo u otro muñeco con al que el niño/a le haya prestado especial atención) y establecerá una escena lúdica delante del niño/a. Así, por ejemplo, podrá poner a dicho muñeco en un rol de malo; pero, haciéndolo extravagante, torpe y gracioso a la vez, haciéndolo hablar en un tono de voz chillona o con acento extranjero, que siempre fracasa en su intento de asustar al niño/a y del que, finalmente, termina huyendo.

Otra opción que se puede sumar a la anterior es que el psicólogo rete o reprenda al muñeco símbolo del agresor. Por ejemplo, le puede decir: "Señor monstruo, yo ya me di cuenta de que usted es muy malo. Debería ir en penitencia".

La idea es que el niño/a víctima comience a sentirse fuerte frente al agresor; lo cual, suele quedar reflejado en el hecho de que el niño/a que en un principio estaba aterrado de hablar, comience a relatar en primera persona o a través de su juego, aquello que debió sufrir.

Resulta muy interesante observar cómo aún los niños/as más tímidos, tentados de la risa, poquito a poco se desinhiben y comienzan a gritar, insultar, pegar o revolear el muñeco mientras este finge un arrepentimiento, el cual, en los casos de los niños/as víctimas de violencias y abusos no hace otra cosa más que fomentar una especie de catarsis emocional a través de la cual comienzan a dejar de lado sus represiones y temores para adoptar una actitud más abierta y frontal con aquello que les pasa (vale aclarar que este tipo de actitud no se observa en niños/as con otro tipo de conflictivas).

"La jaula"

La finalidad de esta técnica es empoderar a los niños/as víctimas para que se animen a hablar a partir de fomentar en ellos la esperanza en la protección de la justicia.

Se trata de una técnica muy simple, que consiste en colocar una jaula en un lugar visible del consultorio en el cual estemos evaluando al niño/a. Resulta muy interesante observar cómo muchos niños/as víctimas, a diferencia de quienes no lo son, comienzan a encerrar de forma espontánea, y a modo de penitencia, a aquellos muñecos que tienen una simbología vinculada a los agresores sexuales; siendo que, luego, comienzan a desplegar una cadena significativa de palabras asociadas con quienes tanto los dañaron. Por ejemplo, pueden jugar a encerrar en la jaula a un lobo mientras dicen: "Ya no lastimarás más las colas de los animalitos pequeños".

“Familia de animales con juguetes”

Una opción para los niños/as de un año y medio, 2 o 3 años, que aún no cuentan con la suficiente destreza psicomotriz como para dibujar una familia de animales, es ofrecerles una caja con pequeños muñecos de todo tipo de animalitos (domésticos, de granja, salvajes, mitológicos) con la propuesta de que elijan uno que corresponda a una mamá, otro a un papá, a los hijos, hermanos, tíos, padrino o a aquellas personas importantes dentro de su entorno familiar.

Vale destacar que para que no se angustien ni se pongan demasiado ansiosos aconsejamos evitar decirles que están representando simbólicamente a su propia familia; y es por esa razón que en nuestra consigna hablamos de "una" mamá, en vez de "tu" mamá, papá...

Al finalizar, el psicólogo analizará el simbolismo de cada animal y su posición respecto de los demás en función del rol que ocupa cada uno en la dinámica familiar y respecto del niño/a al cual estamos evaluando. Así, de esta manera, no será lo mismo que el niño/a haya seleccionado un dinosaurio como papá y un canario como mamá, o al revés, por ejemplo.

“Las fotos de mi familia”

Para esta técnica tenemos que pedirle a la madre o al adulto protector que consulte por el niño/a que imprima fotos de cada miembro de la familia por separado, las cuales entregará en un sobre cerrado al psicólogo.

Se trata de proponerle al niño/a que vaya adivinando quién es quién a medida que le vamos mostrando cada una de las fotos con el objetivo de analizar sus verbalizaciones espontáneas, así como sus conductas, gestos y las macro y micro posturas corporales que va adoptando ante cada una de las personas que ve.

Así, por ejemplo, no será lo mismo que al ver la foto de su abuelo un niño/a sonría de la felicidad que, por el contrario, deje de sonreír, desvíe su mirada, cubra su zona genital con su mano (aunque más no sea por una fracción de segundos) o intente tirar o romper dicha foto.

“Regalos”

En esta técnica le proponemos al niño/a, por ejemplo, jugar a "la maestra" que les propone a los alumnos (muñecos) que dibujen o fabriquen un regalo para darle a su mamá y a su papá (también, podemos incluir a otro miembro importante de su entorno familiar tal como sus abuelos o tíos, u otra persona que el niño/a conozca). Así, de esta manera, el niño/a procederá a tomar el rol de cada uno de los alumnos ayudándolos a fabricar dichos regalos, los cuales, en verdad no serán más que símbolos asociados por analogía a cada una de las personas importantes para el niño/a.

Como técnica proyectiva, resulta interesante observar qué miembros de la familia reciben regalos lindos o feos. En ciertas oportunidades, por ejemplo, se ha podido observar a niños/as que "hacen dibujar" penes a cada uno de los muñecos alumnos como regalo del día del padre.

"Imaginando un cuento"

En esta técnica se le propone al niño/a inventar un cuento que el psicólogo irá escribiendo. Se trata de analizar el simbolismo de los personajes (en general, hay uno bueno y uno malo), la trama argumental y el final.

"Las dos familias"

En esta técnica se da la siguiente consigna: "Con los muñecos, juguetes y objetos que elijas debes formar dos casas con dos familias". El niño/a puede elegir armar tanto una familia con muñecos humanos (tales como las Barbies o los Kens, por ejemplo) o con animales según su libre elección.

Los niños/as víctimas de violencia y abuso, generalmente, se inclinan por hacer dos familias opuestas: una buena y otra mala, lo cual no es otra cosa más que la proyección de los aspectos buenos y malos de su propia familia. Se trata de una técnica lúdica proyectiva que facilita la investigación de la dinámica familiar a través de preguntas que se le pueden formular al niño/a sin que se asuste.

"La escena del delito"

A veces, puede suceder que a pesar de observar indicadores de estrés postraumático en el niño/a que estamos evaluando, evite hablar o jugar acerca de lo que le pasó. En estos casos, un método que resulta muy práctico al objetivo de nuestra investigación es el armado de una escena lúdica que contenga algún elemento simbólico de lo que sospechamos pudo haberle pasado, como para comprobar, según el tipo de reacción que pueda tener, si es que acaso pueda tratarse de un anclaje emocional de la escena del delito; es decir, de la escena del trauma.

Por ejemplo, si tenemos la sospecha de que un niño/a ha sido abusado en la piscina de su casa, podríamos reproducir tal escenario introduciendo a un muñeco en una palangana o en una bañadera de juguetes con agua para así, de esta manera, poder estudiar su reacción en el momento en que entre al consultorio y lo vea. Así, el niño/a podría reaccionar manifestando un cierto grado de tensión y podría optar por alejarse de dicho escenario; podría disponerse a interpretar el rol de un asesino jugando a ahogar al personaje de la bañadera, o, por el contrario, podría suceder que se muestre absolutamente indiferente obligando a descartar dicha hipótesis.

"Espejando a los muñecos"

Otra de las técnicas que resulta muy útil para facilitar el relato en los niños/as es espejar mediante distintas clases de gestos los estados emocionales del muñeco con el que están jugando, como un modo de mostrar empatía con lo que se supone nos quieren transmitir. De esta manera, si el niño/a está jugando a asesinar a un personaje, el psicólogo puede manifestar dolor en su rostro cada vez que este muñeco es apuñalado, por ejemplo. Esto facilita que el niño/a pueda compenetrarse en su juego proyectando aspectos de su trauma de una manera más fluida y espontánea.

"Collage con imágenes"

Le proponemos al niño/a armar un collage de tema libre a partir de una serie de imágenes con todo tipo de símbolos que previamente hemos recortado y colocado en una caja.

Vale destacar que como estamos trabajando con niños/as de muy corta edad, en este tipo de técnica hay que evitar ofrecerles tijeras, dado que lo que suele suceder es que se distraen de la consigna inicial con el objetivo de demostrar sus habilidades psicomotrices.

"Frío, tibio, caliente"

Podemos encontrar el origen de esta técnica en el juego del detective. Se trata de proponerle al niño/a jugar a esconder algún objeto que él elija en algún rincón del consultorio para luego, a continuación, descubrirlo. El psicólogo será guiado por el niño/a mediante las palabras-pistas de "frío", "tibio" o "caliente" según esté más cerca o más lejos del escondite.

Muchas veces, el simbolismo del objeto que el niño/a ha ocultado suele estar relacionado con algo que guarda en secreto o que pretende ocultar. Así, de esta manera debemos observar si se trata de un elemento con connotaciones negativas que puedan llegar a tener algún tipo de conexión con un supuesto abuso.

En este aspecto, vale destacar que un niño/a víctima no siempre esconderá un objeto peligroso o con una connotación negativa tal como un cuchillo (de plástico) o un monstruo (muñeco de peluche); muchas veces, puede llegar a esconder un payasito, un reloj u otro objeto aparentemente aleatorio, el cual, para el niño/a quizás pueda estar funcionando como un anclaje visual vinculado a una escena traumática. Para averiguar de qué se trata verdaderamente, una vez descubierto el objeto escondido el psicólogo deberá indagar sobre la procedencia de dicho objeto y todo lo vinculado a este mediante preguntas realizadas de manera lúdica al propio objeto; por ejemplo: "Señor monstruo, ¿por qué estaba escondido?", "Payasito, ya lo descubrimos", "¿Quién es su dueño, señor reloj?", "¿Qué estaba haciendo?".

"Dibujos opuestos"

Ante la consigna de dibujar, no es extraño que los niños/as expresen resistencias y que, ante la insistencia del psicólogo, terminen negociando que los acompañen en la tarea dibujando ellos también. En este tipo de circunstancias, se deberá evaluar el postergar la actividad gráfica para otro momento en que el niño/a se encuentre más motivado; pero, también, especialmente en los casos de urgencia, una opción es poder acceder a acompañarlos en su propuesta.

Partiendo del hecho de que cuando los niños/as se ven obligados a dibujar suelen terminar haciendo un dibujo demasiado "lindo" esperando aprobación o, por el contrario, un dibujo a desgano como, por ejemplo, una simple raya, una técnica que suele tener resultados positivos es dibujar una imagen opuesta a la que está haciendo el niño/a.

Así, si el niño/a dibuja un arcoíris, el psicólogo podrá dibujar unas nubes oscuras de tormenta; si el niño/a dibuja un sol destacando su sonrisa el profesional hará otro con un gesto de tristeza... de manera tal de poder generar una conversación a partir de tales dibujos que pueda ser de utilidad para evaluar distintos aspectos relacionados con sus vínculos, sus miedos, etcétera.

"Preguntando en segunda y tercera persona"

Un error que frecuentemente cometemos los psicólogos a la hora de evaluar a los niños/as pequeños es preguntarles de forma directa (en primera persona) qué significa su dibujo. El 99 por ciento de ellos dirá que no sabe o, directamente, evitará responder. En estos casos, una técnica que suele dar mucho resultado es la de interrogar en segunda o en tercera persona. Así, en vez de preguntar "¿Qué significa esto que dibujaste?", señalando su dibujo podemos preguntar "¿Qué piensa este gato?" o, "Gatito, ¿qué estás por hacer?".

Teniendo en cuenta que los niños/as pequeños poseen un tipo de pensamiento llamado "animista" a través del cual suponen que todos los objetos tienen vida, piensan y se mueven a voluntad, en los casos en que no hayan dibujado ningún ser vivo, también es válido preguntar a los objetos dibujados. Por ejemplo: "Casa, ¿por qué estás a punto de caerte?", "Línea, ¿tienes amigos, familia...?".

Esta técnica facilita que el niño/a se disocie y responda lúdicamente proyectando de manera espontánea aquello que le ha sucedido utilizando como mediadores los personajes y los objetos de sus gráficos.

"Inventario de frases con muñecos"

Partiendo del hecho de que los niños/as pequeños/as carecen de concentración y aún están aprendiendo a expresarse oralmente, pretender que nos respondan una serie de veinte o cincuenta frases, simplemente, resulta imposible. Ante esta situación, sin embargo, podemos adaptar técnicas verbales que han sido diseñadas para niños/as más grandes tales como la llamada Inventario de Frases Revisado; por ejemplo, haciéndoles dichas preguntas a alguno de los muñecos con los que el niño/a suele identificarse: un patito, un osito panda de peluche, etc. Vale destacar que, también, se puede utilizar más de un muñeco con el objetivo de motivar la atención del niño/a.

De esta manera, nos sentamos en el suelo con el niño/a que vamos a evaluar y delante de él iremos observando sus expresiones, así como sus reacciones espontáneas verbales y comportamentales a medida que le vayamos formulando al muñeco –mediante la técnica de preguntas indirectas, en segunda y tercera persona– las siguientes frases:

1. Me gusta ordenar el cuarto.
2. Me da mucho miedo la noche.
3. Tengo miedo de contar lo que me pasa.
4. Cuando estoy furioso, me descargo con los chicos más chicos que yo.
5. Me aburre la televisión.
6. Tengo la culpa de todo.
7. Todo el tiempo me molestan recuerdos de cosas feas que me han pasado.
8. Soy quien que se ocupa de todas las tareas en casa.
9. Me gusta estudiar.
10. Me siento distinto a mis amigos.
11. Me parecía estar dormido cuando me pasaban cosas feas.
12. Estoy triste porque todo me sale mal.
13. Siempre voy a pescar.
14. Siento mi cuerpo usado.
15. Me ponen en penitencia por golpear a mis compañeros.
16. Me siento sucio por dentro.
17. Me divierte salir con mis compañeros.
18. Casi siempre me cuesta hablar de mis cosas.
19. Me distraigo fácilmente.
20. Tengo miedo de que mi papá me lastime.
21. Me gusta la música.
22. Cuando sea grande quiero tener hijos.
23. Me enojo mucho cuando me dicen que "no".

24. Hago todo mal.
25. Los videojuegos son aburridos.
26. Casi siempre me siento incómodo con la gente.
27. Me ponen nervioso los demás.
28. Casi siempre tengo pesadillas.
29. Me gusta dibujar.
30. Se me escapa el pis.
31. Muchas veces me siento solo.
32. Cuento mi historia como si le hubiese pasado a otra persona.
33. Me gusta lavar los platos.
34. Muchas veces siento ganas de llorar.
35. Me buscan para pelear.
36. Muchas veces siento que todos me traicionan.
37. Me gusta tener mucha tarea.
38. Tengo miedo de lo que siento.
39. Me molesta que me toquen cuando estoy furioso.
40. Casi siempre quiero estar callado.
41. Me divierte andar en bicicleta.
42. Me cuesta mucho escuchar a los demás.
43. Tengo miedo de que los adultos me lastimen.
44. Cuando tengo problemas en casa me escapo.
45. Me gusta ir al dentista.
46. Cuando me pasan cosas malas pienso que la culpa es mía.
47. Me asustan los ruidos.
48. Me gusta quedarme solo con mi papá.
49. Siempre me levanto temprano.
50. Pienso que el sexo es algo malo.

Vale destacar que para esta tarea interpretaremos el rol de un muñeco o muñeca (símbolo del niño/a) que irá diciendo estas frases, con un vocabulario adaptado a su estadio psicoevolutivo, obviando la frase correspondiente al ítem número 50, la cual hace referencia explícita al tema sexual.

Recomendamos estimular el diálogo con el niño/a que vayamos a evaluar (lo ideal es que haya cumplido los 5 años) sin tener miedo de poder hacerle repreguntas. Por ejemplo, luego de escenificar lúdicamente una escena en la cual haya un muñeco asustándose tras escuchar unos ruidos (ítem 47), le podremos preguntar si alguna vez se asustó al escuchar ruidos y cuando fue eso, etc. La idea es poder recabar información acerca del niño/a que estamos evaluando, de su entorno, sus habilidades y experiencias, tanto negativas como positivas.

Dado que esta técnica es larga, la podemos tomar en grupos de a cinco o de a diez ítems (según el grado de concentración del niño/a) a lo largo de diferentes entrevistas.

"Inventario de frases con dibujos"

Se trata de una técnica similar a la anterior; pero, en vez de juguetes, se utilizan dibujos o ilustraciones recortadas como disparadores para realizarle una serie de preguntas al niño/a y observar sus reacciones. Así, de esta manera podemos presentar al niño/a las siguientes ilustraciones:

- Una casa linda.
- Una casa fea.
- Una casa pequeña vista desde una perspectiva aérea.
- Un animal doméstico.
- Un animal salvaje.
- Un varón adulto con gesto de enojo.
- Un varón adulto con gesto de alegría.
- Una mujer adulta con gesto de enojo.
- Una mujer adulta con gesto de alegría.
- Niñas, niños y adolescentes de diferentes edades.
- Un árbol de Navidad.
- Un árbol seco.
- Paisajes de verano, invierno, otoño y primavera.
- Un cuchillo.
- Una mesa con comida.
- Una bolsa con juguetes.

- Una cama.
- Una mamadera.
- Un chupete.
- Una habitación oscura.
- Manos.
- Un dedo.
- Una flor.
- Un paquete de regalo con moño.
- Un cinturón.
- Unas esposas.
- Una soga.
- Un reloj.
- Un parque con hamacas.
- Un payaso.
- Un lobo.
- Un cerdo.
- Una rata.
- Un paisaje con lluvia.
- Un paisaje de vacaciones (playa, por ejemplo).

El psicólogo también podrá agregar alguna otra imagen que pueda llegar a vincularse por analogía algo relacionado con el supuesto trauma sexual que se está evaluando. Si tiene la sospecha de que pudo haber sido abusado o agredido a la hora de bañarse, es válido que presente como estímulo visual la ilustración de una bañadera o de un inodoro, por ejemplo. Así, ante cada imagen, podemos preguntar al niño/a: "¿Qué es esto?", "¿Te recuerda algo?", etcétera.

"Lo más lindo y lo más feo"

Se trata de una técnica en la que se le propone al niño/a cerrar los ojos por unos segundos a fin de que recuerde lo más lindo que le haya sucedido en su vida, para, acto seguido, ofrecerle la posibilidad de graficarlo sobre una hoja o cartulina con distintos materiales (lápices de colores, témperas, acrílicos, papeles y plasticolas de colores, brillantinas, etcétera).

La idea de las técnicas proyectivas que hemos descripto anteriormente es poder trabajar en la evaluación de los niños/as pequeños a través de estímulos ambiguos con el objetivo de observar qué proyecta y cómo reacciona el niño/a, para luego elaborar una hipótesis que pueda explicar la sintomatología que motivó su consulta.

Tenemos que tener en cuenta que cuando estamos evaluando a un niño/a por sospecha de trauma sexual debemos ser muy cuidadosos con nuestras expresiones. Por ejemplo, a la hora de proponerles las consignas, debemos tener en cuenta su edad de maduración, deberemos evitar formular oraciones con una sintaxis o una semántica compleja, que contengan dobles negaciones o que expresen generalizaciones tales como "siempre", "nunca", "todos", etcétera.

Otra cosa que debemos hacer es valorizar la espontaneidad en cada una de nuestras propuestas y adecuarnos a la motivación del niño/a con el objetivo de arribar a un resultado que pueda reflejar lo que verdaderamente le está sucediendo, evitando que se pueda llegar a sentir más presionado de lo que se supone podría estar.

"Máscaras para la familia"

Esta técnica es muy conocida; pero, en este caso, la adaptaremos al diagnóstico del abuso sexual y/o incesto. La podemos utilizar en las entrevistas en conjunto del niño/a con sus padres y hermanos, y suele ser de mucha utilidad para observar la dinámica de roles dentro de la estructura familiar en base al simbolismo del personaje que cada quien elija.

La consigna que se da es: "Cada uno deberá elegir una máscara y decirle algo a cada uno de los otros desde ese personaje". Al finalizar, se analiza entre todos los motivos por los cuales cada quien ha elegido representar a cada personaje, y qué representa dicho símbolo. Vale destacar, que al ser utilizada esta técnica en el ámbito diagnóstico, el análisis que se puede hacer es más bien superficial (a diferencia de lo que podría suceder en un espacio de psicoterapia).

Capítulo 5

Intervenciones del psicólogo

Existe un malentendido generalizado respecto de la actitud que el psicólogo debe tener a la hora de evaluar a un niño/a. Si bien se supone que debe ser lo más neutral posible, esto no significa que deba mostrarse solemne, formal y distante. El psicólogo con este tipo de actitud suele ser percibido por el niño/a pequeño como un "adulto enojado" que podría llegar a hacerle tanto o más daño que otras personas en su vida. Recordemos que los niños/as que han sufrido un trauma por incesto o aquellos que han soportado distintas clases de violencias suelen ser extremadamente desconfiados porque han sido traicionados por personas de su propio entorno afectivo que ellos, en algún momento, admiraron o idealizaron.

A su vez, se observa otro malentendido derivado de si se puede o no hacer intervenciones en el marco de una evaluación. Especialmente, en los casos de sospecha por abuso sexual el psicólogo no puede limitarse únicamente a tomar apuntes; eso incomoda al niño/a, quien termina sintiéndose como "una rata de laboratorio". Teniendo en cuenta que los niños/as con este tipo de problemáticas suelen implementar una batería de mecanismos de defensa, una de las funciones del psicólogo deberá ser implementar una serie de intervenciones para desactivar esos mecanismos.

Algo típico que suele suceder en las primeras entrevistas diagnósticas, por ejemplo, es que los niños/as aún no escolarizados se muestren desconfiados y temerosos, negándose a entrar al consultorio con el psicólogo, quien les resulta un absoluto desconocido. Como profesionales de la conducta humana no podemos permanecer pasivos frente a este tipo de situaciones ya que, de lo contrario, ese niño/a jamás podría ser evaluado y lo dejaríamos en un estado aún de mayor vulnerabilidad y desamparo frente a su problemática. Por el contrario, debemos armar una estrategia tal como dejar que entre con su madre (u otro adulto protector que él quiera) durante las primeras entrevistas hasta que se genere la suficiente confianza y empatía como para poder trabajar a solas.

Otro tipo de intervenciones que suelen dar mucho resultado en esta clase de casos, son:

a. **Vestimenta del psicólogo**: el cómo se viste un psicólogo suele tener una incidencia positiva o negativa en la predisposición del niño/a a la hora de ser evaluado. Cuando trabajamos con niños/as pequeños/as es muy importante evitar los colores oscuros como el negro o el marrón y, en cambio, usar colores brillantes como el amarillo, anaranjado o violeta, por ejemplo. Los colores alegres transmiten un mensaje simbólico de positividad y alegría que el niño/a en estado de trauma suele interpretar inconscientemente como un mensaje de esperanza y de triunfo frente al conflicto que lo invade. Por el contrario, los colores oscuros u opacos (especialmente, cuando no se hallan combinados con otros colores) transmiten al niño/a de corta edad un mensaje de formalidad, austeridad, pesimismo y negativismo que no hacen otra cosa más que inhibir su espontaneidad natural.

b. **Uso de la coronita**: cuando el psicólogo recibe por primera vez al niño/a que va a evaluar es válido que se coloque una coronita metalizada o un llamativo collar dorado, por ejemplo. Los niños/as pequeños siempre agradecen este tipo de detalles lúdicos, ya que suelen interpretarlos como símbolo de "poderes" y magia, y eso les da esperanzas de ser ayudados con éxito.

c. **Actitud alegre**: los psicólogos que evaluamos a niños/as debemos estar muy conscientes de nuestros propios gestos. Es muy común observar a profesionales cuyas expresiones serias, solemnes –e incluso de melancolía– terminan incidiendo negativamente en la evaluación del niño/a, porque el niño/a las malinterpreta y sobreentiende como que lo están culpando de algo que hizo mal. Por el contrario, una expresión alegre siempre transmite positividad, fortaleza y esperanza en que, después de todo, la evaluación lejos de ser una tortura será lo que posibilitará una ayuda rápida y eficaz.

d. **No tomar notas**: cuando el psicólogo que está evaluando al niño/a se limita a observarlo detrás de un escritorio, obsesionado en tomar notas de todo cuanto el niño/a hace, este tipo de actitud suele ser interpretada como falta de empatía o interés en lo que está haciendo. Para evitar que el niño/a se sienta un experimento y lograr establecer un lazo de confianza en el cual se perciba comprendido y contenido, es importante que el profesional se siente en el suelo con el niño/a mostrando una actitud lúdica e informal, y que opte por tomar apuntes al finalizar la entrevista, cuando el niño/a se haya ido. Para no olvidarse de algún nombre o dato puntual, el profesional puede escribirlo en su teléfono celular, dado que los niños/as suelen estar familiarizados con esto, lo toman como algo normal a nivel social y no se sienten perseguidos.

e. **Compromiso**: en la primera entrevista el psicólogo que va a evaluar al niño/a debe explicarle cuál es su rol con palabras simples y con la suficiente claridad para que el niño/a pueda entender. Por ejemplo, le puede decir: "¿Sabes qué es un psicólogo? Los psicólogos ayudamos a resolver problemas a los niños/as. Yo me comprometo a ayudarte".

f. **Sentido del humor**: el sentido del humor es fundamental para trabajar con los niños/as; especialmente con aquellos que han atravesado un trauma. Asistir al consultorio no debe ser vivido como un duelo; por el contrario, debe ser vivido alegremente, ya que se trata de un lugar en el cual se podrá vehiculizar la posibilidad de ser ayudado. Los niños/as que están en una situación traumática se cierran y optan por adoptar una actitud hermética si perciben al psicólogo que debería ayudarlos haciendo un esfuerzo por no llorar cuando le cuentan su historia. Ellos necesitan de un profesional con una actitud optimista frente a la vida; especialmente, frente a su futuro, que los ayude a entender su problema y les brinde estrategias para enfrentarlo y resolverlo a partir del uso de sus habilidades y capacidad de resiliencia.

g. **Cuando los niños/as se niegan a entrar**: frecuentemente, los niños/as pequeños se muestran temerosos de entrar solos al consultorio. Esta situación es normal, ya que el hecho de haber atravesado un trauma por incesto a partir del cual se vieron traicionados deja en ellos una huella de desconfianza frente a los adultos que se supone deberían ayudarlos. Para solucionar esto, el psicólogo puede intervenir mediante una serie de estrategias tales como mostrarles un muñeco; hacer un truco de magia o acceder a que su mamá (u otro adulto protector) entre con ellos por un rato, por ejemplo. Siempre debemos alentar al niño/a a entrar lúdicamente al espacio en el cual será evaluado, evitando por todos los medios que se instale psicológicamente en el miedo, asociando el consultorio con un lugar de torturas.

h. **Dulces y refrescos**: los psicólogos debemos tener en cuenta que, muchas veces, los niños/as que vamos a evaluar se muestran reticentes porque han debido viajar largas horas hasta nuestro consultorio, en condiciones climatológicas adversas. Teniendo en cuenta lo importante que es a la hora de evaluarlos que estén motivados, nunca estará de más ofrecerles una bebida fresca o caliente, según el clima.

   Por otro lado, otra cosa que es muy frecuente observar en los niños/as con traumas sexuales es una llamativa voracidad que suele malinterpretarse como "hambre"; especialmente, cuando se han animado a revelar parte de su secreto mediante un relato oral, lúdico o gráfico. Aunque se trate de niños/as bien alimentados en sus casas, si tienen la suficiente confianza con el psicólogo, les suelen pedir dulces, como si tuvieran una necesidad urgente de calmar algún tipo de ansiedad oral. En estos casos, es válido que el profesional les ofrezca un caramelo, un chupetín o un pequeño chocolate, por ejemplo. El hecho de comer un dulce es utilizado por los niños/as como un *impasse* o pausa; especialmente, en medio de este tipo de evaluación, en la cual suelen conectarse con acontecimientos terriblemente dolorosos, y esto resulta un mecanismo que les sirve para descansar y retomar fuerzas para continuar.

j. **Pueden romper los muñecos**: a la hora de evaluar a niños/as con traumas sexuales no se les debe poner restricciones en el caso de que, para matar, golpear o abusar de un personaje ellos necesiten romper un muñeco. Siempre resultará más práctico a nuestra investigación observarlos actuar de una forma totalmente espontánea. Vale recordar que los niños/as utilizan el juego simbólico como un modo de contar su propia historia y el hecho de prohibirles romper juguetes puede llegar a ser interpretado como sinónimo de prohibirles contar lo que les han hecho.

k. **Pueden insultar**: los niños/as con traumas sexuales suelen tener muchas emociones negativas reprimidas tales como odio, ganas de matar a alguien, resentimiento, impotencia..., por lo que es común observarlos insultar a los muñecos en sus juegos. Nuestro rol como psicólogos no es educarlos, juzgarlos, retarlos ni censurarlos; por el contrario, es investigar lo que les ha sucedido y, por tal motivo, debemos habilitarlos para que no tengan miedo de expresarse con sinceridad y sin temor a ser castigados.

l. **Límites y reglas**: el hecho de que permitamos insultar o romper muñecos, no significa que en el marco de una evaluación no existan cierto tipo de reglas. Dichas reglas responden a cuestiones operativas relacionadas con la puntualidad del comienzo y con el tiempo estimativo que durará cada entrevista (de 30 a 45 minutos), con el hecho de poder juntar alguno de los muñecos una vez concluido el juego, no tener vergüenza de pedir ir al baño en el caso de que el niño/a haya dejado los pañales, no romper objetos con los que se pueda lastimar como tazas o vidrios de ventanas o mesas, por ejemplo.

m. **¿Puede traer muñecos de su casa?**: frecuentemente, los niños/as pequeños traen alguno de sus muñecos favoritos al consultorio; permitir que lo hagan puede llegar a ser muy productivo para nuestra investigación, ya que lejos de ser una actitud azarosa se trata de un modo de comunicarse a través de un símbolo en particular que para el niño/a resulta significativo. Vale recordar que muchos muñecos u otros objetos funcionan como anclajes negativos del trauma; mientras que otros, por el contrario, tienen una función de objetos transicionales a los cuales los niños/as se aferran cuando están lejos de su mamá.

n. **Cómo preguntar**: un error que suele cometerse a la hora de evaluar a los niños/as pequeños es someterlos a un interrogatorio similar a los que se hacen en una pesquisa policial con los delincuentes. Los niños/as no se comunican como los adultos; menos aún, los niños/as que padecen de un estrés postraumático. No podemos obviar esto a la hora de evaluarlos. Además, también debemos tener en cuenta que si procedemos a hacerles preguntas en primera persona: "¿A ti te sucedió algo?", "¿Me quieres contar algo?", lo más frecuente es que obtengamos como única respuesta un contundente "No", a modo defensivo. La manera correcta de preguntar a un niño/a es a través de los muñecos, en segunda y tercera persona: "Patito, ¿me quieres contar algo?", "¿Qué le habrá pasado a este gatito que tiene esa carita?". Este método facilita que el niño/a se disocie y pueda responder por boca del muñeco, proyectando en realidad lo que a él mismo le ha sucedido sin sentir culpa ni miedo.

Otro error es preguntar al niño/a el significado de su dibujo, dado que suelen responder con un "No sé". En estos casos, lo ideal es preguntarle al mismo dibujo para dar pie a que el niño/a responda proyectivamente; por ejemplo: "¿Quién eres tú, niña? ¿Qué estás haciendo? ¿Qué estás pensando? ¿Cómo te llevas con los que están dentro de la casa?", "Señora casa, ¿cómo se siente?", "Señor sol, ¿por qué lleva puestos esos anteojos negros?". En estos casos es válido que el psicólogo base sus preguntas en una descripción del dibujo que el niño/a ha hecho; por ejemplo: "Flor, te veo carita de triste. Cuéntame, ¿qué te sucede?".

p. **Niños/as que no hablan**: los niños/as que se muestran herméticos, muy serios y que no emiten ni una sola palabra son los más difíciles a la hora de evaluar. Estos niños/as suelen haber sido víctimas de violencias y abusos crónicos, a lo largo de mucho tiempo; y como nunca recibieron una ayuda eficaz, pueden ser muy desconfiados. En estos casos el psicólogo deberá hacer un trabajo previo que posibilite generar empatía con el niño/a; para eso, por ejemplo, puede intervenir utilizando su teléfono celular con el fin de mostrarle la ilustración de algún dibujo animado que a él/ella le guste o hacerle escuchar una música que le saque una sonrisa.

q. **Cuando el niño/as pide ir al baño**: un síntoma muy común en los niños/as abusados de corta edad es que puedan llegar a orinarse o no aguantar sus necesidades en medio de algún relato o juego proyectivo que refleje contenido traumático. En estos casos, no solo no debemos hacerlo sentir culpable reflejando incomodidad o asco, sino que, por el contrario, debemos mostrarnos contenedores y empáticos, resolviendo el hecho lo más rápido posible llevándolos al baño y llamando a sus madres para que los puedan asear.

r. **Cuando el niño/a pretende golpear al psicólogo**: los niños/as con traumas sexuales suelen ser muy temerosos y reticentes a ser evaluados, dado que temen hablar de su secreto; ante esto, a modo defensivo, pueden pretender golpear al psicólogo de modo similar a cuando un paciente con una grave herida pretende pegarle al médico que se acerca para ayudarlo. De esta manera, si en algún momento de la evaluación el niño/a entrevistado intenta pegar al psicólogo, aunque tan solo sea bajo una modalidad lúdica, no se debe permitir. En caso de que el niño/a insista con pegar al psicólogo, el psicólogo debe sostenerlo por los brazos y explicarle de manera suave pero firme a la vez que eso no está permitido en las reglas del consultorio. Luego, se le puede preguntar si alguien de su entorno ejerce algún tipo de violencia con él.

s. **Cuando el niño/a manifiesta una conducta sexual ante el psicólogo**: otra cosa que puede suceder en el marco de una evaluación es que el niño/a víctima de abuso sexual intente hacerle lo mismo que supo sufrir de manera pasiva al psicólogo, como una manera de reflejar lo que le hicieron a él y pedirle ayuda. De esta manera, si en algún momento hace el intento de pretender tocar la zona genital del profesional o introducirle algún muñeco con forma fálica en su boca, por ejemplo, no hay que permitirlo. Este tipo de situación se debe impedir, y para esto se puede proponer al niño/a que puede jugar a eso con un muñeco que elija.

t. **Cuando el niño/a se angustia**: a veces, puede suceder que el niño/a con este tipo de traumas tenga un acceso de llanto, grite o pretenda escapar del consultorio si es que se angustia frente a un recuerdo, por ejemplo. Ante esto, el psicólogo debe intervenir intentando calmarlo y conteniéndolo mediante un abrazo cálido, con la propuesta de escuchar música o pintar un dibujo, por ejemplo. En estos casos, es importante que el profesional no refleje el gesto de angustia o preocupación del niño/a, ya que este hecho no haría otra cosa más que aumentar su temor.

Capítulo 6

Consultorio y materiales

Muchos psicólogos parten de la falsa creencia de que un consultorio debe ser un espacio neutro, aburrido y con paredes monocromáticas para favorecer la concentración de los niños/as. No se dan cuenta de que, por el contrario, ellos necesitan empatizar con el lugar, porque eso los motivará a la hora de cumplir con las consignas. Pretender evaluar a un niño/a en un lugar feo, sucio, oscuro o con olor a cigarrillo, por ejemplo, influenciará de manera negativa no solo en su predisposición sino, además, en la veracidad de las hipótesis a las que se arribe a lo largo de la investigación. Para evitar esto, debemos tener en cuenta lo siguiente:

a. **Decoración**: el consultorio donde vamos a evaluar a los niños/as debe ser un lugar amplio, luminoso, aireado, con aroma a perfume, con al menos una pared pintada de un color alegre y repleto de cajas con juegos y juguetes.

b. **Cajas de juegos**: lo ideal a la hora de evaluar a los niños/as del siglo XXI (quienes están tan estimulados por los medios de la comunicación y la industria del juguete), es ofrecerles no una única caja sino decenas de cajas con juegos y juguetes con variados simbolismos que les faciliten expresar y contar su historia. Se recomienda que las cajas de juegos sean transparentes para que los niños/as puedan visualizar su contenido a la hora de elegir con qué elaborar sus juegos proyectivos.

c. **Muñecos especiales**: como ya hemos explicado, para evaluar a niños/as por sospecha de abuso sexual es imprescindible ofrecerles muñecos que tengan una simbología relacionada con este tipo de trauma; por ejemplo: monstruo, lobo, cerdo, bruja, boa y otras serpientes, bebotes, Barbies, Kens, etcétera.

Vale destacar que como estamos evaluando a niños/as muy pequeños, lo ideal en estos casos es tener muchos muñecos de peluche y/o con expresiones feas pero simpáticas a la vez, que puedan parecer graciosos a pesar de su simbología, para que no tengan miedo de jugar con ellos.

No recomendamos el uso de muñecos sexualizados, ya que consideramos que son muy fuertes. El hecho de exponer a un niño/a que ha sufrido de una violación a tener que manipular lúdicamente los genitales hiperrealistas de este tipo muñecos podría llegar generar en ellos una crisis de terror y angustia desestabilizadora a nivel anímico. Lo adecuado en este tipo de casos es ofrecer al niño/a una variedad de muñecos y títeres que lejos de asustarlos o condicionarlos en su juego, les faciliten expresarse a través de la mediatización simbólica.

d. **Alcohol en gel y crema blanca**: es importante tener alcohol en gel y crema blanca en las cajas de juegos, dado que simbólicamente representan respectivamente el pis y el semen. Muchos niños/as con traumas sexuales juegan con este tipo de elementos, vertidos sobre la zona genital, anal o sobre la boca de los muñecos como una forma de relatar lúdicamente lo que han vivido.

e. **Cinta de enmascarar**: es importante contar con cinta de papel. Frecuentemente, se observa que los niños/as abusados les atan los brazos y/o las piernas a los muñecos, o les vendan la boca y los ojos tal como el agresor lo hizo con ellos.

f. **Otros elementos**: para facilitar nuestra investigación, es importante ofrecerles a los niños/as todo tipo de elementos lúdicos con los que puedan complementar sus juegos. Por ejemplo: linternas, lupas, témperas (con las de color rojo suelen simbolizar la sangre o el temor a ser asesinados), plastilinas o masas (con las de color marrón suelen simbolizar las heces), almohadones y mantas de diferentes tamaños (suelen armar carpas y escondites), etcétera.

g. **iPads y celulares**: lo ideal es evitar que los niños/as traigan iPads, computadoras o teléfonos celulares al consultorio, ya que podrían obsesionarse con jugar alguno de sus juegos favoritos, y se corre el riesgo de que se constituyan como un medio de evasión en lugar de como un medio de comunicación. No obstante, siempre hay excepciones en las que observamos que aquel juego que el niño/a se empeña en mostrarnos a través de este tipo de tecnología puede llegar a tener alguna correlación simbólica con lo que ha sufrido.

h. **Consultorio virtual**: cuando se trata de niños/as no nos podemos dar el lujo de posponer su evaluación ya que, muchas veces, el factor tiempo es decisivo a la hora de tomar medidas preventivas para salvar su vida. Por este motivo, cuando por alguna razón un niño/a no puede asistir en persona al consultorio podrá ser evaluado a partir de una videollamada, por Zoom, Skype o algún otro programa de internet.

En estos casos, el psicólogo le ofrecerá una variedad de juguetes y muñecos para que el niño/a desde su casa seleccione y, a su vez, complemente con otros suyos que pueda tener en su casa o en el hospital, si es que está internado, por ejemplo.

Vale destacar que los niños/as pequeños son intuitivos especialistas en tecnología y ellos serán quienes guíen en cualquier duda que el psicólogo pudiera tener en cuanto a su uso y funcionalidad.

Si bien la modalidad virtual de atención a adultos ya se viene implementando desde hace varios años, en lo que respecta al trabajo con niños/as pequeños se ha comenzado a desarrollar con mucho éxito hace relativamente muy poco tiempo, a partir de la pandemia por el coronavirus.

Consideramos que en esta época histórica de cambios de paradigmas que estamos viviendo como sociedad, esta modalidad de atención y evaluación virtual puede llegar a representar una solución a la hora de brindar protección a los niños/as más vulnerados debido a traumas por violencia sexual que viven en zonas rurales o en países lejanos en donde escasean los psicólogos especializados en este tipo de traumas.

CUARTA PARTE

Casos prácticos

Introducción

En esta cuarta parte del libro, se expondrá el proceso de evaluación de seis casos de niñas y niños preescolares por los que se realizó una consulta tanto en el marco de una denuncia judicial por sospecha de abuso sexual, como por otras razones. La idea es compartir el material que ha ido surgiendo de las entrevistas a través de las cuales se arribó al diagnóstico de diferentes clases de abusos, perpetrados por diferentes clases de agresores; en estos casos: niñera, progenitor, primo, padrastro, y compañero de escuela.

El objetivo de este material es compartir a los profesionales de la psicología una metodología de diagnóstico rápida y eficaz, basada en la observación y detección de catorce criterios diagnósticos del abuso sexual en la primera infancia, detallados en la segunda parte de este libro:

1. Indicadores de estrés postraumático.
2. Indicadores cognitivos.
3. Indicadores psicomotrices.
4. Indicadores psicosexuales.
5. Indicadores físicos.
6. Indicadores psicológicos.
7. Indicadores emocionales.
8. Indicadores sociales.
9. Indicadores del lenguaje verbal.
10. Indicadores del lenguaje paraverbal.
11. Indicadores del lenguaje corporal.
12. Indicadores del lenguaje lúdico.
13. Indicadores del lenguaje gráfico.
14. Indicadores en las secuencias.

A modo de ejemplo, analizaremos las entrevistas diagnósticas de seis casos reales de niñas y niños de entre un año y ocho meses y 5 años de edad, para así, de este modo, poder realizar un diagnóstico presuntivo basado en el seguimiento de estos catorce criterios. Como se acostumbra en este tipo de estudios, todos los datos han sido modificados, con el propósito de preservar la identidad de todas las personas involucradas.

A su vez, expondremos ejemplos de distintas técnicas y modalidades de intervención en el proceso diagnóstico según el requerimiento de cada niño/a evaluado en particular, respetando su subjetividad, sus necesidades y pedidos; evitando expresamente imponer una metodología no adecuada para su edad evolutiva que no se sientan estimulados ni motivados a realizar.

Para que la lectura sea más dinámica y clara, hemos recurrido a la técnica del destacado en cursiva de palabras y frases claves, que será de gran ayuda a la hora de hacer un seguimiento y estudio detallado de cada uno de estos casos y su síntesis final.

Vale destacar que en esta oportunidad evitaremos expresamente realizar un psicodiagnóstico adultocéntrico; es decir, basado casi exclusivamente en los testimonios y dichos del padre o la madre. Así, de esta manera, teniendo en cuenta que son los adultos quienes pueden mentir y no los niños/as, nos centraremos especialmente en ellos, tomando como base para nuestra evaluación el respeto por el lenguaje característico de la infancia fundado principalmente en el juego, los dibujos y las expresiones corporales.

Finalmente, es necesario aclarar que no sería correcto hacer un diagnóstico de abuso sexual basado en indicadores de abuso aislados. Siempre y en todos los casos, para arribar a conclusiones certeras, es necesaria la detección de toda una serie de indicadores concordantes entre sí, detectados en el recorrido general de secuencias de dichos, escenarios lúdicos, gráficos y comportamientos realizados a lo largo de la totalidad de las entrevistas en las que el niño ha sido evaluado.

Capítulo 1

Caso 1: Fausto (un año y ocho meses)

Los padres de Fausto realizan una consulta debido a que, desde hace un tiempo a esta parte, su hijo ha comenzado a tener algunos síntomas como dificultad para dormir y pesadillas; se niega a comer; llanto recurrente; irritabilidad y malhumor constante; ha dejado de sonreír considerablemente; está muy temeroso; se pega la cabeza contra la pared; zona genital irritada y constantemente se estira el pene hasta el punto de lastimarse. También, manifiesta una conducta de negativa a quedarse al cuidado de Tita, su niñera (una señora del barrio que cuida a Fausto cuando su madre y su padre están trabajando fuera de casa); siendo que cada vez que le preguntan por esta mujer, suele responder: "Tita, pis. Tita, pito". A su madre también le llama la atención que lo observa muy sexualizado siendo tan pequeño, siempre está frotándose y pretende tocar las partes genitales de las personas cada vez que lo alzan a upa. Finalmente, ella y su marido cuentan con preocupación que desde hace un par de semanas, Fausto rechaza a las mascotas de la casa (gato y perro), se niega a jugar con ellos e intenta pegarles. Vale destacar que, en el momento de la consulta, Fausto aún usa pañales, chupete y toma la teta; y, si bien casi no habla, es capaz de armar rompecabezas de cuatro y hasta ocho piezas sin dificultades.

Su diagnóstico lleva un total ocho entrevistas, a través de las cuales cuenta lo que ha estado sufriendo, básicamente, mediante un relato lúdico que despliega en innumerables secuencias de juegos. A continuación, a modo de ejemplo, describiremos algunos de dichos juegos:

1.ª entrevista

La primera vez que Fausto va a la psicóloga quiere entrar con su mamá. Por ningún motivo accede a entrar solo, a pesar de que la psicóloga se ha mostrado empática con él, se ha puesto una coronita plateada y le ha ofrecido varios juguetes. Se lo ve desconfiado, muy temeroso. Al entrar al consultorio se quiere sentar a upa de su mamá y esconde la cabeza para no cruzar miradas con la profesional. A pesar de esto, la psicóloga le explica al niño su función y por qué motivo había ido hasta allí. Apenas la psicóloga termina de explicar esto, Fausto le dedica una *mirada de odio y pega un grito* como si alguien le estuviera clavando un cuchillo. Dice llorando: "¡Casa, casa!" (lo cual, quiere decir: "*quiero irme a mi casa*"). Así, de esta manera, se toma la decisión de no presionarlo y la entrevista se interrumpe a los quince minutos.

Interpretación

Es muy común que los niños/as tan pequeños se muestren temerosos en las primeras dos o tres entrevistas, hasta que comienzan a conocer al psicólogo y toman confianza con el nuevo entorno del consultorio.

2.ª entrevista

En el segundo encuentro, Fausto también quiere entrar con su mamá. Pero, en esta oportunidad, previendo esto, la psicóloga y la madre el día anterior habían arreglado que se quedaría tan solo diez minutos y que, luego, se retiraría del consultorio solo por un ratito con la excusa de ir a comprar algo al quiosco de la esquina. Así es como Fausto queda por primera vez a solas con la psicóloga, a quien no deja de mirar fijo desde el sillón en donde se ha sentado.

Permanece *inmóvil y rígido* como si fuese un soldadito, con las piernas colgando del sillón que está frente al de la psicóloga. A diferencia de la entrevista anterior en la que se negaba a mirarla, ahora, *no le quita sus ojos* ni por un instante a la profesional, quien intenta en vano sacarle una sonrisa.

La psicóloga propone mostrarle los juguetes que hay en el consultorio; pero Fausto permanece en una *postura oposicionista y gruñe* cada vez que le acerca algún muñeco. Ante esto, la psicóloga, con una actitud de complicidad y picardía, le contesta también con gruñidos, como una manera de espejar su conducta y generar rapport. Después de unos minutos, el niño cambia por primera vez su mirada: sin mover la cabeza, desvía lateralmente sus ojos para observar una fila de dinosaurios de todos los tamaños que están yendo a tomar agua a una pequeña fuente con una cascada de agua, piedras de colores y plantas. Al ver esto, salta de la silla y se acerca curioso a jugar hasta que regresa a buscarlo su madre.

Interpretación

1. Imitar rasgos conductuales del niño/a es un modo de intervención que genera la suficiente empatía como para que deje de ver al psicólogo como un adulto distante y entre en confianza.
2. Tener preparado un escenario que simbolice algo de la naturaleza estimula a los niños/as pequeños a jugar.

3.ª entrevista

En la tercera entrevista, Fausto entra corriendo al consultorio. Va derecho hacia los dinosaurios; pero esta vez no los encuentra, han desaparecido. Perplejo, mira a la psicóloga, que le explica que en aquel lugar los muñecos tienen vida: vienen y se van, igual a lo que sucede en la película *Toy Story*. Fausto queda inmóvil sin saber cómo reaccionar, da la impresión de que está procesando la información. Se le propone inventar otro juego y esto lo motiva a *investigar las distintas cajas de juego*, para lo cual comienza a verter la totalidad del contenido de cada una de ellas a lo largo y ancho de todo el consultorio.

Interpretación

1. La idea de esconder ciertos y determinados juegos –ayudándose del pensamiento mágico infantil– en el marco de un proceso psicodiagnóstico tiene el objetivo de estimular la curiosidad del niño/a para que pueda descubrir otros simbolismos con los cuales puede valerse para comunicarse.
2. Los niños/as menores de 3 años no suelen verter el contenido de los recipientes y de las cajas por rebeldes sino, simplemente, porque son naturalmente curiosos y se hallan transitando una etapa cuya principal meta es descubrir el mundo (sus formas, texturas, aromas, tamaños, etc.). Es por esta razón que se les debe dar tiempo para que luego de investigar y conocer cada uno de los juguetes puedan conectarse con su simbolismo y establecer un juego.

4.ª entrevista

En la cuarta entrevista, la psicóloga implementa la técnica de fotos. Para ello, previamente le ha pedido a la madre de Fausto que le imprima fotos en primer plano de cada uno de sus familiares (madre, padre, abuelos, tíos) y personas del entorno del niño, tales como primos, padrinos y amigos adultos de la familia; también, de Tita, su niñera (y se le pide que las mantenga ocultas al niño, ya que se trata de una técnica proyectiva con la que se procederá a evaluar a su hijo).

Recordemos que esta técnica consiste en ir mostrando de forma azarosa al niño/a cada una de las fotos, tal y como si se tratase de un juego de cartas en el cual él deberá ir adivinando quién es quién. En esta oportunidad, se desarrolló de la siguiente manera:

1. Cuando la psicóloga le propone este "juego" a Fausto, su primera reacción es de sorpresa; pero, muy pronto comienza a nombrar con una sonrisa y a media lengua cada una de las personas que va reconociendo. Al llegar a la última foto, la de Tita, su rostro se oscurece y deja de sonreír, queda como paralizado. Cuando la psicóloga le pregunta: "¿Quién es, la reconoces?", se genera el siguiente diálogo:

   Fausto: —*Tita. Pito* —pronuncia esta última palabra en un tono de voz casi inaudible, y se coloca una mano sobre la zona genital.

   Psicóloga: —¿Quién es Tita? —la psicóloga le pregunta de forma directa.

   Fausto: (no responde).

   Psicóloga: —¿A qué juegas con Tita?

   Fausto: —Coquilas —responde pronunciando mal la palabra "*cosquillas*". Y, por unos segundos, procede a cubrirse con una de sus manos su *zona genital*.

   Psicóloga: —¿Cosquillas?

   Fausto: —Sí —con un gesto de *miedo, esquivando la mirada*.

   Psicóloga: —¿En dónde te hace cosquillas? —le pregunta la profesional de forma suave y con un gesto ingenuo para que el niño no se asuste. Pero, Fausto no responde y *huye corriendo*, con lo que *evita responder* (actitud de secreto).

2. A continuación, se trabaja con la técnica de los regalos. Por tal motivo, se le ofrece figuras recortadas de distintos posibles regalos (computadora, teléfono celular, helado, ropa, sombrero, auto, etc.) y se le propone que le dé un regalo a cada persona de la foto. De esta manera, Fausto le da regalos a todos; pero, en el momento en que le toca dar un regalo a *Tita*, nuevamente, *sale corriendo*.

Interpretación

Mediante un lenguaje verbal, gestual y lúdico, Fausto cuenta que su niñera lo estaría llamando "hijo", luego de lo cual lo estaría manoseando en la zona genital de forma secreta.

5.ª entrevista

En esta oportunidad, dada la corta edad del niño y su poco desarrollo en la motricidad fina –lo que le impide dibujar–, se decide tomar la técnica proyectiva familia de animales con muñecos. Por tal motivo, la psicóloga le ofrece una caja de juegos repleta de pequeños animalitos de las más variadas especies.

1. Así, ante la consigna de tener que elegir diferentes animalitos para armar una familia, Fausto elige: una leona y un león, para representar a la mamá y al papá; un oso, para representar al abuelo; un pollito y un pato, para el hijo y el hermanito; y un *murciélago negro con colmillos* para representar a *Tita*.

2. A continuación, comienza a *correr inquieto* por todo el consultorio y termina *pegándose la cabeza contra la pared*.

3. Va hasta el *baño* e intenta *encerrarse* allí. Trata de *esconderse* detrás de la puerta y de un sillón.

4. Finalmente, juega a armar hileras de autitos hasta que su madre lo viene a buscar.

Interpretación

Fausto percibe a su niñera Tita tan peligrosa como un vampiro, que le puede lastimar su cuerpo.

6.ª entrevista

En la sexta entrevista, la psicóloga propone a Fausto jugar con los muñecos. Luego de dedicarse por un rato a mirar distintos muñecos, opta por elegir a un *bebé* con pañales y un *monstruo* de peluche.

1. La psicóloga decide intervenir: primero agarra a un muñeco Ken y una muñeca Barbie y, mientras los acerca al bebé que sostiene Fausto, le dice: "Hola, somos tu mamá y tu papá, niño". Pero, Fausto les *sonríe* indiferente.

2. Acto seguido, la psicóloga vuelve a intervenir; pero, en esta oportunidad decide manejar el *monstruo* de peluche que el niño ha colocado al lado del bebé. Hace como que el monstruo se acerca al muñeco *bebé* (el cual simboliza al propio Fausto) y le dice: "Hola. ¿Quieres jugar a las *cosquillas*?". Ante esta técnica (la cual hemos denominado "la escena del delito"), el niño responde con ira, pegándole al monstruo, mientras le grita enojado: "¡*Tita. Mala*!"; se lo quita y *lo arroja bien lejos*, en un rincón del consultorio, a la vez que paralelamente *se toca* en un par de oportunidades *la zona genital* (por encima de los pantalones, y pañales). Pide repetir esta escena unas diez veces. Así, cada vez que la psicóloga le acerca el muñeco representante de *Tita*, Fausto manifiesta *furia y odio*.

Interpretación

Fausto cuenta de forma lúdica que podría haber sido manoseado sexualmente por su niñera Tita, y por ninguna otra persona de su entorno.

7.ª entrevista

1. Fausto repite varias veces más la escena lúdica de juego de la anterior entrevista; pero, en esta oportunidad, en cambio, elije una muñeca *bruja* a la que le tira alcohol en gel en su zona genital mientras se toca sus propios genitales (sobre el pantalón) y dice: "*Tita mala. Pis, nene*"; luego de lo cual, procede a esconderse debajo de una pila de almohadones.

2. De forma compulsiva, repetidas veces procede a *quitar los pantalones y faldas* de varios muñecos adultos y a mirar su *zona genital*. Luego, procede a encimarlos y frotarlos, imitando una *relación sexual*.

Interpretación

1. Fausto realiza un relato lúdico a través del cual cuenta que su niñera Tita podría haberle orinado encima, podría haber orinado frente a él o, podría haber aprovechado a manosearlo a la hora de cambiarle los pañales.
2. Mediante este juego sexualizado, Fausto está contando algo referido a la sexualidad adulta.

8.ª entrevista

Fausto repite el escenario lúdico de la anterior entrevista.

Técnicas psicodiagnósticas

- Hora de juego proyectivo.
- Técnica de fotografías.
- Familia de animales con muñecos.
- Técnica de los regalos.
- Técnica de la escena del delito.

Conclusiones

De las secuencias de manifestaciones verbales, lúdicas, y conductuales de Fausto realizadas en el marco de la técnica de psicodiagnóstico Hora de Juego Diagnóstica podría inferirse que Fausto habría sido sometido a vivencias abusivas de índole sexual en el ámbito de la casa paterna y materna con la posible participación de su niñera, la señora Tita. A partir de los dichos del niño y de la secuencia de conductas correlativas a tales dichos, también podría inferirse que, quizás, dichas situaciones abusivas podrían haber constado de manoseos en la zona genital del niño y/o prácticas masturbatorias.

Se ha arribado a dichas conclusiones a partir de la investigación psicológica realizada a lo largo de ocho entrevistas, en las que se han podido observar los siguientes indicadores de abuso sexual:

1. **Indicadores de estrés postraumático**:
   - Alteración del sueño (por ejemplo, dificultad para conciliar o continuar el sueño, o sueño inquieto).

- Sueños angustiosos recurrentes en los que el contenido y/o el afecto del sueño podría estar relacionado con un suceso/s traumático/s (en los niños pequeños como Fausto, pueden existir sueños aterradores sin contenido reconocible).
- Estado emocional negativo persistente (en Fausto: miedo, terror, enfado).
- Incapacidad persistente de experimentar emociones positivas como alegría, felicidad, satisfacción.
- Comportamiento irritable y arrebatos de furia (con poca o ninguna provocación), que se expresan típicamente como agresión verbal o física contra personas u objetos.
- Comportamiento imprudente o autodestructivo (se pega la cabeza contra la pared).
- Hipervigilancia.

2. **Indicadores cognitivos**:
   - No se observan.
3. **Indicadores psicomotrices**:
   - No se observan.
4. **Indicadores psicosexuales**:
   - Masturbación compulsiva (no exploratoria).
   - Intento de manoseos a otros (madre y personas que lo alzan a upa).
   - Se aprieta y estira el pene hasta el punto de lastimarse.
5. **Indicadores físicos**:
   - Lesiones en zona genital (irritación o enrojecimiento).
6. **Indicadores psicológicos**:
   - Relato (cuando se le menciona con a la señora Tita, muy serio, Fausto verbaliza cosas tales como: "Tita, pis nene", "Tita pito", "Mala Tita", "Cosquillas").
   - Miedo repentino frente a personas importantes para él (miedo a Tita).
   - Agresión o rechazo reiterado para con alguien (hacia Tita y los muñecos que simbólicamente la representan).
   - Trastornos del sueño.
   - Se esconde (cuando se le menciona a Tita).

7. **Indicadores emocionales**:
   - Llanto excesivo sin razón aparente.
   - Tristeza.
   - Conducta irritable (especialmente, cuando debe quedarse al cuidado de Tita).
   - Agitación extrema (cuando está dormido).
   - Angustia.
   - Miedos y terrores intensos.
   - Ira y hostilidad.
8. **Indicadores sociales**:
   - Por momentos, no establece contacto visual.
   - Tiene arranques de enojo y berrinches.
   - Llora con frecuencia.
   - Parece estar tensionado siempre.
   - Rechazo a sus mascotas.
   - Pretende lastimar a los animales.
9. **Indicadores en el lenguaje verbal**:
   - No se observan.
10. **Indicadores en el lenguaje paraverbal**:
    - Baja el tono de voz cuando se refiere a la señora Tita.
11. **Indicadores en el lenguaje corporal**: cada vez que se le menciona la figura de Tita, Fausto responde a través de su lenguaje corporal de la siguiente manera:
    - Procede a cubrirse la zona genital con las manos.
    - Comienza a caminar y a moverse de prisa.
    - Huye corriendo.
    - Tensa su postura corporal.
    - Frunce el ceño.
    - Hace pliegues en el entrecejo.
    - Cuando se le pregunta si quiere a Tita responde con un gesto negativo (haciendo movimientos de lado a lado con la cabeza).
    - Comienza a hacer una respiración torácica (superior, superficial, agitada y entrecortada).

- Empalidece sus mejillas.
- Evade la mirada al hablar.
- Contrae las pupilas.
- Quiere esconderse (actitud de secreto).
- Se pega la cabeza contra la pared.

12. **Indicadores en el lenguaje lúdico**:
    - Juego postraumático.
    - Juego sexualizado.
    - Juegos violentos y de descarga.
13. **Indicadores en el lenguaje gráfico**:
    - No se observan.
14. **Secuencias generales integradas de ejes temáticos**: a lo largo de las distintas entrevistas se ha podido observar en Fausto una alta concordancia entre los distintos tipos de secuencias lúdicas, de relato, gestuales y conductuales. A continuación, ejemplificaremos los ejes temáticos desarrollados de forma general y sintética, en base a palabras claves:
    - Primera entrevista: temor - actitud a la defensiva - huida.
    - Segunda entrevista: miedo - tensión - desconfianza versus confianza.
    - Tercera entrevista: curiosidad - confianza.
    - Cuarta entrevista: Tita - cosquillas - pene - miedo - secreto - huida - enojo.
    - Quinta entrevista: Tita - peligro - miedo - ansiedad - huida - autoagresión - secreto - necesidad de protección.
    - Sexta entrevista: padre y madre buenos - monstruo Tita mala - cosquillas - toca pene - furia y odio.
    - Séptima entrevista: Tita mala - pis - pene - nene - personas desnudas - zona genital - acto sexual.

Capítulo 2

Caso 2: Rufina (2 años y 8 meses)

Rufina le ha dicho a su madre que su padre le ha pegado con un juguete en la cola en las visitas de los fines de semana. A raíz de esto, y teniendo en cuenta otros síntomas de la niña (cada vez que regresa de la casa paterna lo hace con el área genital irritada; con infecciones urinarias a repetición; con flujo vaginal infeccioso; con moretones y ojeras; llora y se la ve triste; muy agresiva con su hermano; tiene pesadillas, y se masturba con insistencia), ha realizado una denuncia judicial por sospecha de abuso; sin embargo, en la evaluación que le hicieron en el juzgado el equipo de psicólogas llegó a la conclusión de que Rufina es inevaluable dada su corta edad y procedieron a desestimar el caso. La madre de Rufina está desesperada, intuye que si espera un par de años más hasta cuando se supone su hija podría llegar a estar en condiciones de ser evaluada nuevamente, podría llegar a ser demasiado tarde.

En una segunda entrevista a la madre, lo que más llama la atención es un comentario que hace: en un par de oportunidades ha podido observar una manchita de sangre en la ropa interior de su hija; sin embargo, nunca le ha dado importancia ya que lo atribuye a que su hija siempre ha sido seca de vientre.

Por su parte, en la entrevista que se tiene con el padre de Rufina (un hombre muy simpático y carismático), lo que más llama la atención es un comentario paradójico; intentando defenderse de la acusación de su ex esposa, dice: "Yo tengo una caja de juguetes con los cuales solemos jugar cada vez que Rufi viene a casa. Puede ser que jugando le haya pegado en la cola; pero, de ahí que yo ejerza violencia o haya abusado de mi propia hija... Quiero que duden de mí, que duden de mí, investiguen".

El padre de la niña se presenta como alguien perfecto; sin embargo, es esta última frase suya, en la cual pide que duden de él, levanta sospechas sobre su persona. A lo largo de la entrevista, continúa desplegando hábilmente distintos argumentos en su defensa; sin embargo, lo que más impacta es la ausencia de angustia, exagerados ademanes al hablar, así como la exagerada expresión de inocencia que va adquiriendo su rostro a medida que avanza la entrevista; especialmente, cada vez que se refiere a la causa judicial o a su relación con su hija.

El diagnóstico de Rufina lleva un total ocho entrevistas. A continuación, a modo de ejemplo, describiremos una síntesis de las mismas:

1.ª entrevista

En el momento de la consulta, Rufina aún usa pañales, chupete y toma la teta; sin embargo, llama la atención que se trata de una niña con un desarrollo verbal superior en comparación a otros chicos de su edad. Realiza la siguiente secuencia de juegos:

1. Comienza a jugar feliz con varias Barbies princesas; sin embargo, cuando ve un muñeco *varón* Ken grita: "*Malo*", y lo rebolea con *furia*.
2. Agarra a una *muñeca* bebé y la *desnuda*. Le saca y vuelve a ponerle el pañal. Dice: "*Cola con nana*".
3. Inspecciona varios muñecos hasta que, finalmente, encuentra la caja del juego del doctor. Selecciona un frasco de *alcohol en gel* y un pote con *crema* de manos blanca, los cuales comienza a verter *sobre el área genital de la bebé* con la que antes ha estado jugando. La psicóloga actuante decide preguntarle de forma indirecta: "¿Qué te pasa, bebé?"; y Rufina contesta poniéndole la voz a la muñeca: "Tiene nana[91] en la cola". La niña contesta en un tono *triste* y *esquivando la mirada*; luego de lo cual, se niega a continuar con el diálogo.

Interpretación

Manifiesta temor y rechazo hacia una figura masculina adulta, a quien, en su secuencia lúdica, asocia al tocamiento de los genitales de una niña que aún usa pañales, así como también, a la posibilidad de que le lastimen dicha zona mediante una sustancia que podría estar relacionada simbólicamente con la orina y/o con una sustancia seminal.

---

[91] Nana: esta palabra es usada en Argentina por los niños/as pequeños y su significado remite al dolor del cuerpo generado por una enfermedad, una lastimadura o un golpe.

2.ª entrevista

En su segunda entrevista Rufina llega de la mano de su progenitor. Llama la atención su mirada perdida (una mirada que no mira) y su manera de caminar encorvada y con los brazos caídos. Desarrolla la siguiente secuencia de dichos, gestos y juegos:

1. Continuando con el juego de la semana anterior, nuevamente, Rufina elije jugar con la muñeca bebé y con el juego de la medicina.
2. Toma cinta de papel y le pide a la psicóloga actuante que le corte un trozo, el cual coloca sobre la boca de la muñeca. Dice en voz muy baja:
   - "Su papá la lastimó en la boca. Mi papá me pegó con muñeco. Duele".
3. Le quita el pañal a la bebé y comienza a tirarle de forma compulsiva crema blanca en su zona genital, mientras dice en una voz casi inaudible:
   - "Pis, pis. Papá malo".
4. A continuación, se produjo el siguiente diálogo:

   Psicóloga: —¡Así que ese alcohol en gel y esa crema eran el *pis*!

   Rufina: —Sí.

   Psicóloga: —¿Quién le tira pis a la bebé?

   Rufina: (Rufina no contesta verbalmente, pero dirige su mirada hacia el mismo muñeco Ken que en la entrevista anterior había reboleado con *furia* y al que había llamado "Malo").

   Psicóloga: —Bebé, ¿quién te tira pis? —esta vez, la psicóloga pregunta de forma indirecta. Como la niña no contesta y se da vuelta para evitar ser mirada, se decide a realizar una pregunta más específica; aunque, en un tono dulce y lúdico—. Bebé, ¿es una mamá que te tira el pis?

   Rufina: —No.

   Psicóloga: —¿Es un abuelo...? ¿Una tía...?

   Rufina: —No. No.

   Psicóloga: —¿Es un amigo...? ¿Un vecino, tal vez?

   Rufina: —No.

Psicóloga: —¿Quién le tira a la bebé ese pis? ¿Es un papá?

Rufina: —Sí —contesta con un gesto de tristeza, agachando la cabeza.

5. En ese momento, Rufina comienza a colocarse una considerable cantidad de alcohol en gel y crema blanca en sus manos. Se refriega de forma compulsiva, mientras comienza a *gritar y a correr* por todos lados, tal y como si estuviese queriendo *huir* de alguien.

Interpretación

1. A través de este juego proyectivo, Rufina cuenta que tiene un secreto con su padre.
2. A quien considera una mala persona.
3. Dicho secreto se relaciona con una escena de abuso sexual (oral y genital) que la ha asustado y lastimado.
4. Recordar esta escena le produce angustia, ansiedad y nerviosismo.

3.ª entrevista

En su tercera entrevista, Rufina desarrolla la siguiente secuencia de dichos, gestos y juegos:

Rufina agarra un muñeco *varón* llamado Max Steel, el cual tiene en una de sus manos una especie de revólver. Dice:

Rufina: —Es malo.

Psicóloga: —¿Quién es?

Rufina: —Es un *papá malo* que *pega con su juguete* —dice, enojada.

Psicóloga: —¿Dónde tiene el juguete el papá?

Rufina: —En la mano —señala el revólver del muñeco.

Psicóloga: —¿A quién le *pega* con el juguete?

Rufina: —A mi *bebé*.

Psicóloga: —¿En qué parte del cuerpo le *pega*?

Rufina: (Rufina señala la zona genital de la muñeca bebé con la que siempre suele jugar; luego procede a cubrirse su propia *zona genital* con una mano).

1. Agarra el horno de juguete e introduce en este al Max Steel con revólver (al cual, anteriormente, ha llamado "Papá malo"). Dice enojada: "Papá malo con juguete. Horno caliente. *Penitencia*".
2. Coloca un trozo de cinta de enmascarar a modo de *curita en la zona genital de la muñeca bebé* y la acuesta en la cuna.
3. Agarra un muñeco *monstruo* de peluche y lo acuesta adentro de la *cuna* en donde el *bebé* estaba durmiendo.
4. Se dirige hacia la antesala del consultorio y agarra una *lupa,* la cual utiliza para ir observando de cerca distintas cosas hasta que, cuando llega ante el muñeco Max Steel, procede a mirar su *revólver* con detenimiento.

Interpretación

1. A través de este diálogo Rufina se vale del simbolismo de los muñecos y juguetes para explicar un posible abuso sexual realizado por su "papá malo" con ayuda de un elemento fálico, el cual ha de llamar "el juguete".
2. Su corta edad no le impide darse cuenta de que la han hecho sufrir. Por esta razón, necesita impartir justicia poniendo en penitencia a su papá...
3. Siente que esto la ayudará a sanar.
4. Aunque, por el momento, el monstruo está libre y aún puede hacer lo que quiere con ella en la cama.
5. Todos sus juegos no son más que "pistas" que hay que descubrir, las cuales conducen a un elemento fálico relacionado simbólicamente con la figura de un padre.

4.ª entrevista

En su cuarta entrevista, Rufina llega de la mano de su abuela materna; llama la atención, que a diferencia de la vez que la trae su progenitor, en esta oportunidad se la percibe radiante y feliz, caminando erguida. Desarrolla la siguiente secuencia de dichos, gestos y juegos:

1. Juega a cambiar la ropa de la bebé. Luego, procede a darle la mamadera, imitando ser una *mamá buena.*

2. En un momento dado, le pide a la psicóloga actuante que le traiga al *"papá malo"* (el muñeco Max Steel con revólver). Entonces, comienza a *pegarle con furia en la zona genital*; hasta que termina por *arrojarlo* a la otra punta del consultorio.
3. Toma un *teléfono* celular de juguete y comienza a hacer que envía mensajes de texto.
4. Agarra un títere dinosaurio con enormes dientes, y hace como que este muñeco se come al muñeco Ken. Procede a repetir la escena unas seis veces más con otros muñecos varones a quienes siempre llama *"Papá malo"*. La psicóloga actuante decide intervenir acercándole otra variedad de muñecos: Barbies, distintos animalitos; pero, Rufina no mantiene una conducta agresiva para con estos nuevos personajes.
5. En el transcurso del juego, se produce el siguiente diálogo:

   Psicóloga: —¿Por qué el papá es malo?

   Rufina: —Pega con el juguete.

   Psicóloga: —¿En qué lugar tiene el juguete?

   Rufina: —En su mano —dice, mientras señala su propia zona genital. A partir de esto, la psicóloga le pregunta:

   Psicóloga: —¿El *juguete* es un juguete de verdad o es una parte del cuerpo?

   Rufina: —Es una parte del cuerpo.

   Psicóloga: —Señálame qué parte —la psicóloga se pone de pie y procede a señalar la cabeza, brazos, piernas, torso, manos y la zona genital de su cuerpo. Cuando señala esta última parte, Rufina dice: "Ahí", reconociendo la *zona genital* como el lugar en donde el papá malo de sus juegos tenía el "juguete".
6. Rufina se niega a seguir hablando. En cambio, procede a embadurnar *con crema blanca y alcohol en gel* todo el cuerpo desnudo de la muñeca *bebé*.
7. Segundos más tarde se quiere retirar del consultorio.

Interpretación

1. En su juego, Rufina dice que necesita ser protegida de un papá malo.
2. Ese es su mensaje.
3. Tiene necesidad de castigar a su padre. Nadie más de su entorno familiar le ha hecho daño.
4. El juguete con el que la ha lastimado y abusado sexualmente su padre no es otra cosa más que su propio pene.
5. Rufina se siente sucia ante lo que podría representar una práctica eyaculatoria.
6. El recuerdo de la escena traumática le provoca angustia.

5.ª entrevista

En su quinta entrevista, Rufina desarrolla la siguiente secuencia de dichos, gestos y juegos:

1. La psicóloga le muestra a Rufina una serie de fotos (de su abuela, abuelo, tío, madre, padre, fotos de revistas, etc.), con el objetivo de poder observar su reacción espontánea frente a las mismas. Tras ver la *foto de su padre,* Rufina procede a *romperla;* mientras que ante las demás, por el contrario, muestra una reacción alegre y pacífica.
2. La psicóloga le propone a Rufina jugar con la caja de animalitos de plástico a formar una "familia de animales". Llama la atención de que haya representado al *padre* con un títere *cerdo,* mientras que al resto de la familia con animales de granja.

Interpretación

1. Rufina manifiesta un abierto rechazo hacia la figura de su progenitor.
2. A través de la siguiente escena lúdica explica que dicho rechazo se debe a que su padre se comporta con ella tal y como si fuese un cerdo.

6.ª entrevista

Rufina llega con dolor de panza. Su madre explica que, últimamente, suele tener descomposturas; pero que, cuando la llevan al pediatra, suele desestimarla adjudicando este tipo de síntoma a la necesidad de la niña de llamar la atención. A continuación, desarrolla la siguiente secuencia de dichos, gestos y juegos:

1. Se intenta administrarle el Test Pata Negra; pero, dada su corta edad se le muestran tan solo algunas láminas y no todas, haciendo hincapié en las láminas 1, 2, 3, 4, 5 y 8.
2. Es especialmente en esta última lámina, en la cual hay un ave *mordiéndole la cola* a un cerdito, que Rufina reacciona con *angustia* y solicita una hoja y témperas para pintar un arcoíris de colores oscuros.
3. Se produce el siguiente diálogo:

   Psicóloga: —Arcoíris, ¿con quién juegas?

   Rufina: —Con papá —procede a cubrir su zona genital con una de sus manos.

   Psicóloga: —¿Por qué eres un arcoíris tan oscuro?

   Rufina: —Estoy *triste* —mientras dice esto, desparrama sobre su dibujo témpera blanca que, luego, cubrirá con pintura negra.
4. Agarra un muñeco Ken y procede a embadurnarlo con crema blanca.
5. Dice que la bebé tiene sed, y le da de tomar agua con témpera negra. En un tono de *secreto*, dice: "*Es veneno*".
6. Se hace caca y llama a su mamá (quien se encuentra en la sala de espera), para que le cambie los pañales.

Interpretación

1. Si bien Rufina no le presta mucha atención a ninguna de las láminas del test, cuando ve la lámina en la que un ave le estaba mordiendo la cola al cerdito (lámina que suele estar asociada simbólicamente a situaciones abusivas a nivel sexual) se angustia y relaciona esta escena con el dibujo de un arcoíris.

2. Rufina relata cómo su progenitor ha oscurecido un momento de su vida que ha debido ser feliz; quizás, con el hecho de interrumpir –y/o, intervenir– su actividad gráfica con una práctica eyaculatoria.
3. Rufina asocia a la figura de un padre con alguien de connotaciones negativas e, incluso, peligrosas para su salud física, tal y como en el caso de este juego: un papá que le da de beber a su hija veneno.
4. El hecho de relatar de forma lúdica parte de lo que fue su trauma le provoca angustia y ansiedad, que somatiza haciéndose caca justo en ese momento.

7.ª entrevista

En su séptima entrevista Rufina llega con dolor de cabeza. La madre explica que, desde hace un tiempo a esta parte, esto es frecuente en ella. A continuación, desarrolla la siguiente secuencia de dichos, gestos y juegos:

1. Rufina juega compulsivamente a *castigar a los "papás malos"* que pegan con el juguete a las bebés. Según explica, los castiga metiéndolos en el horno de juguete para que se quemen vivos y sufran mucho.
2. Cuando se le pregunta a Rufina de qué material era el juguete del papá, que si de metal, de plástico o de carne como la piel, la niña no duda en responder que el juguete era de carne.
3. Cuando la psicóloga le señala las distintas partes del cuerpo de un muñeco Ken con el objetivo de que Rufina pueda señalar en dónde era que el *papá tenía el juguete,* la niña no duda en señalar el *área genital* de este muñeco.

Interpretación

1. Rufina vivencia a su progenitor como alguien agresivo y peligroso, a quien sería necesario castigar o poner en penitencia, encerrar en algún lugar.
2. 3. La niña estaría utilizando la palabra "juguete" para denominar la palabra pene.

8.ª entrevista

En esta entrevista, la psicóloga decide quitar el estímulo de todos los muñecos bebés y de los muñecos Kens y Max Steel con el objetivo de observar si la niña desarrollaba escenas lúdicas representativas de otro tipo de conflictiva. A partir de esto, Rufina procede a jugar con un tiranosaurio Rex.

- Comienza a jugar a que un *papá* dinosaurio malo *asesina* con su larga *cola* a todos los animalitos más *pequeños* del bosque. Cuando el leñador del bosque (interpretado por ella) se da cuenta, lo termina *cazando y cocinando con fuego muy caliente* (en una parrilla improvisada sobre una mesita de luz del consultorio), con el objetivo de que no pudiese molestar a nadie más.

Interpretación

De las manifestaciones verbales y conductuales, así como de las consecuentes secuencias de acciones lúdicas, podría inferirse que Rufina estaría expresando una vez más un vínculo altamente conflictivo entre ella y su progenitor, a quien expresaría un rechazo manifiesto por vivenciarlo como alguien agresivo, alguien quien, según lo que expresa en su juego, merecería una "penitencia".

Técnicas psicodiagnósticas

- Hora de juego proyectivo.
- Familia de animales con muñecos.
- Técnica de fotografías.
- Test Pata Negra.
- Dibujo espontáneo.

Conclusiones

A partir de las manifestaciones verbales y conductuales, así como de las secuencias de acciones lúdicas de Rufina, podría inferirse a modo de conclusión que habría sido sometida a vivencias abusivas de índole sexual en el ámbito de la casa paterna con la posible participación de su progenitor. A su vez, a partir de los dichos de la niña y de la secuencia de conductas correlativas a tales dichos, también podría inferirse que dichas situaciones abusivas podrían haber constado de manoseos en las zonas genitales y/o prácticas masturbatorias, así como también de posibles actos de eyaculación. De la investigación psicológica realizada, podría desprenderse que el abuso en cuestión quizás se habría caracterizado por la violencia física y emocional; pero, también por la coerción, dado que al momento de la evaluación la niña nunca había recibido una educación relacionada con la prevención del abuso sexual, siendo que ni siquiera sabía los nombres correctos de la diferencia anatómica entre los varones y mujeres.

Se ha arribado a dichas conclusiones a partir de la investigación psicológica realizada a lo largo de ocho entrevistas, en las que se pudieron observar los siguientes indicadores de abuso sexual:

1. **Indicadores de estrés postraumático**:
   - Reacciones disociativas –por ejemplo, escenas retrospectivas– en las que el sujeto siente y actúa como si se repitiera el suceso/s traumático/s. En los niños, la representación específica del trauma puede tener lugar en el juego (en el caso de Rufina se observa en el juego traumático que desarrolla a lo largo de las entrevistas).
   - Malestar psicológico intenso o prolongado al exponerse a factores internos o externos que simbolizan o se parecen a un aspecto del suceso/s traumático/s (cada vez que Rufina llega de la casa del progenitor).
   - Reacciones fisiológicas intensas a factores internos o externos que simbolizan o se parecen a un aspecto del suceso/s traumático/s.
   - Miedo, terror, enfado.
   - Disminución importante del interés o la participación en actividades significativas.
   - Incapacidad persistente de experimentar emociones positivas.
   - Comportamiento irritable y arrebatos de furia (con poca o ninguna provocación), que se expresan típicamente como agresión verbal o física contra personas u objetos.
   - Alteración del sueño (por ejemplo, dificultad para conciliar o continuar el sueño, o sueño inquieto).
2. **Indicadores cognitivos**:
   - No se observan.

3. **Indicadores psicomotrices**:
   - No se observan.
4. **Indicadores psicosexuales**:
   - Masturbación compulsiva.
5. **Indicadores físicos**:
   - Lesiones en zona genital y/o anal: irritación o enrojecimiento.
   - Sangrado por vagina y/o zona anal.
   - Infecciones genitales (flujo vaginal infeccioso con presencia de gérmenes no habituales en la flora normal de los niños/as).
   - Moretones.
   - Dolores de cabeza.
6. **Indicadores psicológicos**:
   - Relato.
   - Miedo repentino frente a personas importantes para ella.
   - Agresión o rechazo reiterado para con alguien.
   - Trastornos del sueño, pesadillas.
   - Mirada ausente.
7. **Indicadores emocionales**:
   - Llanto excesivo sin razón aparente.
   - Tristeza.
   - Conducta irritable.
   - Agitación extrema, hiperkinética.
   - Angustia.
   - Tristeza.
   - Miedos y terrores intensos.
   - Ira y hostilidad.
   - Berrinches.
   - Ansiedad.
   - Nervios.
8. **Indicadores sociales**:
   - Por momentos, no establece contacto visual.

- Presenta una expresión corporal inadecuada (cuando está junto a su progenitor camina encorvada y con los brazos caídos).
- Somatiza con dolores o enfermedades que no tienen una explicación médica.
- Tiene arranques de enojo y berrinches.
- Llora con frecuencia.
- Se muestra inquieta, no para de moverse.
- Agresividad, constantemente a la defensiva (cuando llega de la casa del progenitor: pega, patea, empuja).
- Intimida y asusta a otros niños/as (hermano).
- Parece triste o deprimida, suele tener ojeras.

9. **Indicadores en el lenguaje verbal**:
    - Relato (principal indicador de abuso sexual en los niños/as).
    - El relato de Rufina posee una estructura lógica (a lo largo de las ocho entrevistas, Rufina no se contradice y articula de un modo coherente sus dichos referidos a los datos que aporta en relación con el abuso sexual que ha sufrido).
    - Cuando en su relato lúdico se refiere a la figura del padre, eleva el tono de voz, reflejando en todos los casos enojo.
10. **Indicadores en el lenguaje paraverbal**:
    - Grita en señal de enojo (cuando tiene cerca muñecos masculinos a los que relaciona con un papá).
    - Tono de voz triste (cuando hace una referencia lúdica al abuso).
    - Vos casi inaudible (ídem).
11. **Indicadores en el lenguaje corporal**: cada vez que Rufina está con o menciona en sus dichos a la figura de un padre, su postura corporal refleja:
    - Brazos colgando a los costados del cuerpo.
    - Hombros caídos.
    - Columna encorvada.
    - Ceño fruncido.
    - Respiración torácica (superior superficial, agitada, entrecortada).
    - Mirada triste.

- Pupilas contraídas.
- Se cubre con las manos la zona genital.

12. **Indicadores en el lenguaje lúdico**:
    - Juego postraumático.
    - Juego sexualizado.
    - Juego relacionado con la muerte.
    - Juego relacionado con la alimentación.
    - Juegos violentos y de descarga.
13. **Indicadores en el lenguaje gráfico**:
    - Fea impresión general del dibujo.
    - Pintura negra.
14. **Secuencias generales integradas de ejes temáticos**: a lo largo de las distintas entrevistas se ha podido observar en Rufina una alta concordancia entre los distintos tipos de secuencias lúdicas, de relato, gestuales y conductuales. A continuación, ejemplificaremos los ejes temáticos desarrollados de forma general y sintética, en base a palabras claves:
    - Primera entrevista: hombre malo - bronca - niña desnuda - genitales lastimados - tristeza - secreto.
    - Segunda entrevista: padre violento - dolor - área genital - papá malo - papá tira pis a niña - temor.
    - Tercera entrevista: hombre - papá malo - papá violento - pega - niña - zona genital - necesidad de justicia - investigar.
    - Cuarta entrevista: mamá buena - papá malo - violencia - zona genital - bronca - necesidad de justicia - pedido de ayuda - papá malo - pene del padre - acto de eyaculación.
    - Quinta entrevista: odio al padre - padre hace "chanchadas" (cosas asquerosas).
    - Sexta entrevista: morder zona anal - tristeza - acto de eyaculación - veneno - niña - secreto.
    - Séptima entrevista: papá malo - necesidad de justicia - pene del padre.
    - Octava entrevista: padre asesino - padre lastima con su genital a niños - necesidad de justicia.

Capítulo 3

Caso 3: Charlot (3 años)

Charlot y su madre han tenido que esconderse en un refugio para mujeres víctimas de violencia durante tres meses. El padre de Charlot es un hombre muy violento que suele amenazarlas con armas de fuego. Este tipo de situaciones ha asustado mucho a la niña, quien a su corta edad de 3 años suele tener conductas autoagresivas tal como pegarse la cabeza contra la pared; también, la madre cuenta que suele meterse basura o cosas no comestibles en la boca con el peligro de intoxicarse; que se niega a comer y que duerme mal, inquieta, como si tuviese pesadillas; es una niña que siempre está nerviosa, siempre se está quejando de que le duele alguna parte del cuerpo. También, la ha encontrado intentado introducirse pequeños objetos como hebillas en la vagina y ano. A partir de esto, se toma la decisión de evaluarla en siete entrevistas, en las cuales se pudo observar una gran variedad de indicadores de abuso sexual.

A continuación, a modo de ejemplo, describiremos algunos de los juegos que ha ido desarrollando a lo largo de las diferentes entrevistas diagnósticas:

1.ª entrevista

En el momento de tener que entrar a su primera entrevista, Charlot comienza a llorar a los gritos. Se revuelca en el suelo mientras su madre la reta para que no se ensucie su vestido. Como se niega rotundamente a entrar al consultorio, la psicóloga decide salir a su encuentro. Improvisa un personaje atractivo, que pueda suscitar el interés de la niña; y para ello, se cubre la cabeza con un chal dorado, el cual, junto con su largo vestido, le da la apariencia de dama antigua. Cuando Charlot la ve, inmediatamente deja de llorar; aunque, corre directo a refugiarse detrás de las piernas de su madre. Para motivarla aún más, la psicóloga le dice que si entra al consultorio podrá jugar con un gato azul, y ante semejante propuesta no se puede contener.

Una vez adentro, tras caer en la cuenta de que el gato azul no es otra cosa más que un simple muñeco de peluche reclama muy enojada: "*¡Me engañaste!*". "¡Pero, si yo nunca te dije que se trataba de un gato de verdad!", la psicóloga intenta disculparse tentada de la risa y con mucho sentido del humor. Ante esta respuesta, cruzada de brazos, Charlot se toma unos segundos para observar muy seria a la profesional, tal y como si la estuviese estudiando; luego de lo cual, dice: "Yo no le tengo *miedo* a los gatos. Tampoco, a las tarántulas". De inmediato, la psicóloga corre a buscar una tarántula de cotillón y se la muestra. Charlot la mira intentando disimular su sorpresa; y muy pronto, se pone a jugar entusiasmada a la siguiente secuencia de juegos:

1. Agarra la tarántula de cotillón y comienza a jugar a que una serpiente boa la está queriendo matar. Cuando la psicóloga le pregunta a la boa que por qué razón es que está queriendo matar a la araña, Charlot responde muy seria: "Teje su 'teralaña'[92] con el *pis de su cola*".

2. Sobre una cartulina, pinta un enorme *sol* amarillo con témperas; pero, "sin querer" termina manchándolo con témpera *roja.*

3. Toma una muñeca Barbie vestida de princesa y le pide a la psicóloga que se coloque una "una máscara *invisible*" (de plástico transparente); también, que maneje a un muñeco Ken.

4. *Se esconde* debajo de una mesa junto con una Barbie princesa, mientras que el Ken (manejado por la psicóloga) comienza a buscarla por todas partes. Cuando el Ken, finalmente, la descubre debajo de la mesa, Charlot *se defiende* arrojándole la boa y sale corriendo. Repite esta escena unas diez veces seguidas.

5. Procede a quitarle la ropa al muñeco Ken, mientras que se toca su zona genital con la boa.

6. Comienza a jugar a que una muñeca Caperucita Roja ha sido *asesinada* por una flecha que le ha disparado el Ken. En un momento dado llega el lobo, y viendo que Caperucita está herida e indefensa, pretende desnudarla para comérsela; sin embargo, antes de que esto suceda decide terminar con el juego.

[92] Pronunciación incorrecta de la palabra "telaraña".

Interpretación

1. El hecho de que Charlot diga que no tiene miedo a las arañas refleja una necesidad de autoafirmarse, de posicionarse en una actitud de valentía frente a lo que, en realidad, teme.
2. Una figura de autoridad masculina; quizás su padre, es agresivo.
3. Su agresor es alguien a quien nadie de su entorno ha sabido ver.
4. Charlot trata de huir y defenderse de su abusador; lo cual, consigue a medias.
5. Su agresor se desnuda frente a ella y procede a manosear su zona genital, y/o a masturbarse.
6. Charlot teme ser asesinada.

2.ª entrevista

En su segunda entrevista, Charlot tiene la mirada perdida, intenta todo el tiempo esquivar la mirada de la profesional.

1. Dibuja espontáneamente en el pizarrón. Dibuja una niña y una flor con carita *triste* (círculo con línea de la boca para abajo).
2. Luego, se le ocurre jugar con muñecos y le pide a la psicóloga actuante que maneje al títere *payaso*. Entonces, Charlot toma un poco de témpera blanca con un pincel y procede a introducírselo en la boca de dicho títere, mientras le dice muy seria: "Eres un payaso malo. Tienes la boca *sucia*. *Asco*".
3. Coloca una hilera de pequeños animalitos delante del payaso, y le pide a la psicóloga que haga que el payaso vaya *tocando* a cada uno de estos muñecos. A medida que esto sucede, comienza a hacer como que los *animalitos* se *defienden* pegándole y gritándole.
4. A continuación, agarra a la araña y la deja durmiendo al lado del payaso, que ha quedado tirado sobre un almohadón.
5. Agarra una varita mágica y juega a que tiene el poder de *convertir* a los muñecos *malos en buenos*. De esta manera, muy pronto, el payaso se convierte en bueno.

6. Charlot comienza a *desnudar* al muñeco *Ken*. La psicóloga pregunta: "Señor, ¿quién es usted?"; pero, ella hace oídos sordos, y dice: "Ponte la ropa. Si no, la niña no va venir para siempre".
7. Charlot le acerca una muñequita pequeña al *Ken desnudo*. Hace como que la muñequita *niña se asusta* al verlo y *huye* corriendo.
8. Le pega al Ken y le dice muy *enojada*: "Ponte la ropa. Si no, no voy a jugar más contigo".
9. Nuevamente, agarra a la muñeca pequeña y hace como que le está diciendo un *secreto* al oído del Ken; luego de lo cual, procede a colocarla debajo del payaso.

Interpretación

1. Charlot está triste
2. porque hay alguien que a modo de juego o de broma eyacula en su boca.
3. Se trata de un hombre (cuando habla del payaso se refiere en masculino) que suele manosear a los niños/as, del cual estos deben defenderse.
4. Relaciona el símbolo del payaso con el de la araña (que en el juego de la sesión anterior tejía telarañas con pis de su cola).
5. Con el pensamiento mágico propio de los niños/as de su edad, Charlot convierte a los personajes malos en buenos como una manera de recuperar el control y sentir que puede luchar contra ellos.

6. 7. 8. 9. Hay un hombre que se comporta de manera similar al payaso, el cual se desnuda frente a ella en actitud de secreto.

3.ª entrevista

Charlot llega dispuesta a jugar:

1. Agarra una varita mágica y *la mete en la boca* del payaso.
2. Luego, procede a hacerles lo mismo a los títeres lobo, cerdo y vampiro.
3. Por unos instantes, sostiene una muñeca bebé hasta que, finalmente, decide colocarla delante del payaso, a quien le advierte: "*No la toques*".

4. Agarra un tigre, que comienza a defender al bebé del payaso mediante gritos: "¡Raw, raw, raw!".
5. Ahora, en una voz casi inaudible, le advierte al payaso: "*No me tocas* a mí. Eres *malo*".
6. Por último, juega a que es una médica. En su rol, intenta *curar* al payaso para que se haga bueno; y para eso, le da un remedio en la boca y otro en la cabeza.
7. Una vez que el payaso está curado, le dice con alegría: "Ya tienes las manos limpias. Ahora, eres *bueno*".

Interpretación

1. 2. 3. 4. 5. Charlot podría estar sufriendo un abuso sexual desde muy temprana edad.

6. y 7. Piensa que quien la abusó podría estar enfermo y desea que se cure.

4.ª entrevista

En su cuarta entrevista, Charlot se muestra triste y preocupada; también, con ganas de decir algo en primera persona.

1. Se le propone dibujar a su familia. Charlot cumple la consigna a desgano, y en su dibujo omite hacer a su padre.
2. La psicóloga le pregunta el motivo por el cual no lo ha hecho. Con una expresión de preocupación, intenta explicar: "Mi *papá me pega* mucho".
3. Cuando la psicóloga le pregunta en qué lugar su padre le suele pegar, Charlot se toca la *zona genital* por una fracción de segundo; y luego, sale corriendo del consultorio, negándose a volver a entrar.

Interpretación

1. Su padre es una figura altamente conflictiva para Charlot.
2. dado que es un hombre violento
3. y abusador.

5.ª entrevista

Se decide realizar una entrevista vincular entre Charlot y su hermano mayor, de 5 años.

1. Ambos hermanos comienzan a dibujar en el pizarrón. Mientras Charlot hace varias rayas verticales, su hermano dibuja dos figuras humanas superpuestas a dichas rayas. Charlot se queja: "*No me toques* mi raya".

2. Charlot intenta cortar el pico de un lorito con unas tijeras.

3. La psicóloga le pregunta al hermano de Charlot por su *padre*, y él responde: "Está *muerto* en la lava".

4. Al escuchar esta respuesta, la niña reacciona enojada y amenaza a la profesional con las tijeras: "*No hables. ¡Te voy a cortar la lengua!*".

5. De inmediato, Charlot le coloca una máscara de *payaso* a la psicóloga actuante y la llama "*papá*". Acto seguido, ambos hermanos comienzan a pegarle a la profesional.

6. Luego, agarran un muñeco Ken y le colocan ropa de princesa. Se *burlan* de él llamándolo "Niña, sí que estás muy rosada".

7. La psicóloga interviene poniéndole voz al Ken, con el objetivo de averiguar más datos. Así, a través del muñeco, imitando una voz grave, les pregunta a ambos hermanos: "¿Qué les hice para que se *burlen* de mí?". Ante esto, Charlot protesta: "¡No! ¿Dale que mejor era un príncipe y no un papá?".

8. Entre ambos hermanos comienzan a jugar al médico. Charlot hace de cirujana y procede a operar la panza de la muñeca bebé. Mientras la observa, su hermano dice: "Cuidado, le vas a *romper el corazón*".

9. La psicóloga le pregunta a la bebé de qué está enferma; y Charlot contesta poniéndole la voz a la muñeca: "La *bebé está enferma del pipí*".

10. El hermano de Charlot comienza a dibujar en el pizarrón un cuadrado y un círculo. Dice: "Es una piscina y una papa".

11. Retomando el doble significado de esta última palabra, la psicóloga le pregunta a ambos hermanos acerca de cómo solía ser la relación con su *papá*. El hermano de Charlot responde: "Él es *malo*. Siempre *nos trata mal. Nos quiso ahogar*".

12. Charlot, toma una tortuga acuática de peluche, la ahorca e intenta arrancarle sus patas.
13. Luego, comienza a dibujar una sirena; pero, tiene dificultades para hacerle la *cola*, por lo que se le borra varias veces.
14. Ambos hermanos comienzan a pelear por un espacio propio en el pizarrón, para poder dibujar. Para resolver esto, deciden hacer una línea divisoria. Dicen: "Está *prohibido tocar*. Está prohibido pasarse de la raya". Por último, terminan jugando a tocar uno el dibujo del otro con la mano: "¡No toques, eso está prohibido! Perdiste", se reprochan de forma lúdica.
15. La psicóloga agarra un muñeco *Ken* y se establece el siguiente dialogo con Charlot:

Charlot: —*Tíralo a la lava* —dice, sin mostrar piedad.

Psicóloga: —¿Por qué?

Charlot: —Es un *papá malo* —comienza a tener una respiración torácica.

Psicóloga: —¿Por qué es un papá malo?

Charlot: —Porque *quiere matar a sus hijos* —al decir esto, se le contraen las pupilas.

Psicóloga: —¿De qué manera?

Charlot: (No responde; en cambio, agarra una *boa* de peluche y pretende *introducírsela por la fuerza en la boca* de su hermano).

Interpretación

1. Charlot no quiere que le toquen su área genital; aunque,
2. aún teme verbalizar lo que es un secreto
3. con su padre;
4. un padre a quien, junto con su hermano, quisieran ver muerto (y/o sienten muerto en su función como padre).
5. 6. Ambos hermanos piden que su padre sea castigado.

7. Identifican a la figura del padre con alguien malo, a quien no pueden idealizar.

6\. 8. 9. Ambos niños/as sienten que deben reparar una profunda herida emocional debido a un abuso sexual.

10\. 11. 12. 13. 14. Su padre abusador ha intentado asesinarlos ahogándolos en el agua; pero, también,

15\. a través de la práctica del sexo bucogenital.

6.ª entrevista

En esta oportunidad, llaman la atención las marcadas ojeras de Charlot. Explica que la noche anterior no ha dormido bien debido a que ha tenido *pesadillas* con un monstruo que la perseguía.

1. Charlot le ofrece a la psicóloga un Ken para que lo maneje; ella, en cambio, opta por manejar a una princesa. Cada vez que el muñeco *varón intenta acercarse a la princesa esta se aleja* de inmediato. Luego de repetir varias veces esta escena, Charlot propone cambiar de roles.

2. La psicóloga -ahora, en su rol de princesa-, le pregunta al muñeco varón manejado por la niña: "¿Tú tienes *secretos*?". Charlot decide que este personaje no hable. En cambio, procede a *quitarle el pantalón* con el objetivo, según explica, de cambiárselo por otro que no logra encontrar.

3. Agarra a la muñeca *bebé y le quita su vestidito*. Le revisa su cuerpo con un estetoscopio. La psicóloga, fingiendo preocupación, le pregunta: "Bebé, ¿dónde están tus padres?"; Charlot responde: "Mi *mamá está dormida*. Mi papá...". La niña no termina su frase; en cambio, deja su juego y va directo a buscar alcohol en gel con el cual procede a lavarse las manos.

4. Charlot se sienta al lado de la psicóloga dispuesta a hablar en primera persona. Se produce el siguiente diálogo iniciado por ella:

   Charlot: —Si *pega papá*, le voy a *decir no*.

   Psicóloga: —¿Tu papá te pega?

   Charlot: —Es *malo* —en un tono triste.

   Psicóloga: —¿Qué te hizo tu papá?

   Charlot: —*Me pegó* —agacha la cabeza.

Psicóloga: —¿En qué parte del cuerpo te pegó?

Charlot: —*En el pipí* —dice esto en una voz casi inaudible, mientras coloca sus manos en la zona genital.

Psicóloga: —¿Con qué te pegó?

Charlot: —*Con su pipí grande* —dice, conteniendo las lágrimas. Luego, comienza a caminar de un lado al otro con prisa, demostrando nerviosismo.

5. Agarra a la muñeca bebé que anteriormente había desnudado, y la mete en la bañadera. Luego, comienza a clavarle unas tijeras con furia, a la vez que finge gritar en voz baja: "¡Hermano, hermano, *ayuda*, hermano!".

Interpretación

1. Charlot le teme a un varón
2. que se desnuda frente a ella en forma secreta,
3. mientras su madre no la puede defender porque no se da cuenta del
4. abuso sexual que, en realidad, está sufriendo por parte de su propio padre.
5. Charlot pide ayuda a gritos; pero, daría la impresión de que nadie en su familia la puede ayudar.

7.ª entrevista

Charlot llega a su séptima entrevista.

1. Charlot desarrolla una escena lúdica en la cual un *papá (Ken) juega con la hija* bebé. La psicóloga pregunta: "Bebé, ¿a qué estás jugando con tu papá?"; y la niña, con una expresión de asco, responde: "¡*Puaj*!".
2. A continuación, Charlot le alcanza la bebé a la psicóloga, a la vez que le propone: "¿Dale que dices: '¡hermano, hermano, *ayuda*, hermano...!'?".
3. Agarra una bañadera de juguete y hace el gesto de *ahogar* al muñeco *Ken* en ella. Luego, comienza a clavarle una tijera.

4. La psicóloga le pregunta a Charlot a qué jugaba cuando vivía en casa de su *papá*. Con un gesto de desprecio, ella responde armando una escena lúdica en la que comienza a retar al *payaso*: lo acusa de mentiroso y de "ser un *asco*". Dice: "Eres muy *sucio*. No le *ensucies la boca a la bebé*", mientras aprieta los puños en señal de bronca y tensión.

5. Charlot le ofrece a la psicóloga que maneje al *payaso*. La psicóloga interviene poniéndole voz a este personaje y se produce el siguiente diálogo:

   Psicóloga: —¿Quién quiere venir a jugar a mi casa?

   Charlot: —Nadie.

   Psicóloga: —¿Por qué nadie quiere venir a jugar conmigo?

   Charlot: —Te desnudas. Siempre haces pis —inhala y exhala aire de manera entrecortada, demostrando tensión y temor. Luego, agarra a la bebé y comienza a colocarle alcohol en gel en la zona genital.

Interpretación

1. Charlot juega con su progenitor a cosas que le dan asco.
2. Charlot pide ayuda, pero nadie parece escucharla.
3. Su padre intenta taparle la boca ahogándola en la bañadera
4. y 5. para que nadie se dé cuenta de cómo la abusa sexualmente.

Técnicas psicodiagnósticas

- Hora de juego proyectivo.
- Dibujo de la familia.
- Dibujo espontáneo.

Conclusiones

De las secuencias de manifestaciones verbales, paraverbales, lúdicas, gráficas y conductuales de Charlot realizadas en el marco de la técnica de psicodiagnóstico Hora de Juego Diagnóstica podría inferirse que habría sido sometida a vivencias abusivas de índole sexual en el ámbito de la casa paterna con la posible participación de su progenitor. A su vez, a partir de los dichos de la niña y de la secuencia de conductas correlativas a tales dichos, también podría inferirse que dichas situaciones abusivas podrían haber constado de manoseos en las zonas genitales, prácticas masturbatorias, posibles actos de eyaculación e intento de acceso carnal. De la investigación psicológica realizada, podría desprenderse que el abuso en cuestión se habría caracterizado por la violencia física y emocional.

Se ha arribado a dichas conclusiones a partir de la investigación psicológica realizada a lo largo de siete entrevistas, en las que se pudieron observar los siguientes indicadores de abuso sexual:

1. **Indicadores de estrés postraumático**:
    - Sueños angustiosos recurrentes en los que el contenido y/o el afecto del sueño podrían estar relacionados con el suceso/s traumático/s (en los niños pueden existir sueños aterradores sin contenido reconocible).
    - Reacciones disociativas (por ejemplo, escenas retrospectivas) en las que el sujeto siente y actúa como si se repitiera el suceso/s traumático/s. (En los niños, la representación específica del trauma puede tener lugar en el juego).
    - Malestar psicológico intenso o prolongado al exponerse a factores internos o externos que simbolizan o se parecen a un aspecto del suceso/s traumático/s.
    - Reacciones fisiológicas intensas a factores internos o externos que simbolizan o se parecen a un aspecto del suceso/s traumático/s.
    - Estado emocional negativo persistente (miedo, terror, enfado).
    - Incapacidad persistente de experimentar emociones positivas (por ejemplo, felicidad, satisfacción o sentimientos amorosos).
    - Comportamiento imprudente o autodestructivo.
    - Alteración del sueño (por ejemplo, dificultad para conciliar o continuar el sueño, o sueño inquieto).
2. **Indicadores cognitivos**:
    - Mirada perdida.
3. **Indicadores psicomotrices**:
    - No se observan.

4. **Indicadores psicosexuales**:
    - Masturbación.
    - Intento de introducirse objetos en la zona anal y genital.
5. **Indicadores físicos**:
    - Trastornos psicosomáticos (quejas somáticas recurrentes).
    - Trastornos alimenticios (anorexia).
    - Come cosas tóxicas.
6. **Indicadores psicológicos**:
    - Relato.
    - Miedo repentino frente a personas importantes para ella.
    - Agresión o rechazo reiterado para con alguien.
    - Trastornos del sueño.
    - Mirada ausente.
7. **Indicadores emocionales**:
    - Tristeza.
    - Conducta irritable.
    - Agitación extrema a la hora de dormir.
    - Angustia.
    - Ira y hostilidad.
    - Berrinches.
    - Nervios.
    - Enojo crónico.
8. **Indicadores sociales**:
    - Por momentos, no establece contacto visual.
    - Cuando tiene miedo o está asustada somatiza con dolores o enfermedades que no tienen una explicación médica.
    - Tiene arranques de enojo y berrinches.
    - Llora con frecuencia.
    - Se muestra inquieta, no para de moverse.
    - Se queja de dolores, lastimaduras o enfermedades.
    - Parece triste o deprimida, suele tener ojeras.

9. **Indicadores del lenguaje verbal**:
   - Relato en primera persona.
   - Relato lúdico (en segunda y tercera persona).
   - El relato de Charlot posee una estructura lógica (a lo largo de las siete entrevistas, no se contradice y articula de un modo coherente sus dichos referidos a los datos que aporta en relación con el abuso sexual que ha sufrido).
   - Cuando en su relato lúdico se refiere a la figura del padre, baja el tono de voz, reflejando en todos los casos un estado de miedo.
10. **Indicadores del lenguaje paraverbal**: cada vez que habla o hace referencia a su progenitor, Charlot refleja su estado emocional a través de distintos indicadores:
   - Tono de voz triste.
   - Baja el tono de voz.
   - Voz casi inaudible.
   - Se expresa en un tono serio.
11. **Indicadores del lenguaje corporal**: en ocasión de hablar de su progenitor o de lo que él le ha hecho:
   - Ojeras.
   - Camina y se mueve de prisa.
   - Respiración torácica.
   - Evadir la mirada al hablar (no se quiere mostrar sentimientos o estar mintiendo).
   - Contrae pupilas (actitud negativa, enojo, molestia, hostilidad, mal humor, nervios, miedo, mentira).
12. **Indicadores del lenguaje lúdico**:
   - Juego postraumático.
   - Juego sexualizado.
   - Juego relacionado con la muerte.
   - Juego relacionado con la alimentación.
   - Juegos violentos y de descarga.
13. **Indicadores del lenguaje gráfico**:
   - Fea impresión general del dibujo.

14. **Secuencias generales integradas de ejes temáticos**: a lo largo de las distintas entrevistas se ha podido observar en Charlot una alta concordancia entre los distintos tipos de secuencias lúdicas, de relato, gestuales y conductuales. A continuación, ejemplificaremos los ejes temáticos desarrollados de forma general y sintética, en base a palabras claves:
    - Primera entrevista: trampa - engaño - valentía versus temor - genitales - hombre agresivo - invisibilidad - secreto - defensa - abuso sexual - asesinato de niña.
    - Segunda entrevista: tristeza - hombre con doble personalidad - suciedad - asco - tocamientos - niños - defensa - maldad versus bondad - hombre desnudo - miedo - enojo - secreto.
    - Tercera entrevista: venganza versus castigo - tocamientos - defensa - maldad versus bondad.
    - Cuarta entrevista: rol de padre ausente - padre agresivo - zona genital.
    - Quinta entrevista: necesidad de límites - tocamientos - rol de padre ausente - necesidad de justicia - secreto - amenazas - hombre con doble personalidad - humillación - tristeza - genitalidad enferma - padre asesino - amenazas - tocamiento de genitales - necesidad de justicia - padre malo - padre asesino de hijos - sexo bucogenital.
    - Sexta entrevista: pesadillas - temor a un hombre - secreto - varón desnudo - niña desnuda - madre ausente - padre violento - necesidad de poner límites - padre malo - padre abusador sexual - pedido de ayuda.
    - Séptima entrevista: padre juega con hija - asco - pedido de ayuda - padre tiene doble personalidad, es mentiroso, asqueroso, sucio - no quiere ir a la casa del padre - el padre se desnuda, abusa sexualmente y eyacula.

Capítulo 4

Caso 4: Luisa (4 años)

La madre de Luisa realiza una consulta debido a que su hija, la semana anterior, le ha dicho que su primo (quien tiene 14 años y padece de un retraso mental) le ha pegado una patada en la zona de la vagina que le ha hecho doler mucho. Si bien ella sospecha que la niña solo quiere llamar la atención debido a que ella y su marido están en pleno proceso de divorcio, solicita un psicodiagnóstico para descartar dudas respecto de un posible abuso sexual ya que, además, desde hace un par de meses Luisa ha venido manifestando otros síntomas tales como un tic nervioso (parpadeo rápido de ojos); muerde la ropa que lleva puesta hasta el punto de romperla; en el jardín de infantes se masturba en el aula, se ha quitado la ropa interior y no se lleva bien con sus compañeros; ha comenzado a hacerse pis y caca nuevamente; se la ve distraída, triste y enojada, no se deja abrazar por nadie. A partir de esto, se toma la decisión de evaluarla en ocho entrevistas, en las cuales se ha podido observar una gran variedad de indicadores de abuso sexual.

A continuación, a modo de ejemplo, describiremos algunos de los juegos que ha ido desarrollando a lo largo de las diferentes entrevistas diagnósticas:

1.ª entrevista

En su primer encuentro, Luisa mira a su psicóloga con un gesto mezcla de *ira y terror*. Como se niega a entrar al consultorio, con el objetivo de motivarla, la profesional le ofrece una coronita plateada con piedritas brillantes de colores que lleva puesta; sin embargo, esto parece enfurecerla aún más de lo que está. Pide upa a su mamá y se aferra a ella como si fuese su último adiós. La psicóloga ha traído consigo una muñeca bebé y comienza a hablar con ella, le dice: "Estás muy desabrigada, si continúas sin querer ponerte la ropa te va a pegar un resfrío. ¡No, no me saques la lengua, no te burles de mí!". Estas simples palabras con la muñeca hacen que Luisa se sienta identificada con su personalidad y esboza una sonrisa; pero, al instante vuelve a poner cara de enojada y se aferra a su madre. La psicóloga, vuelve a hablar con Luisa de una manera indirecta; así, vuelve a dirigirse a la muñeca bebé "Ya sé que no eres una muñeca. Siempre te tratan como una muñeca, pero hace rato ya me he dado cuenta de que tus amigos muñecos todos tienen vida y cada vez que entro al consultorio están en una posición diferente. ¡Yo sé que se mueven!". Tras escuchar esta novedad, perpleja, sin saber bien qué pensar, Luisa mira a la psicóloga por primera vez a los ojos. La psicóloga le sostiene la mirada muy seria, y luego procede a imitar su actitud: se cruza de brazos, y le da vuelta la espalda a su muñeca. Finalmente, esto genera un rapport con la niña, quien ahora no duda en entrar al consultorio; aunque, de la mano de la psicóloga, quien le hace de guía por entre todas las cajas de juguetes hasta que, muy pronto, su mamá regresa a buscarla.

Interpretación

Es normal que los niños/as tengan miedo de entrar al consultorio solos en sus primeras entrevistas; por esta razón, se debe estimular su curiosidad y confianza.

2.ª entrevista

En su segunda entrevista, Luisa ya no duda en entrar sola. Entra corriendo y entusiasmada para ver si los muñecos se han movido del lugar donde los ha dejado la última vez. La psicóloga le propone hacer el test gráfico Casa-Árbol-Persona (HTP); pero ella quiere dibujar otra cosa; eso sí, en hojas bien grandes y con muchas témperas y colores.

1. De esta manera, muy pronto se pone manos a la obra y empieza a pintar en el suelo un gran arcoíris, el cual, muy pronto comienza a oscurecer hasta terminar siendo un *cielo negro* de una *tormenta.*
2. Luego, agarra otra hoja y dibuja más de veinte círculos, explica: "Son papas. Mi *papá* siempre me *reta* cuando quiero *comer* papas fritas".
3. Por último, agarra una hoja negra y procede a pintarla *con puntitos y manchas de témpera blanca,* tal y como si se tratara de una pintura abstracta. En esta oportunidad, se niega a responder respecto de su significado.

Interpretación

1. Todo lo lindo parece haberse oscurecido en la vida de Luisa. A través de su lenguaje gráfico, cuenta que está angustiada.
2. El motivo de su angustia podría estar relacionado con un muy estricto papá (el doble significado de la palabra "papa"),
3. y/o con un acto sexual de eyaculación.

3.ª entrevista

En su tercera entrevista, Luisa se sienta cabizbaja, con la mirada perdida, y se recuesta en el sillón. La psicóloga le pregunta si quiere conversar acerca de algo; pero, ella se niega con un gruñido. A partir de esto, la profesional decide intervenir con la técnica del lorito. Por tal motivo, procede a colocarse en una de sus manos el títere loro y hace como que este muñeco le está diciendo en su oído un secreto; luego, se dirige a Luisa: "¿Adivina qué me está diciendo Pikito?". A partir de este escenario lúdico se genera el siguiente diálogo:

Luisa: —Está *triste*.

Psicóloga: —¡Adivinaste! A ver si puedes adivinar lo que me está diciendo ahora...

Luisa: —No sé.

Psicóloga: —Ahora, parece que te quiere hablar a ti —le dice, acercándole el títere a una de sus orejas.

Luisa: —No escucho nada. Es un muñeco.

Psicóloga: —Pikito es capaz de hablar, yo lo escuché. Pero, él habla en secreto. Debes escuchar lo que te dice adentro de tus pensamientos.

Luisa: —Dice que *alguien lo lastimó* —con expresión de tristeza, en un tono bajo.

Psicóloga: —Es lo que sospechaba. ¿En qué lugar del cuerpo lo lastimaron?

Luisa: —*En la colita* —con voz casi inaudible, mientras se cubre la zona genital por una fracción de segundo con una de sus manos.

Psicóloga: —¿Quién le hizo eso?

Luisa: —*Fede, mi primo*. Esto es un *secreto*. Me hizo *doler* acá —Luisa se señala la *zona genital*. Se observa en ella un aumento de los parpadeos de los ojos.

Psicóloga: —¿Cuándo? —pregunta la psicóloga con una gestualidad de inocencia y serena sorpresa.

Luisa: —Un día, jugando. *Fue todo un juego* —dice, intentando contener las *lágrimas*.

Psicóloga: —En el juego, ¿estaban con ropa o sin ropa?

Luisa: —No me acuerdo —comienza a *frotar su zona genital* sobre una silla mientras se muerde el escote de su remera.

Interpretación

1. Luisa ha sido víctima de un abuso sexual con posible acceso carnal por parte de su primo Federico (un adolescente de 14 años, con retraso mental).

4.ª entrevista

En la cuarta entrevista, Luisa quiere jugar con los muñecos:

1. Agarra el juego de medicina, la muñeca bebé y dice que ella quiere interpretar el rol una doctora. Así, le quita la ropita y los pañales a la muñeca, y comienza a aplicarle una serie de varias *inyecciones* seguidas en la *zona genital y anal*.
2. Comienza a parpadear rápido, y dice: *"La bebé tiene enferma la colita*. La bebé se *puede morir*". Se produce el siguiente diálogo con la psicóloga:

   Psicóloga: —Oh, bebé. Eres tan linda. ¿Por qué tienes enferma la colita?

   Luisa: —*Un monstruo* malo le dio un *beso chupado* y después *la pinchó* con los colmillos —en una voz casi inaudible; y su respiración, torácica.

   Psicóloga: —Señor monstruo, ¿usted no sabe que hacerle eso a las niñas está prohibido? Usted, se ha aprovechado de esta niña porque es muy chiquitita —la profesional maneja al monstruo y lo hace temblar del miedo cuando lo reta.

   Luisa: (escucha con atención).

Psicóloga: —Parece que ahora el que tiene miedo eres tú, monstruo.

Luisa: (sonriendo, trae una jaula y allí *lo encierra en penitencia*).

Interpretación

1. Luisa necesita reparar, sanar, entender, elaborar el trauma que ha sufrido por un abuso sexual.
2. Luisa ha sufrido un abuso "monstruoso" de sexo bucogenital.

5.ª entrevista

En su quinta entrevista, Luisa

1. Repite el mismo juego que en la anterior entrevista; pero en esta oportunidad, *encierra al monstruo en la jaula* junto a varias serpientes de diferentes tamaños, con el objetivo de hacerle sentir miedo. Tiene el ceño fruncido, en señal de *preocupación y malestar*; también, comienza a parpadear rápido.
2. Se le administran las siguientes técnicas gráficas:
   - Casa-Árbol-Persona (HTP). Se observan los siguientes indicadores de abuso sexual: sol invertido (con la boca arriba y los ojos abajo); una marca en el tronco del árbol; borra reiteradas veces la zona genital de la persona y no le hace manos; agrega nubes y lluvia. A último momento, decide dibujar un mono que está sosteniendo una banana arriba del árbol y que tiene una marca en la zona genital.
   - Persona Bajo la Lluvia. Se observan los siguientes indicadores de abuso sexual: ausencia de paraguas, lluvia sectorizada en forma de granizo llamativamente grande.
   - Familia de animales. No se observan indicadores de abuso sexual.

Interpretación

1. Luisa continúa elaborando su trauma. También, tiene la necesidad de castigar a su agresor haciéndole sentir las mismas emociones que él le ha generado.
2. En las técnicas gráficas proyectivas aparecen indicadores de abuso sexual.

6.ª entrevista

En su sexta entrevista, Luisa vuelve a repetir algunos de los juegos que ya venía haciendo:

1. Apenas entra, busca al *monstruo,* para comprobar si aún seguía encerrado en la jaula. Cuando ve que aún está allí, lo saca y comienza a darle de comer. dice: "*Ya se curó. Ahora es bueno de nuevo*".
2. Juega a que es una doctora que le da inyecciones en la zona genital a la bebé.
3. Luego, juega a que era una mamá que *bañaba a su bebé* (en una bañadera de juguete a la cual le puso agua de verdad) y que luego, le *preparaba la comida.*
4. La psicóloga le acerca un muñeco Ken y dice que es un *papá,* con el objetivo de observar su reacción; pero, ella lo mira con una *sonrisa.*

Interpretación

1. Debido a su corta edad, Luisa elabora la hipótesis de que su agresor la abusó sexualmente debido a una enfermedad; y, aún tiene la esperanza de que se cure, como una manera de prevenir que nunca más la pueda dañar.
2. Luisa ha sido abusada sexualmente,
3. eso, la hace sentir sucia y, por lo tanto, tiene la necesidad de "limpiarse" y reparar su trauma, cuidándose y mimándose.
4. La psicóloga interviene con la finalidad de ver qué reacción tiene la niña frente a la figura de su padre; pero, no observa ninguna conducta anormal hacia él.

7.ª entrevista

Se realiza una entrevista con toda la familia. La psicóloga propone una técnica proyectiva con máscaras: cada uno deberá elegir una máscara y decirle algo al otro desde ese personaje. Luisa –manteniendo una respiración abdominal tranquila–, elije la máscara de un gato y dice "Miauuu" a la vez que se *acerca cariñosa a sus padres;* su madre se coloca la máscara de un perro y le dice a su hija que es un perro guardián que está para cuidarla. Por último, su padre, con una máscara de cocinero les dice que va a preparar comida saludable y termina confesando que él es un obeso en recuperación.

Interpretación

Debido a este tipo de técnicas se puede acceder de forma rápida y efectiva a un tipo de información acerca del tipo de vínculos y roles intrafamiliares que pueda aportar datos valiosos a la hora de hacer un diagnóstico diferencial. En este caso, a partir de esta entrevista familiar y teniendo en cuenta los datos aportados por la niña en las anteriores entrevistas se descarta que su padre haya podido participar de alguna manera en el abuso sexual.

8.ª entrevista

a. En su octava entrevista, Luisa dice espontáneamente: "*Mi primo Fede es malo.* Siempre me *engaña.* Un día me *lastimó la cola.* Me dolió mucho. *Mi papá lo retó* y ya no viene más a casa".

b. Se decide administrar la técnica "inventario de frases con muñecos". Por tal motivo, para realizar las preguntas, la psicóloga elige a la muñeca bebé con la que Luisa ha estado jugando en reiteradas oportunidades y comienza a leer las frases hasta que la niña decide concluir un poco por cansancio y otro poco por falta de concentración (cosas normales según su estadio psicoevolutivo). A continuación, solo transcribiremos los comentarios y reacciones posturales, gestuales y comportamentales más significativas de la niña:

1. Me gusta ordenar el cuarto.
2. Me da mucho *miedo* la noche (hace un gesto afirmativo).
3. Tengo miedo de contar lo que me pasa (se frota un ojo).
4. Cuando estoy furiosa, me descargo con los chicos más chicos que yo (desvía la mirada).
5. Me aburre la televisión.
6. Tengo la *culpa* de todo (agacha la cabeza).
7. Todo el tiempo me molestan *recuerdos de cosas feas* que me han pasado (desvía la mirada).

8. Soy la que se ocupa de todas las tareas en casa.
9. Me gusta estudiar.
10. Me siento distinta a mis amigos (frunce el ceño).
11. Me parecía estar dormida cuando me pasaban cosas feas (pide ir al baño).
12. Estoy triste porque *todo me sale mal* (gesto de tristeza).
13. Siempre voy a pescar.
14. Siento mi cuerpo usado.
15. Me ponen en penitencia por golpear a mis compañeros (gesto de enojo).
16. *Me siento sucia* por dentro (se toca la zona genital por una fracción de segundo).
17. Me divierte estar con mis compañeros.
18. Casi siempre me cuesta hablar de mis cosas.
19. Me distraigo fácilmente.
20. Tengo miedo de que mi papá me lastime.
21. Me gusta la música.
22. Cuando sea grande quiero tener hijos.
23. Me enojo mucho cuando me dicen que "no".
24. Hago todo mal.
25. Los videojuegos son aburridos.
26. Casi siempre me siento incómoda con la gente.
27. Me ponen nerviosa los demás.
28. Casi siempre tengo pesadillas.
29. Me gusta dibujar (dice; "Sí").
30. *Se me escapa el pis* (movimiento afirmativo con la cabeza).
31. Muchas veces me siento sola.
32. Cuento mi historia como si le hubiese pasado a otra persona.
33. Me gusta lavar los platos.
34. Muchas veces siento *ganas de llorar* (desvía la mirada; se toca la zona genital y sale corriendo. Se niega a continuar hasta la consigna número 50).

Técnicas psicodiagnósticas

- Hora de juego proyectivo.
- Técnica del lorito.
- Técnica de empoderamiento.
- Técnica de la jaula.
- Técnica de máscaras.
- Test Casa-Árbol-Persona (HTP).
- Persona Bajo la Lluvia.
- Familia de animales.
- Dibujo espontáneo.
- Preguntas en primera, segunda y tercera persona.
- Inventario de frases con muñecos.

Conclusiones

De las secuencias de manifestaciones verbales, paraverbales, lúdicas, gráficas y conductuales de Luisa realizadas en el marco de la técnica de psicodiagnóstico Hora de Juego Diagnóstica podría inferirse que habría sido sometida a vivencias abusivas de índole sexual en el ámbito de la casa paterna y materna con la posible participación de su primo adolescente, deficiente mental. A partir de los dichos de la niña y de la secuencia de conductas correlativas a tales dichos, también podría inferirse que, quizás, dichas situaciones abusivas podrían haber constado de manoseos en la zona genital y anal, práctica de sexo bucogenital y posible acceso o intento de acceso carnal.

Se ha arribado a dichas conclusiones a partir de la investigación psicológica realizada a lo largo de ocho entrevistas, en las que se pudieron observar los siguientes indicadores de abuso sexual:

1. **Indicadores de estrés postraumático**:
   - Recuerdos angustiosos, recurrentes, involuntarios e intrusivos del suceso/s traumático/s (en el caso de los niños/as los recuerdos espontáneos e intrusivos pueden no ser en apariencia angustiosos y se pueden expresar en sus juegos).

- Reacciones disociativas en las que el sujeto siente y actúa como si se repitiera el suceso/s traumático/s. (En los niños, la representación específica del trauma puede tener lugar en el juego).
- Estado emocional negativo persistente (miedo, terror, enfado).
- Disminución importante del interés o la participación en actividades significativas.
- Sentimiento de desapego o extrañamiento de los demás.
- Incapacidad persistente de experimentar emociones positivas (por ejemplo, felicidad, satisfacción o sentimientos amorosos).
- Comportamiento irritable y arrebatos de furia (con poca o ninguna provocación), que se expresan típicamente como agresión verbal o física contra personas u objetos.
- Comportamiento imprudente o autodestructivo.
- Problemas de concentración.

2. **Indicadores cognitivos**:
   - Le cuesta mantener la concentración y está distraída.
   - Retroceso a etapas previas en el desarrollo cognitivo.
3. **Indicadores psicomotrices**:
   - No se observan.
4. **Indicadores psicosexuales**:
   - Masturbación compulsiva.
   - Rechazo de contacto físico.
   - Exhibicionismo de genitales.
5. **Indicadores físicos**:
   - Enuresis.
   - Encopresis.
6. **Indicadores psicológicos**:
   - Relato.
   - Conductas regresivas.
   - Fallas en la atención.
   - Retraso en el desarrollo madurativo.
   - Romper la ropa.
   - Tics nerviosos.

7. **Indicadores emocionales**:
   - Tristeza.
   - Conducta irritable.
   - Angustia.
   - Ira y hostilidad.
   - Nervios.
   - Enojo crónico.
   - Rechazo ante las muestras de afecto.
8. **Indicadores sociales**:
   - Por momentos, no establece contacto visual.
   - No responde a las muestras de cariño.
   - Tiene arranques de enojo y berrinches.
   - Llora con frecuencia.
   - Es burlada por otros niños/as.
   - Le cuesta sociabilizar.
   - Evitan jugar con pares de su edad.
   - Tienen dificultades para hacer amigos/as.
   - Les cuesta centrar su atención cuando otros le hablan.
9. **Indicadores del lenguaje verbal**:
   - Relato en primera persona.
   - Relato lúdico (en segunda y tercera persona).
   - El relato verbal de Luisa posee las siguientes características:
     - Estructura lógica: a lo largo de las siete entrevistas, no se contradice y articula de un modo coherente sus dichos verbales y lúdicos referidos a los datos en relación con el abuso sexual que habría sufrido).
     - Cuando en su relato lúdico se refiere a la figura del padre, no se observan indicadores de trauma sexual.
     - Atribuciones al estado mental del autor del delito: Luisa dice que su primo sufre de retraso mental.
     - Correcciones espontáneas: primero dice que fue abusada desde que era una bebé; y luego, dice que sucedió tan solo en una oportunidad.

- Admisión de falta de memoria: no recuerda si era abusada con o sin la ropa puesta.
- Perdonar al autor del delito: Luisa dice que su primo no le quiso hacer daño y que él, en realidad, es bueno.

10. **Indicadores del lenguaje paraverbal**:
    - Cada vez que Luisa habla de su trauma sexual o de su agresor, baja notoriamente el tono de voz.
11. **Indicadores del lenguaje corporal**:
    - Cada vez que Luisa habla de su trauma sexual o de su agresor, su estado emocional se ve reflejado en su cuerpo de la siguiente manera:
      - Frotarse un ojo.
      - Postura corporal tensa.
      - Gesto de tristeza.
      - Ceño fruncido.
      - Mirada huidiza.
      - Pupilas contraídas.
      - Aumento en los parpadeos.
      - Respiración torácica (superior superficial, agitada, entrecortada).
    - Cuando habla de su padre, en cambio, no manifiesta ninguno de los indicadores antes mencionados y su respiración es abdominal (profunda, serena).
12. **Indicadores del lenguaje lúdico**:
    - Juego postraumático.
    - Juego relacionado con la muerte.
    - Juego relacionado con la alimentación.
13. **Indicadores del lenguaje gráfico**: en el Test de Casa-Árbol-Persona (HTP) se observan los siguientes indicadores:
    - Sol invertido.
    - Marca en el tronco del árbol.
    - Borra reiteradas veces la zona genital de la persona.
    - Ausencia de manos.

- Nubes y lluvia.
- Mono sosteniendo un elemento fálico.
- Mono con una marca en la zona genital.

En el Test Persona Bajo la Lluvia, se observan los siguientes indicadores de abuso sexual:

- Ausencia de paraguas.
- Lluvia sectorizada.
- Lluvia en forma de forma de granizo.

14. **Secuencias generales integradas de ejes temáticos**: a lo largo de las distintas entrevistas se ha podido observar en Luisa una alta concordancia entre los distintos tipos de secuencias lúdicas, de relato, gestuales y conductuales. A continuación, ejemplificaremos los ejes temáticos desarrollados de forma general y sintética, en base a palabras claves:

- Primera entrevista: ira - terror.
- Segunda entrevista: angustia - problemas - padre controlador - acto de eyaculación.
- Tercera entrevista: tristeza - zona genital lastimada - Fede, primo - secreto - dolor - zona genital - juego -miedo.
- Cuarta entrevista: niña - acceso sexual - zona genital enferma - monstruo - sexo bucogenital - dolor - necesidad de justicia.
- Quinta entrevista: necesidad de justicia - preocupación - malestar - relato gráfico del trauma (indicadores gráficos de ASI).
- Sexta entrevista: necesidad de justicia - necesidad de reparación - acceso carnal - necesidad de reparación - papá bueno.
- Séptima entrevista: padre y madre buenos.
- Octava entrevista: primo Fede malo - engaño - zona genital lastimada - padre protector - culpa - miedo - recuerdos - aislamiento social - suciedad - enuresis - tristeza.

Capítulo 5

Caso 5: Alba (5 años)

Alba ha sido derivada para realizar un psicodiagnóstico desde el equipo psicopedagógico de la escuela dado que, desde hace un tiempo a esta parte, ha desarrollado algunas conductas extrañas; por ejemplo: se hace pis; no para ni por un momento de moverse; presenta una actitud desafiante y le cuesta obedecer consignas; está agresiva y ha intentado manosear en la zona genital a varios de sus compañeros (niñas y niños). También, ha estado dibujando figuras con genitales masculinos, tanto en dibujos de personas como de animales.

Según su madre, últimamente, ha observado que Alba está irritable; triste; se angustia con facilidad cada vez que no le sale bien algo; está muy desconfiada y temerosa de todo el mundo; le cuesta integrarse en actividades lúdicas con otros niños/as; vive nerviosa; insiste con ponerse dos y tres bombachas. Si bien, por un lado, se comporta como una niña más grande ya que mantiene una conducta seductora y erotizada no solo con sus compañeritos y también con adultos, por el otro, siempre requiere ayuda a la hora de bañarse, vestirse o lavarse las manos, por ejemplo. Desde hace alrededor de un año ha sido diagnosticada por su pediatra con obesidad infantil.

Vale destacar que es una niña que nunca ha conocido a su padre biológico, porque al quedar su madre embarazada la abandona. Al poco tiempo la madre se vuelve a enamorar y se casa con un hombre que muy pronto adopta el rol de padrastro, al punto de que Alba siempre lo llama "papá". Si bien toda la familia materna lo percibe como un hombre introvertido y algo "raro", se niegan a prejuzgarlo dado que, con el transcurso del tiempo se ha ganado la confianza y es muy trabajador y cariñoso con Alba.

A partir de esto, se toma la decisión de evaluarla en ocho entrevistas, en las cuales se ha podido observar una gran variedad de indicadores de abuso sexual. A continuación, a modo de ejemplo, describiremos algunos de los juegos que ha ido desarrollando a lo largo de las diferentes entrevistas diagnósticas:

1.ª entrevista

En su primera entrevista, Alba se presenta como una niña que camina contoneando sus caderas, como si fuese una adolescente. Llamativamente, no presenta inconvenientes de entrar al consultorio; y una vez que entra, no pierde su tiempo y se pone a jugar de una forma espontánea; aunque, con un gesto serio, como si cargara con una gran *preocupación*. Desarrolla los siguientes juegos:

1. Arma una familia con varios ponis. Sin embargo, el *padre* de la familia es de una *raza diferente*: un unicornio.
2. Elije el cuento de "Los tres cerditos" y, luego, el de "Caperucita roja". Hace como que los lee. En un tono de preocupación, dice: "*El lobo malo* siempre aparece en todos los cuentos". Paralelamente a esto, hace un gemido extraño o una especie de sonido gutural.

Interpretación

1. Relaciona a su padrastro con
2. alguien astuto, traicionero y peligroso, similar a las características de un lobo.

2.ª entrevista

En su segunda entrevista, Alba llega comiendo un helado. Llama la atención como lo lame con la lengua, en una actitud sexualizada. Desarrolla los siguientes juegos:

1. Alba hace como que lee el cuento de Caperucita Roja.
2. Luego, agarra *la muñeca* de este personaje y procede a *desnudarla* mientras procede a tocarse varias veces la zona genital.
3. A continuación, agarra un *Ken, lo desnuda* y lo rebolea con *bronca*, con lo cual, por "casualidad" dicho muñeco desnudo queda al lado de la muñeca caperucita roja con la que anteriormente había estado jugando.
4. Toma una *serpiente* y hace que *pica con su veneno a ambos* personajes (Alba comienza a transpirar y a hacer una respiración torácica).
5. El resto de la hora decide jugar a apilar bloques.

Interpretación

1. Alba se siente identificada con el personaje de Caperucita Roja, una niña indefensa ante un lobo astuto, traicionero y peligroso;
2. quien procede a desnudarla
3. y se desnuda frente a ella
4. con la intención de abusarla.
5. Es tan fuerte lo que acaba de contar a través de su lenguaje lúdico, que necesita distraerse, descansar de la carga emocional que le provoca una situación traumática.

3.ª entrevista

En la tercera entrevista, Alba *repite* varias veces una *secuencia lúdica* similar a la de la *anterior* entrevista; aunque, en esta oportunidad, procede a colocarle varias curitas en el cuerpo de la muñeca Caperucita, para *curar las heridas* que le ha dejado el lobo en su intento de morderla.

Interpretación

Alba cuenta que está herida emocionalmente y, quizás, físicamente también. Por lo que necesita seguir elaborando el trauma sexual que ha sufrido.

4.ª entrevista

En esta oportunidad, Alba desarrolla los siguientes juegos:

1. *Desnuda* a la muñeca *Caperucita Roja* y embadurna todo su *cuerpo con alcohol en gel*. Dice que está *sucia* y que por tal motivo debe *bañarla*. Mientras la baña en una bañadera de juguete con agua de verdad, se produce el siguiente diálogo:

   Psicóloga: —¿Qué parte del cuerpo tiene más sucia?

   Alba: —Tiene muy *sucia* la "cachi" (*zona genital*). *Se puede morir* porque le entraron muchas bacterias —mientras le tira alcohol en gel sobre la zona genital de la muñeca y luego, una vez que termina de bañarla, procede a vestirla improvisando un *frágil vestido de papel*, el cual se rompe muy pronto e intenta reparar varias veces.

2. La psicóloga acerca un Ken vestido con traje y Alba dice: "Espera. Primero tengo que terminar de ajustar el vestido a la nena para que no se le vea nada". De esta manera, comienza a *ajustar el vestido* de papel ayudándose con cinta de papel hasta que, finalmente, venda por completo a la *muñeca* dándole una apariencia de *momia*.
3. Procede a *desnudar al Ken* y se *burla* de su feo cuerpo.
4. Luego, comienza a *pegarle patadas* con el objetivo de rebolearlo de un lugar al otro.
5. Finalmente, mancha al *Ken* con témperas de colores, mientras comienza a *saltar una y otra vez sobre él*, riendo de una forma burlona. Con un gesto de odio, le dice: "Mala suerte. Es el peor día de tu vida".

Interpretación

1. El abuso sexual que ha sufrido Alba la hace sentir sucia.
2. Ante la situación abusiva, se siente impotente, inmovilizada. Necesita poder poner barreras defensivas para protegerse.
3. 4. y 5. Alba ha sido burlada y humillada; todo lo cual, le provoca sentimientos de ira y ganas de vengarse.

5.ª entrevista

Cuando Alba llega a su quinta entrevista va directo a sentarse en el sillón que está enfrente de la psicóloga. Si bien no mira de frente, permanece inmóvil y en silencio, en una actitud de espera. Como la profesional percibe que Alba tiene ganas de hablar, decide hacerle una pregunta de forma directa. De esta manera, se produce el siguiente diálogo:

Psicóloga: —¿Cómo te llevas con tu *papá*?

Alba: —Él tiene *secretos malos* —dice, con un gesto de preocupación.

Psicóloga: —¿Cuáles secretos?

Alba: —Es un *mentiroso* —dice, enojada. Y se le contraen las pupilas.

Psicóloga: —¿Qué mentiras dice, por ejemplo?

Alba: —Siempre dice "*Yo no hice nada...*"; pero, sí lo hizo —se cubre la zona genital con ambas manos.

Psicóloga: —¿A qué jugabas con tu papá?

Alba: —Si yo lo digo mamá se va a poner muy triste. Él *me lastima mucho* —evita mirar a la psicóloga.

Psicóloga: —Cuéntame con esta bebé cómo te lastimaba tu papá —le ofrece la muñeca.

Alba: —Así —con un gesto mezcla de tristeza y odio, procede a tirar con fuerza a la muñeca al suelo y después le salta encima. Luego, le quita la ropa interior, le abre las piernas, la escupe y comienza a pretender *introducirle* una y otra vez un lápiz sobre lo que sería la *zona de la vagina,* mientras que, paralelamente, comienza a tocarse su propia zona genital con un gesto de *angustia.*

Psicóloga: —¿En qué lugar de tu casa te hacía eso?

Alba: —En *mi cuarto* y en el *baño* —dice esto mirando para abajo, en una voz casi inaudible.

Psicóloga: —¿Cuántas veces te lo hizo?

Alba: —Así —se quita los zapatos y las medias, y estira todos los dedos de pies y manos, como un modo de indicar que ha sido *muchísimas veces.*

Psicóloga: —¿Y tú cómo te sentías cuando te hacía eso?

Alba: —*Me duele* mucho.

Psicóloga: —¿Qué *edad* tenías cuando te lo hizo por primera vez?

Alba: —Un mes, un año.

Psicóloga: —¿Por qué piensas que tu *padre* te hacía eso?

Alba: —Porque es *malo...* Tú eres mi padre disfrazado —manifestando una repentina *desconfianza.*

Psicóloga: —No. Yo soy tu psicóloga, que te está ayudando —de repente, Alba se le abalanza con la intención de *tocarle los pechos* a la profesional; pero, esta logra detenerla a tiempo. La distrae ofreciéndole unos caramelos y da por concluida la entrevista.

Interpretación

Si bien suele dar mejores resultados cuando se le pregunta al niño/a en segunda y tercera persona ya que no se siente tan expuesto, también debe respetarse si es que siente la necesidad de hablar en primera persona. En este caso, el hecho de hablar en primera persona respecto del incesto sufrido por parte de quien sería su padrastro no solo hizo que Alba lograra expresarse sin tanto temor, sino que también logró empoderarse y dejar los miedos a un lado para romper el secreto y pedir ayuda.

6.ª entrevista

En su sexta entrevista, Alba desarrolla los siguientes juegos:

1. Interpretando el rol de un *ladrón*, Alba procede a *inmovilizar* a la psicóloga, vendándole los ojos y atando sus manos con cinta de papel. También, le tapa la boca con un pañuelo para que no pueda hablar (Alba comienza a transpirar y a hacer una respiración torácica). Al finalizar, dice: "Te atrapé. Vas a *ir a la cárcel*". Ante esto, se establece el siguiente diálogo lúdico:

   Psicóloga: —¿Quién soy?

   Alba: —Eres *mi padre* —grita, enojada.

   Psicóloga: —¿Por qué me haces esto?

   Alba: —Porque eres *malo*. Estás en el hoyo de la muerte —hace un gesto de odio.

   Psicóloga: —¿Qué hice?

   Alba: —Ibas a *matar a tu hija*. Tú no eres un príncipe, eres un papá malo —se abalanza contra la profesional e intenta ahorcarla.

Interpretación

1. Mediante este juego, Alba pretende castigar a su progenitor haciéndole sentir lo mismo que le hizo sentir a ella.
2. Alba no puede ver a su padre más que como un simple progenitor y no tal como lo vería una niña de su edad: como un príncipe idealizado.

7.ª entrevista

Llama la atención que Alba llega caminando en puntitas de pie. Se procede a administrar tests gráficos. Solo acepta hacer tres:

1. **Familia de Animales**: presenta los siguientes *indicadores de abuso sexual*: a) todos los miembros de la familia son animales domésticos, a excepción del padre, a quien representa como una serpiente (animal salvaje, símbolo fálico); b) borra muchas veces al animal padre en la zona anal; c) parte de la serpiente-padre que borra queda encimada sobre la parte trasera del patito-hijo.
2. **Familia Kinética**: presenta los siguientes indicadores de abuso sexual: a) dibuja al padre con un pene; b) pinta de marrón la totalidad de la casa; c) hace dos soles.
3. **Casa-Árbol-Persona**: presenta los siguientes indicadores de abuso sexual: a) casa: a punto de desmoronarse, torcida, sin puerta, con dos chimeneas, a medio pintar de color rojo; b) ausencia de manos; c) marca en la zona genital; d) tacha su firma.

8.ª entrevista

Apenas llega, Alba se dispone a jugar a la siguiente secuencia de juegos:

1. Agarra un Ken y le coloca una capa negra. Dice que es un *ladrón* que está buscando a *una niña* para *lastimar* su cuerpo (Alba comienza a transpirar y a hacer una respiración torácica).
2. Agarra un títere *payaso* y hace como que le hace *bromas pesadas* a las *chicas*.
3. Introduce en su juego al títere *fantasma*, quien pretende asustar a todos aprovechando que *nadie lo puede ver* cuando hace maldades.

4. Agarra el títere *vampiro* y hace como que le da un *mordisco a una niña* mientras está dormida en la *cama*.
5. La psicóloga le pone la voz a la muñeca niña e, intencionalmente, para observar su reacción, dice: "Esto no es verdad. Es un simple sueño". Al escucharla, Alba, ahora en un rol de policía, grita enojada: "No fue un sueño. Alguien la quiso *matar* de verdad: su *padre*".

Interpretación

1. Alba utiliza la analogía del ladrón –alguien intrusivo, que invade sin respetar la propiedad ajena–, como un modo de hablar de un hombre que no respeta su cuerpo, ni su subjetividad.
2. Se trata de un hombre que humilla a las niñas; aunque, en este caso, hace pasar las humillaciones que hace como meras bromas.
3. Al parecer, nadie en su entorno se da cuenta de esto y la situación abusiva y/o agresiva queda invisibilizada.
4. Ella es abusada a la noche, en su propia cama.
5. Alba dice en primera persona que quien la ha abusado sexualmente es su propio padre (o sea, su padrastro, el marido de su madre, dado que a su padre biológico no lo conoce).

Técnicas psicodiagnósticas

- Hora de juego proyectivo.
- Familia de animales con muñecos.
- Técnica gráfica Familia de Animales.
- Test Casa-Árbol-Persona (HTP).

Conclusiones

De las secuencias de manifestaciones verbales, paraverbales, lúdicas, gráficas y conductuales de Alba realizadas en el marco de la técnica de psicodiagnóstico Hora de Juego Diagnóstica podría inferirse que habría sido sometida a vivencias abusivas de índole sexual en el ámbito de la casa paterna y materna con la posible participación de su padrastro. A partir de los dichos de la niña y de la secuencia de conductas correlativas a tales dichos, también podría inferirse que, quizás, dichas situaciones abusivas podrían haber constado de manoseos, actos de eyaculación y posibles intentos de penetración en la zona genital.

Se ha arribado a dichas conclusiones a partir de la investigación psicológica realizada a lo largo de ocho entrevistas, en las que se pudieron observar los siguientes indicadores de abuso sexual:

1. **Indicadores de estrés postraumático**:
   - Recuerdos angustiosos, recurrentes, involuntarios e intrusivos del suceso/s traumático/s (en el caso de los niños/as los recuerdos espontáneos e intrusivos pueden no ser en apariencia angustiosos y se pueden expresar en sus juegos).
   - Malestar psicológico intenso o prolongado al exponerse a factores internos o externos que simbolizan o se parecen a un aspecto del suceso/s traumático/s.
   - Reacciones fisiológicas intensas a factores internos o externos que simbolizan o se parecen a un aspecto del suceso/s traumático/s.
   - Estado emocional negativo persistente (por ejemplo, miedo, terror, enfado).
   - Sentimiento de desapego o extrañamiento de los demás.
   - Incapacidad persistente de experimentar emociones positivas (por ejemplo, felicidad, satisfacción).
   - Comportamiento irritable y arrebatos de furia (con poca o ninguna provocación), que se expresan típicamente como agresión verbal o física contra personas u objetos.
2. **Indicadores cognitivos**:
   - Mirada perdida.
   - Retroceso a etapas previas en el desarrollo cognitivo.
3. **Indicadores psicomotrices**:
   - No puede cepillarse los dientes, lavarse y secarse las manos, desvestirse ni bañarse sin ayuda.
   - Pierde habilidades que había adquirido.
4. **Indicadores psicosexuales**:
   - Masturbación compulsiva.
   - Manoseos a otros.

- Manifestaciones en público de conductas erotizadas.
- Actitudes seductoras.
- Coerción sexual hacia otros niños/as:

5. **Indicadores físicos**:
   - Indicadores físicos inespecíficos:
     - Enuresis.
     - Obesidad.
6. **Indicadores psicológicos**:
   - Relato verbal.
   - Relato lúdico.
   - Mirada ausente.
   - Conductas regresivas.
   - Ponerse ropa sobre ropa.
   - Dibujos de genitales.
7. **Indicadores emocionales**:
   - Tristeza.
   - Conducta irritable.
   - Desconfianza.
   - Angustia.
   - Fobias y temores inexplicables (queso rallado).
   - Ira y hostilidad:
   - Nervios.
   - Baja autoestima.
   - Agresión.
   - Enojo crónico.
   - Dibujos de genitales.
8. **Indicadores sociales**:
   - Por momentos, no establece contacto visual.
   - Presenta una expresión corporal inadecuada.
   - Tiene arranques de enojo y berrinches.
   - Llora con frecuencia.
   - Se muestra inquieta, no para de moverse.

- Tiene dificultades para hacer amigos.
- Hiperkinética, le cuesta quedarse quieta.
- Intimida y asusta a otros niños/as.
- Todo el tiempo se está quejando y nada parece conformarla.
- Parece incapaz de mantener la atención para escuchar y obedecer una consigna.
- Actitud oposicionista.

9. **Indicadores del lenguaje verbal**:
   - Relato en primera persona.
   - Relato lúdico (en segunda y tercera persona).
   - El relato verbal de Alba posee las siguientes características:
     - Estructura lógica: a lo largo de las ocho entrevistas, no se contradice y articula de un modo coherente sus dichos verbales y lúdicos referidos a los datos en relación con el abuso sexual que habría sufrido).
     - Cuando en su relato lúdico se refiere a la figura del padre (padrastro), se observan indicadores de trauma sexual.

10. **Indicadores del lenguaje paraverbal**:
    - Cada vez que se refiere a su agresor, eleva el tono de voz reflejando odio e ira.
    - Hace una especie gemido o sonido gutural cuando se refiere al lobo, símbolo del abusador.

11. **Indicadores del lenguaje corporal:**
    - Por momentos, camina en puntitas de pie.
    - Acercarse más de lo debido al cuerpo del interlocutor.
    - Ceño fruncido.
    - Pliegues en el entrecejo.
    - Cejas completamente fruncidas.
    - Labio inferior sobresaliente.
    - Sonrisa burlona.
    - Torácica (superior superficial, agitada, entrecortada).
    - Transpiración.
    - Respiración torácica.

- Mirada huidiza.
- Mirada triste.
- Evade la mirada al hablar.

12. **Indicadores del lenguaje lúdico**:
    - Juego postraumático.
    - Juego sexualizado.
    - Juego relacionado con la muerte.
    - Juegos violentos y de descarga.
13. **Indicadores del lenguaje gráfico**:
    - Fea impresión general del dibujo.
    - Firma tachada.
    - Colores oscuros.
    - Atmósfera general.
    - Borra reiteradas veces la zona genital de la figura del animal representante del padre.
    - Genitales en el dibujo del padre.
    - Dos soles.
    - Genitales superpuestos en transparencia de aquellas figuras correspondientes a animales representantes del padre y del hijo.
    - Casa a punto de desmoronarse.
    - Ausencia de puerta.
    - Dos chimeneas.
    - Ausencia de manos.
    - Marca en zona genital.
14. **Secuencias generales de ejes temáticos**: a lo largo de las distintas entrevistas se ha podido observar en Luisa una alta concordancia entre los distintos tipos de secuencias lúdicas, de relato, gestuales y conductuales. A continuación, ejemplificaremos los ejes temáticos desarrollados de forma general y sintética, en base a palabras claves:

- Primera entrevista: preocupación - padre distinto - lobo malo.
- Segunda entrevista: niña desnuda - hombre desnudo - ira - símbolo fálico - asesinato.

- Tercera entrevista: niña desnuda - hombre desnudo -ira - símbolo fálico - asesinato - necesidad de reparación.
- Cuarta entrevista: niña desnuda - cuerpo sucio (pis, semen) - necesidad de limpiarse - zona genital sucia - riesgo de muerte - necesidad de límites - hombre desnudo - humillación - necesidad de defenderse - necesidad de empoderarse.
- Quinta entrevista: secretos malos - padre mentiroso - padre que lastima - intento de penetración genital - abuso sexual crónico - habitación y baño - desconfianza - hipersexualización - falta de límites.
- Sexta entrevista: hombre invasivo - víctima paralizada - necesidad de justicia - padre malo - padre asesino.
- Séptima entrevista: indicadores de abuso sexual en los gráficos.
- Octava entrevista: hombre invasivo - niña lastimada - hombre con doble personalidad - hombre malo invisibilizado - hombre que lastima a niña - padre asesino.

Capítulo 6

Caso 6: Ceferina (5 años)

Si bien Ceferina siempre ha sido una niña dulce y sociable, últimamente sus padres la perciben más rebelde y caprichosa que nunca; según lo que le cuentan a la psicóloga, es como si, por momentos, fuese otra niña: siempre está llorando por cualquier cosa; tiene pesadillas frecuentes; está distraída; se pelea con sus compañeritos del jardín de infantes; se niega a ir a la escuela; constantemente se trepa a lugares peligrosos como las escaleras o los armarios, y por esto ya ha tenido varios accidentes. Sin embargo, el factor decisivo para que su padre y madre hayan realizado una consulta psicológica es que han sido citados por los directivos de la escuela debido a que su hija ha estado robando dinero a sus compañeritas. Hacia el final de la conversación, comentan que Ceferina ha sido diagnosticada por otra psicóloga con trastorno por déficit de atención con hiperactividad (TDAH); sin embargo, pesar de este panorama tan negativo, ellos se niegan a medicarla. Nadie en la familia entiende el porqué de este cambio tan abrupto en ella; en su entorno nunca ha sucedido nada traumático, a excepción de la reciente muerte de su abuela. Vale destacar que, en un segundo encuentro a solas, sin su marido, la madre de Ceferina confiesa a la psicóloga que desde que ha nacido su hija hace 5 años nunca más ha mantenido relaciones sexuales con su marido debido a un problema de impotencia sexual por parte de este, el cual él se niega a tratar.

A partir de esto, se toma la decisión de evaluarla en ocho entrevistas, en las cuales se ha podido observar una gran variedad de indicadores de abuso sexual. A continuación, a modo de ejemplo, describiremos algunos de los juegos que ha ido desarrollando a lo largo de las diferentes entrevistas diagnósticas:

1.ª entrevista

En su primera entrevista, Ceferina entra al consultorio muy extrovertida y sin dar señas de vergüenza; se la percibe simpática y carismática. Dice:

1. "Yo soy miedosa. Tengo *miedo de morir*. Mi abuela se murió hace poco. Mi mamá también se puede morir. ¿Tu mamá está viva o muerta?" —dice esto sin demostrar emociones, con una mirada ausente.
2. Luego, acto seguido, se dispone a jugar a que ella es una *doctora que cura* a los muñecos.
3. Finalmente, juega con billetes de cotillón a que *roba dinero* a la psicóloga.

Interpretación

1. Ceferina tiene miedo de morir y/o que su madre muera.
2. Necesita reparar algo que la hace sufrir.
3. Ceferina se sintió asaltada por alguien. Alguien le quitó algo a Ceferina.

2.ª entrevista

En su segunda entrevista, Ceferina llega con uno de sus muñecos favoritos, un peluche que le regaló su abuela días antes de morir, al cual coloca sentado en un asiento como testigo de lo que a continuación va a jugar:

1. Nuevamente, al igual que en la anterior entrevista, Ceferina continúa jugando a que es una *doctora que cura* a los animales. En esta oportunidad, coloca témpera roja en varias vendas que procede a colocar a modo de *sangre* sobre varios animalitos en distintas partes del cuerpo.
2. Luego, a continuación, comienza a aplicarles *inyecciones* en la cabeza, los ojos y la boca.
3. Pide dibujar. De esta manera, realiza la siguiente serie de dibujos espontáneos:

a. Dibujo 1. Hace un perrito y lo pinta con témpera, le hace una mancha de color rojo en la cola, tal como si fuese sangre. La psicóloga pregunta: "Perrito, ¿qué te sucedió que estás *lastimado*?"; pero Ceferina no responde verbalmente, sino que lo hace mediante su siguiente dibujo. En este dibujo, se observan los siguientes indicadores de abuso sexual: zona anal-genital lastimada.

b. Dibujo 2. Hace una nena y a su alrededor pinta nubes de polvo con manchas de témpera marrón. Dice: "La *nena* camina en el polvo. Está *sucia*". Al igual que anteriormente, se negó a responder más preguntas de forma verbal. En este dibujo, se observan los siguientes indicadores de abuso sexual: fea impresión general del dibujo; ausencia de sonrisa; utilización de pintura oscura.

c. Dibujo 3. Por último, también con témpera y pinceles, dibuja una *nena negra* y un *corazón roto*. En este dibujo, se observan los siguientes indicadores de abuso sexual: ausencia de sonrisa; utilización de pintura oscura; contenido.

Interpretación

1. A Ceferina la han lastimado. O, teme llegar a ser lastimada.
2. Necesita sanar sus recuerdos traumáticos. Tiene miedo, pero, siente que aún no puede hablar de su secreto.
3. Se siente sucia, confusa, angustiada. Dañada a nivel emocional.

3.ª entrevista

En su tercera entrevista, Ceferina llega con *piojos*. Se desarrollan las siguientes secuencias lúdicas:

1. Ceferina le dice a la psicóloga: —"¿Sabías que yo *soy una tonta*? Soy muy *fea*. Todos en la escuela me dicen que soy tonta y fea". Luego, comienza a jugar a la maestra y en su juego, tiene dos alumnas: la mejor del grado y aquella que escribía todos los números al revés.
2. Considerando la buena predisposición de Ceferina a la hora de dibujar, y teniendo en cuenta la rapidez con que lo hace, se le da la consigna de que dibuje las siguientes técnicas gráficas: Casa-Árbol-Persona (HTP) integrado a color; Familia Kinética; Familia

de Animales y Persona Bajo la Lluvia. Tan solo se observan indicadores de abuso sexual en esta última técnica; también, en un dibujo espontáneo que decide hacer a último momento:

- **Persona Bajo la Lluvia**: se observan los siguientes indicadores de abuso sexual: *lluvia sectorizada, ausencia de paraguas, ausencia de boca y pies.*
- **Dibujo espontáneo**: se observan los siguientes indicadores de abuso sexual: hace una *serpiente* y un *cuchillo.* Si bien se niega a responder verbalmente las preguntas de la psicóloga, en este caso lo hace mediante su lenguaje corporal: se cubre con ambas manos la zona genital.

Interpretación

1. Ceferina tiene baja autoestima. En el fondo sabe que es inteligente; pero, hay algo que no puede contar.
2. Ceferina podría estar siendo víctima de abuso sexual por alguien externo a su familia.

4.ª entrevista

Ceferina se presenta a su cuarta entrevista nuevamente con *piojos.*

1. Ceferina propone a la psicóloga jugar a la maestra. Agarra tizas e intenta escribir *números* en el pizarrón, pero como *no le salen,* los borra y termina rompiendo todo el paquete de tizas nuevas.
2. Luego, se le ocurre una idea mejor: jugar a que ella le *roba dinero* a la psicóloga.
3. Pero, en mitad del juego de "la ladrona", hace como que *la pica una serpiente* boa. Ante esto, hace que *se esconde* detrás de un sillón para *defenderse* de la boa.
4. A continuación, agarra el muñeco serpiente boa y le propone a la psicóloga: "¿Dale que yo era un *ladrón* que te quería *matar* a ti, que eras una *nena* que *no se daba cuenta de nada*?". Así, de esta manera, se acerca sigilosa a la profesional e *intenta introducirle por la fuerza en su boca a la boa.* Esto lo repite unas siete veces aproximadamente.

Interpretación

1. Hay algo que Ceferina no se anima a contar y eso la pone nerviosa.
2. 3. Alguien tocó algo de su propiedad que no debía; quizás, ¿su cuerpo?
4. Ceferina tiene miedo de ser asesinada, y como mecanismo de defensa utiliza la disociación.

5.ª entrevista

Ceferina ya no tiene piojos; sin embargo, ahora está *resfriada y tiene tos*. Su madre dice que se ha estado haciendo pis en la cama.

1. En esta entrevista, Ceferina repite varias veces más el juego del *ladrón* que quería matar a una nena (interpretada por la psicóloga), intentando *introducirle la boa en su boca*; para esto, hace que tiene poderes para *inmovilizar* e hipnotiza *a la niña* para que *no pueda pedir ayuda*.
2. A lo largo de todo este juego, Ceferina *se embadurna* constantemente las manos y los brazos con una gran cantidad de *alcohol en gel*. También, comienza a *moverse* de un lugar al otro, salta arriba de los sillones y pretende *treparse* al perchero.
3. Luego, dibuja espontáneamente una serie de *animales peligrosos*: una gran serpiente, una araña y una cucaracha.
4. A continuación, en hojas separadas, dibuja otra serie de animales peligrosos, que pueden picar: una pulga, una araña y una abeja.
5. Se produce el siguiente diálogo:

   Ceferina: —¿Sabes que en mi escuela hay un *niño ladrón*? —dice, desviando la mirada.

   Psicóloga: —¡Qué barbaridad! ¿Y ese niño tiene un secreto?

   Ceferina: —Un día *encerró a una nena en el baño* —nuevamente desvía la mirada y sus ojos se oscurecen.

   Psicóloga: —¡No te lo puedo creer! ¿Y qué le hizo a *la niña*?

   Ceferina: —*Le bajó los pantalones* —en un tono de voz casi inaudible.

   Psicóloga: —¿Y qué más?

Ceferina: —*Le hizo doler la cola* —intentando contener las lágrimas.

Psicóloga: —¡No te lo puedo creer! ¿Y la niña se lo contó a alguien? —en un tono de voz dulce y compasivo; aunque, sin demostrar lástima.

Ceferina: —No —agacha la cabeza.

Psicóloga: —¿*Ese niño* es grande o es pequeño?

Ceferina: —*Es grande*. No quiero hablar más.

Interpretación

1. Ceferina tiene miedo de ser asesinada o lastimada nuevamente mediante un abuso sexual. Tiene miedo de hablar. Guarda el secreto de aquello que le obligaron a hacer.
2. Esta situación, la hace sentir sucia, ansiosa y nerviosa.
3. Dibuja tres bichos (serpiente, araña y cucaracha), los cuales pican (penetran el cuerpo) y pueden transmitir enfermedades; aunque, también, matar, como en el caso de la serpiente.
4. Dibuja otros tres bichos (pulga, araña y abeja), los cuales también tienen la característica de picar (penetrar el cuerpo humano).
5. Un niño mayor de su colegio la habría abusado sexualmente en el baño.

6.ª entrevista

La madre de Ceferina le manda un mensaje por WhatsApp a la psicóloga solicitando un cambio de turno debido a que debe llevarla al pediatra: tiene un exceso de flujo vaginal y, al parecer, está con una infección. Cuando la siguiente semana la niña llega a su sexta entrevista, desarrolla los siguientes juegos:

1. Ceferina repite el juego en donde ella es un *ladrón* que *hipnotiza* e *intenta introducirle a la fuerza la serpiente en su boca a una nena* (interpretada por la psicóloga a pedido suyo).
2. Luego, intenta tirarle alcohol en gel en la boca y genitales de la psicóloga (a pesar de la negativa de la profesional).
3. Ceferina le propone a la psicóloga que en su rol de *nena* se haga la *dormida*. Entonces, muy sigilosa, procede a taparle la boca y los

ojos con cinta de papel e intenta colocarle varios *bichos* de cotillón sobre la *zona genital*; pero, luego de que la psicóloga le propusiera que lo hiciera en otra parte se los coloca sobre la panza. Una vez entonces, *se esconde* detrás del sillón, espiando la reacción de *horror* de la *nena al despertar*. Quiere repetir esta escena unas diez veces.

4. En dicho escenario lúdico, la psicóloga interviene en su rol tratando de *gritar por ayuda*; pero, en cada una de las veces, Ceferina, en su rol de ladrón, *le ordena callarse*, y para ello, *le pega* con almohadones. Le dice: "*No hay nadie que la pueda ayudar*. Está lejos de su casa, *la nena está en la escuela*. Esto es un *secreto*".

Interpretación

1. 2. Ceferina ha sufrido un abuso de tipo sexo bucogenital.

3. Ceferina está tratando de entender un trauma sexual y el mecanismo de disociación que ha utilizado. Verlo representado desde afuera le es de utilidad para comprender aquello que le hicieron sin que ella pudiese darse cuenta. Ahora, ha tomado consciencia.

4. Ha sido abusada en la escuela.

7.ª entrevista

Ceferina llega a su séptima entrevista muy contenta, de la mano de sus padres.

1. Se decide administrar la técnica de las fotografías; sin embargo, no se observa *ninguna reacción negativa* de Ceferina hacia ninguno de los miembros de su *familia*.

2. Luego, se decide aplicar la técnica de los regalos para cada uno de los miembros de su familia (fotos). Ceferina se muestra muy entusiasmada con esta técnica y decide hacerles regalos bonitos; a su papá, por ejemplo, le regala un osito panda de peluche, según ella, su favorito.

3. Un momento después, quiere jugar a ser una *detective* que seguía unas *pistas* hechas con papelitos recortados y descubría a una *serpiente boa* que se hallaba *escondida*.

4. Al finalizar la entrevista, dice: "Yo siempre tengo *pesadillas*". Aunque, no recuerda el contenido de las mismas.

Interpretación

1. 2. y 3. Ceferina tiene un secreto con alguien externo a su familia.

8.ª entrevista

En su octava entrevista, Ceferina retoma el juego del detective de la semana anterior. Luego, decide jugar a otra cosa:

1. Arma una carpa de indios que hay en el consultorio y se encierra allí adentro. Ordena: "*Apaga las luces*". Ante esto, la psicóloga procede a bajar la ventana; y una vez que el ambiente ha quedado en penumbras (no a oscuras), le ofrece un farol para que pueda ver dentro de la carpa.

2. A continuación, se produce el siguiente diálogo:

   Ceferina: —Tengo sed.

   Psicóloga: —Espera un momento, que te voy a traer una gaseosa bien fresca de la heladera —una vez que se la alcanza y toma unos sorbos, la niña manifiesta deseos de hablar en primera persona.

   Ceferina: —Yo tengo un secreto.

   Psicóloga: —¿Qué secreto? —bajando el tono de voz, con una expresión de curiosidad.

   Ceferina: (responde con un silencio).

   Psicóloga: —¿Con quién tienes ese secreto?

   Ceferina: —*Con Tato* —con un tono de miedo, bajando la voz.

   Psicóloga: —¿Y se puede saber qué secreto es?

   Ceferina: —Me dijo que va a publicar la foto que me sacó en el baño. *Me pidió plata* para que no lo haga. Si mi mamá se entera, me va a retar.

   Psicóloga: —¿Qué foto? —con una expresión de inocencia.

   Ceferina: —Él me obligó a sacarme la remera. Tengo *miedo* —se puso a llorar, abrazada a su mamá.

   Psicóloga: —¡Qué maldito! —en un tono natural, sin demostrar preocupación.

Ceferina: —¡Dijiste una mala palabra! —soltó una risa.

Psicóloga: —¿Y te obligó a hacer algo más?

Ceferina: —*Niña tonta* —dice como para sí, conteniendo las lágrimas.

Psicóloga: —Tú eres una niña muy pequeña y ha sido por esa razón que Tato te engañó. No debes sentirte culpable, yo conozco a otra niña que le ha sucedido lo mismo que a ti —dice esto en un tono amoroso, pero firme; con un gesto de enojo y, a la vez, con una sonrisa despreocupada que le da más confianza a Ceferina para continuar hablando.

Ceferina: —¿En serio? —con un gesto de asombro.

Psicóloga: —Adivina qué más le hicieron a esa niña que yo conozco.

Ceferina: —Seguro que *Tato le quiso poner su pito en la boca* y le hizo *doler*. Y después, le pidió plata para guardar el *secreto*.

Psicóloga: —Adivinaste. Ahora, adivina qué más le hizo.

Ceferina: —Le quiso *bajar la bombacha*.

Psicóloga: —Adivinaste. Y... ¿en qué lugar hizo eso?

Ceferina: —En el *baño de la escuela* —dice frunciendo el ceño.

Psicóloga: —¿Y cuántas veces hizo eso?

Ceferina: —Solo una vez —baja la mirada.

Psicóloga: —¿Solo una vez solísima? —repregunta de una manera lúdica.

Ceferina: —Sí. Se aprovechó que todos estaban en el acto.

Psicóloga: —¿Qué acto?

Ceferina: —En el último *acto del cole*. Cuando me lo encontré en el *baño*. No quiero hablar más.

Psicóloga: —Una última pregunta, ¿Tato es un niño o un adulto?

Ceferino: —Él va *séptimo grado*. Yo lo conozco, vive en mi barrio. Esto es un secreto. Tato es bueno, solo quiso jugar conmigo.

Interpretación

1. Ceferina tiene un secreto:
2. ha sido abusada sexualmente por un niño de séptimo grado de su escuela en un acto escolar.

Técnicas psicodiagnósticas

- Hora de juego proyectivo.
- Técnica de fotografías.
- Técnica de los regalos.
- Test Casa-Árbol-Persona (HTP) integrado a color.
- Test gráfico Familia Kinética.
- Tést gráfico Persona Bajo la Lluvia.
- Técnica gráfica proyectiva Familia de Animales.
- Dibujos espontáneos.

Conclusiones

De las secuencias de manifestaciones verbales, paraverbales, lúdicas, gráficas y conductuales de Ceferina realizadas en el marco de la técnica de psicodiagnóstico Hora de Juego Diagnóstica podría inferirse que habría sido sometido a vivencias abusivas de índole sexual en el ámbito escolar con la posible participación de un niño de séptimo grado llamado Tato. A partir de los dichos de la niña y de la secuencia de conductas correlativas a tales dichos, también podría inferirse que, quizás, dichas situaciones abusivas podrían haber constado de manoseos en la zona genital; así como masturbación; acto de sexo bucogenital; acto de eyaculación e intento de acceso carnal.

Se ha arribado a dichas conclusiones a partir de la investigación psicológica realizada a lo largo de ocho entrevistas, en las que se pudieron observar los siguientes indicadores de abuso sexual:

1. **Indicadores de estrés postraumático**:
   - Recuerdos angustiosos, recurrentes, involuntarios e intrusivos del suceso/s traumático/s (en el caso de los niños/as, como Ceferina, los recuerdos traumáticos se expresan en sus juegos).

- Sueños angustiosos recurrentes en los que el contenido y/o el afecto del sueño está relacionado con el suceso/s traumático/s.
- Malestar psicológico intenso o prolongado al exponerse a factores internos o externos que simbolizan o se parecen a un aspecto del suceso/s traumático/s.
- Estado emocional negativo persistente (por ejemplo, miedo, terror, enfado).
- Incapacidad persistente de experimentar emociones positivas (por ejemplo, felicidad, satisfacción).
- Comportamiento irritable y arrebatos de furia (con poca o ninguna provocación), que se expresan típicamente como agresión verbal o física contra personas u objetos.
- Comportamiento imprudente o autodestructivo.
- Problemas de concentración.
- Alteración del sueño (pesadillas).

2. **Indicadores cognitivos**:
   - Mirada perdida.
   - Le cuesta mantener la concentración.
3. **Indicadores psicomotrices**:
   - Torpeza al caminar y moverse, al saltar suele caerse y golpearse.
4. **Indicadores psicosexuales**:
   - Introducción de dedos u otros elementos en el orificio del ano o la vagina.
5. **Indicadores físicos**:
   - Infecciones genitales: flujo vaginal infeccioso con presencia de gérmenes no habituales en la flora normal de las niñas.
   - Piojos.
6. **Indicadores psicológicos**:
   - Relato verbal.
   - Relato lúdico.
   - Mirada ausente.
   - Baja autoestima.
   - Enuresis.
   - Miedo repentino a ir a la escuela.

- Trastornos del sueño.
- Desobediencia permanente.
- Relación extraña entre la niña y un adulto significativo.
- Problemas con la figura de autoridad.
- Trastornos del sueño.
- Conflictos con la autoridad.
- Descenso del rendimiento escolar.
- Hiperkinesia.
- Intentos de suicidio.
- Sobreadaptación y pseudomadurez.
- Adultización en la comunicación.
- Síntomas de apariencia psicopatológica: supuesto trastorno por déficit de atención con hiperactividad (TDAH).
- Dibujos de naturaleza sexual.
- Robos.

7. **Indicadores emocionales**:
    - Llanto excesivo sin razón aparente.
    - Tiene arranques de enojo y berrinches.
    - Tristeza.
    - Conducta irritable.
    - Ansiedad.
    - Angustia.
    - Fobias y temores inexplicables: ir a la escuela.
    - Ira y hostilidad.
    - Nervios.
    - Baja autoestima.
    - Baja tolerancia a la frustración.
    - Enojo crónico.
    - Dibujos.

8. **Indicadores sociales**:
    - Se muestra inquieta, no para de moverse.
    - Ansiosa, siempre parecen estar tensionada.

- Molesta a otros niños/as.
- Quiere llamar la atención todo el tiempo.
- Evita jugar con pares de su edad, siempre quiere jugar con niños/as más grandes.
- Grita cuando está enojada y no puede autorregular esta conducta.
- En el jardín de infantes les quita las cosas a sus compañeritos.
- Robos.
- Desobedece las reglas.
- Tiene dificultades para hacer amigos.
- Hiperkinética, le cuesta quedarse quieta.
- Le cuesta centrar su atención cuando otros le hablan.
- Es difícil de contener y/o consolar cuando se enfada.
- Actúa como si tuviesen más edad.
- Perturba las actividades que se están desarrollando en la clase.
- Todo el tiempo se está quejando y nada parece conformarla.
- Molesta a otros niños/as en el jardín de infantes.
- Tiene muy baja tolerancia a la frustración, por lo que sufre ataques de rabia o abandona la actividad que estaba haciendo con sus pares.

9. **Indicadores del lenguaje verbal**:
   - Relato en primera persona.
   - Relato lúdico (en segunda y tercera persona).
   - El relato verbal de Ceferina posee las siguientes características:
     - Estructura lógica: relato en primera persona; relato lúdico (en segunda y tercera persona).
     - Estructura lógica: a lo largo de las ocho entrevistas, no se contradice y articula de un modo coherente sus dichos verbales y lúdicos referidos a los datos en relación con el abuso sexual que habría sufrido.
     - Engranaje contextual: ubica la escena del abuso en tiempo y espacio.
     - Complicaciones inesperadas durante el incidente: la extorsionaba pidiéndole dinero a cambio de guardar el secreto.

- Correcciones espontáneas: procede a retractarse y, al final de su relato en primera persona, termina diciendo que su agresor es bueno.
- Autodesaprobación: a lo largo de las entrevistas, dice varias veces que ella es una niña tonta y fea.

10. **Indicadores del lenguaje paraverbal**: cada vez que Ceferina habla de su trauma sexual o de su agresor, baja notoriamente el tono de voz.
11. **Indicadores del lenguaje corporal**: cada vez que Ceferina habla de su trauma sexual o de su agresor, su estado emocional se ve reflejado en su cuerpo de la siguiente manera:
    - Gesto de tristeza.
    - Ceño fruncido.
    - Mirada huidiza.
    - Pupilas contraídas.
    - Contiene las lágrimas.
12. **Indicadores del lenguaje lúdico**:
    - Juego postraumático.
    - Juego sexualizado.
    - Juego relacionado con la muerte.
13. **Indicadores del lenguaje gráfico**:
    - Zona anal-genital de los personajes lastimada.
    - Fea impresión general.
    - Ausencia de sonrisa.
    - Utilización de colores oscuros (negro, marrón).
    - Simbolismos fálicos (bichos).
    - Contenido simbólico alusivo a la muerte (cuchillo, sangre).
    - Lluvia sectorizada.
    - Ausencia de paraguas.
    - Ausencia de boca y pies.
14. **Secuencias generales de ejes temáticos**: a lo largo de las distintas entrevistas se ha podido observar en Ceferina una alta

concordancia entre los distintos tipos de secuencias lúdicas, de relato, gestuales y conductuales. A continuación, ejemplificaremos los ejes temáticos desarrollados de forma general y sintética, en base a palabras claves:

- Primera entrevista: miedo a morir - necesidad de sanar - sufrimiento - robo de dinero.
- Segunda entrevista: miedo a morir - necesidad de sanar - símbolo fálico - posible acceso carnal - sufrimiento - baja autoestima - suciedad - tristeza.
- Tercera entrevista: baja autoestima - angustia - imposibilidad de defenderse - imposibilidad de huir - secreto - símbolo fálico - miedo a ser lastimada.
- Cuarta entrevista: baja autoestima - secreto - símbolo fálico - varón intrusivo - disociación - acto de sexo bucogenital.
- Quinta entrevista: varón intrusivo - acto de sexo bucogenital - posible eyaculación - sentimiento de suciedad - nervios - peligro - abuso sexual con posible acceso carnal - niño mayor.
- Sexta entrevista: varón intrusivo - inmovilizada - posible acto de sexo bucogenital - disociación - secreto - horror - sin ayuda - escuela – secreto.
- Séptima entrevista: familia buena - padre bueno - secreto – pesadillas.
- Octava entrevista: secreto - niño llamado Tato de séptimo grado - extorsión económica - miedo - baja autoestima - acto de sexo bucogenital - abuso sexual con posible acceso carnal - baño de la escuela - acto escolar.

Conclusiones

Este libro es el resultado de años de experiencia en el abordaje y tratamiento de niños y niñas que la licenciada María Cecilia López ha llevado adelante cuando era muy difícil encontrar profesionales comprometidos con el cumplimiento de los derechos de los niños y las niñas.

Lo fantástico de este libro, entre todas las cosas que contiene es, característica que posee la escritora, la forma clara, precisa y ordenada de las herramientas que provee.

Actualmente en muchos ámbitos y sobre todo en la justicia se desestiman las causas de abuso sexual cuando la víctima es menor de 5 años porque quienes deben abordar las evaluaciones en el Poder Judicial y sobre todo en el Fuero Penal desconocen completamente cómo hacerlo. Se sigue tratando a la niñez como si fueran incapaces, tal y como se hacía durante el patronato; hemos recorrido muchos años, hemos estudiado, hemos investigado pero aún ese conocimiento no se vuelca ni en la asistencia en general con los psicólogos de niños/as y mucho menos en el Poder Judicial.

Este libro es un salto hacia delante en el abordaje de niños/as pequeños, nos brinda las herramientas necesarias para hacerlo. Estas herramientas son el producto del trabajo profesional y de la práctica clínica constante, creativa, investigativa y comprometida.

Durante todos estos años las causas de abuso sexual de niños o niñas menores de 5 años eran, en su inmensa mayoría, archivadas por falta de pruebas, ya que actualmente en el abuso sexual en la infancia se inicia la investigación con la toma del testimonio del niño o la niña en Cámara Gessell o similar. Primero se realiza una evaluación de la pequeña víctima y se determina si está o no en condiciones de dar su testimonio. Esta evaluación se hace desde el prejuicio basado en que solamente se puede comunicar lo ocurrido desde el lenguaje verbal, como lo hacen los adultos, sin tener en cuenta todos los modos comunicacionales que se desarrollan en este libro.

Tenemos que comprender, tal como lo desarrolla la autora, que la manera de comunicar de los niños y las niñas es completamente distinta a la que tienen los adultos, y por ello debemos adecuar el modo de abordaje a esas formas de comunicar si realmente queremos hacer justicia con los abusos sexuales en la infancia.

Sabemos que el abuso sexual en la infancia es el delito más impune de la Tierra, un porcentaje bajísimo llega a recibir el castigo adecuado. De cada 1000 casos solo se denuncian 100, a juicio solo llegan 10 y uno es condenado. En la base de estas proporciones se encuentra la falta de capacitación para entender a los niños y niñas pequeños, que son los que menos reciben justicia, por deficiencia en los cuerpos técnicos y en los equipos periciales. La forma de abordaje está pensada para que los pequeños se adapten y actúen como adultos, sin tener en cuenta las características de la infancia, la forma en que se comunican, los tiempos evolutivos, todos estos aspectos que este libro describe pormenorizadamente y fundamenta de manera impecable.

Este texto es una herramienta fundamental para comprender la lógica de la infancia y nos permite acercarnos a la problemática con una herramienta y una serie de variantes acordes a la edad de las víctimas.

Es momento de modificar los instrumentos que utiliza la justicia y adecuarlos a las víctimas si realmente buscamos llegar a la verdad en estos delitos. Parece mentira que siendo tan clara la manera de hacerlo se siga sin que absolutamente nada cambie, salvo que eso sea en el fondo lo que se busca, dejar a los niños y las niñas a merced de sus victimarios, y dejar que el abuso sexual a las infancias siga siendo el delito más impune de la Tierra.

Licenciada María Beatriz Müller

Bibliografía

Aberastury, A. (1968) El niño y sus juegos, Buenos Aires: Paidós, 2010.

— (1962) Teoría y técnica del psicoanálisis de niños, Buenos Aires: Paidós.

— (1971) Aportaciones al psicoanálisis de niños, Buenos Aires: Paidós, 1986.

Ackerman, N. Diagnóstico y tratamiento de las relaciones familiares, Buenos Aires: Lumen, 10.ª edición, 1994.

Aizpuru, A. "La teoría del apego y su articulación con el niño maltratado", en Psicología Iberoamericana, 1994.

American Psychiatric Association (APA). (2013) DSM-5 Manual diagnóstico y estadístico de trastornos mentales, 5.ta edición, Panamericana, 2018.

Amigo, CA. (2018) ¡De esto sí se habla! Abuso sexual en bebés, Letra Viva.

Aulagnier, P. (1988) La violencia de la interpretación. Del pictograma al enunciado, Buenos Aires: Amorrortu.

Asamblea General de las Naciones Unidas: "Convención sobre los Derechos del Niño", Nueva York, 1989, en JI. Rosello, JI. "El derecho del niño a ser oído", en blog Palabras del Derecho, 2018.

Bandler, R.; Grinder, J. De sapos y de príncipes, Chile: Cuatro Vientos, 1980.

— La estructura de la magia I: Lenguaje y Terapia, Chile: Cuatro Vientos, 2006.

— La estructura de la magia II: Cambio y congruencia, Chile: Cuatro Vientos, 1997.

Batres, G. (1997) Del ultraje a la esperanza: Tratamiento de las secuelas del incesto, San José, Costa Rica: ILANUD.

— (1997) Manual para el tratamiento grupal del incesto y abuso sexual infantil, San José, Costa Rica: ILANUD.

— (1998) Tratamiento grupal. Adultas y adolescentes sobrevivientes de incesto y adolescentes, San José, Costa Rica: ILANUD.

— (2003) Niños/as que abusan sexualmente, Instituto de las Naciones Unidas para la Prevención del Delito y Tratamiento del Delincuente, San José, Costa Rica: ILANUD.

— (2017) Tratamiento para adolescentes víctimas de abuso sexual, San José, Costa Rica: ILANUD.

Beiga, C. (2013) Ficción y creatividad, Buenos Aires: Noveduc.

Beisim, M. (1997) "Juegos de transferencia, la personificación y el equívoco en el análisis de niños", en Redes de la letra, N° 7, Buenos Aires, Legere.

Bentivegna, SA.; Ortiz, DO. (2013) Violencia familiar. Aspectos prácticos, Buenos Aires: Hammurabi.

Bernstein, J. (1964) "La técnica del dibujo de dos personas de Machover", en FL. Goodenough: Test de inteligencia infantil por medio del dibujo de la figura humana, Buenos Aires: Paidós.

Bettelheim, B. (2006) Psicoanálisis de los cuentos de hadas, Barcelona: Crítica.

Birdwhistell, RL. Introduction to Kinesics, Universidad de Louisville, 1952.

Bleger, J. "La entrevista psicológica. Su empleo en el diagnóstico y la investigación", ficha editada por el Departamento de Psicología de la Facultad de Filosofía y Letras de la Universidad de Buenos Aires, 1964.

Bowlby, J. (1995) Una base segura, Buenos Aires: Paidós.

— (2014) El apego, Madrid: Morata.

Bringioti, MI; (2006) "Las cifras ocultas del abuso sexual infantil", en J. Volnovich, (comp.) *Abuso sexual en la infancia 2,* Buenos Aires: Lumen.

Bunge, E.; Gomar, M.; Mandil, J. (2014) *Terapia cognitiva con niños y adolescentes. Aportes técnicos,* Buenos Aires: Akadia.

Burgos, Á. "La memoria y su importancia en el campo forense", Tribunal Superior Penal Juvenil, en Alter, Enfoques Críticos, San José Costa Rica, año 1, N° 2, 2010.

Bustos, P.; Rincón, P.; Aedo, J. "Validación preliminar de la Escala Infantil de Síntomas del Trastorno de Estrés Postraumático (Child PTSD Symptom Scale, CPSS) en niños/as y adolescentes víctimas de violencia sexual", en Psykhe. Revista de la Escuela de Psicología, Universidad de Concepción, Chile.

Caillois, R. (1994) *Los juegos y los hombres. La máscara y el vértigo,* México: Fondo de Cultura Económica.

Caride, MR. (2004) *La hora de juego como técnica proyectiva,* Buenos Aires: Eudeba.

Carrión López, SA. (2002) Seducir y cautivar con PNL: el lenguaje del impacto, Barcelona: Obelisco.

— (2011) Curso de Practitioner en PNL: Programación Neurolingüística, la nueva técnica para el cambio y el éxito, Barcelona: Obelisco.

Celener, G. (2003) Técnicas Proyectivas. Actualización e interpretación en los ámbitos Clínico, Laboral y Forense, Buenos Aires: Lugar.

Chevalier, J.; Gheerbrant, A. (1991) *Diccionario de símbolos,* Barcelona: Herder.

Cifuentes Honrubia, JL. Lengua y espacio. Introducción al problema de la deíxis en español, Universidad de Alicante, Espagrafic, s/f.

Cirlot, JE. (1991) *Diccionario de símbolos,* Barcelona: Lobos.

Collin Gorráez, M. *Introducción a la entrevista psicológica,* México: Trillas, 2012.

Colombo, RI.; Beigbeder de Agosta, C. (2005) Abuso y maltrato infantil. Hora de Juego Diagnóstica, Buenos Aires: Cauquén.

Colombo, RI.; Barilari, Z.; Beigbeder de Agosta, C. (2003) Abuso y Maltrato Infantil. Indicadores en "Persona Bajo la Lluvia", Buenos Aires: Cauquén, 2006.

Colombo, R.; Agosta, C.; Barilari Z. (2013) Abuso y maltrato infantil. Inventario de frases revisado, Buenos Aires: Cauquén.

Comité sobre los Derechos del Niño, Observación General N° 12: "El derecho del niño a ser escuchado", 2009, en JI. Rosello, JI. "El derecho del niño a ser oído", en blog Palabras del Derecho, 2018.

Conde, C. (2013) Juego el juego: la función del juego en el psicoanálisis con niños, Buenos Aires: Ediciones Kliné.

Cooper, JC. (2004) Diccionario de símbolos, Barcelona: Gustavo Gili.

Corman, L. (1967) El test del dibujo de la familia, Buenos Aires: Kapelusz.

— Test de Pata Negra, TEA, 2019.

Crittenden, P. (2009) Nuevas implicancias clínicas de la teoría del apego, España: Promolibro.

Cuéllar, A. (2012) La magia de la programación neurolingüística: comunicación, transformación y poder personal, Madrid: Edaf.

Cyrulnik, B. (2011) Del gesto a la palabra, Barcelona: Gedisa.

Dalley, T. (1987) El arte como terapia, Barcelona: Herder.

Davis, F. La comunicación no verbal, México: Alianza, 2004.

Dilts, R. Liderazgo creativo, programación neurolingüística, Buenos Aires: Urano, 1998.

Dolto, F. (1994) La imagen inconsciente del cuerpo, Buenos Aires: Paidós.

Ekman, P. (1978) Manual del sistema de codificación de acciones faciales.

— (2007) Emotions Revealed, Nueva York: Holt.

— El rostro de las emociones, Barcelona: RBA, 2004.

Erickson, M. Escritos esenciales, vol. 1, Buenos Aires: Paidós, 2015.

Finkelhor, D. (1980) *Abuso sexual al menor*, México: Pax.

Fiorini, HJ. (1989) El psiquismo creador. Creatividad, dinamismos fundantes de un sistema en el psiquismo humano, Buenos Aires: Nueva Visión.

— (1993) Estructuras y abordajes en psicoterapias psicoanalíticas, Buenos Aires: Nueva Visión.

Flusser, V. (1994) Los gestos: fenomenología y comunicación, México: Herder.

Frank de Verthelyi, R.; Braude, M.; Celener, G.; Veccia, T. "Elaboración de hipótesis en la interpretación de la entrevista psicológica", Ficha del Departamento de Publicaciones de la Facultad de Psicología, UBA, 1987.

— (1992) Temas de evaluación psicológica, Buenos Aires: Lugar.

— (1998) Evaluación y Psicodiagnóstico, Buenos Aires: Lugar.

— "El dibujo infantil, algunas aproximaciones teóricas", Publicación periódica de la Cátedra de Psicodiagnóstico de la UBA, Abreletras, Buenos Aires, 2005.

Freud, A. *El psicoanálisis infantil y la clínica,* Buenos Aires: Paidós, 1977.

— (1993) *Normalidad y patología en la niñez,* Buenos Aires: Paidós, 1993.

Freud, S. *Obras completas,* Traducción López Ballesteros, Madrid: Biblioteca Nueva, 1981.

Fukelman, J. (1996) *"Ponerse en juego",* en *Conferencias,* Cartagena de Indias: Círculo de Estudios Psicoanalíticos del Litoral Caribe.

Gaines, J. *Fritz Perls: Aquí y ahora,* Santiago de Chile: Cuatro Vientos, 1989.

García Arzeno, ME. (1993) Nuevas aportaciones al psicodiagnóstico clínico, Buenos Aires: Nueva Visión.

García Reinoso, D. "Juego, creación, ilusión", Buenos Aires, en *Revista Argentina de Psicología,* año XI, N° 28, 1980.

García Vázquez, S. "Trauma psíquico y método psicoanalítico", en *Revista Uruguaya de Psicoanálisis,* N° 100.

Gerber, R. *De juguete a jugador,* Buenos Aires: Noveduc, 2013.

Giberti, E. (dirección) y otros (1998) Incesto paterno-filial. Una visión multidisciplinaria, Buenos Aires: Universidad.

— "El trauma de la irrupción de la sexualidad adulta en el universo infantil y sus consecuencias ulteriores", en *Revista Serie Victimología* N° 4: Temas de victimología general; dirigida por Hilda Marchiori. Córdoba, Argentina. Encuentro, Brujas, 1999.

— (2005) Abuso sexual y malos tratos contra niños, niñas y adolescentes. Perspectivas psicológicas y sociales, Buenos Aires: Espacio.

— (2015) Abuso sexual contra niñas, niños y adolescentes. Un daño horroroso que persiste al interior de las familias, Buenos Aires: Noveduc.

Giberti, E.; Garaventa, J.; Lamberti, S. (2005) Vulnerabilidad, desvalimiento y maltrato infantil en las organizaciones familiares, Buenos Aires: Noveduc.

Gil Domínguez, A.; Fama, MV.; Herrera, M. (2006) Derecho constitucional de familia, Buenos Aires: Ediar.

Godoy-Cervera, V.; Higueras, L. "El análisis de contenido basado en criterios (CBCA) en la evaluación de la credibilidad del testimonio", Universidad de Granada, en Papeles del psicólogo, vol. 26, 2005.

Goodenough, FL. (1975) Test de inteligencia infantil por medio del dibujo de la figura humana, Buenos Aires: Paidós.

Grassano de Píccolo, E. (1980) Indicadores psicopatológicos en técnicas proyectivas, Buenos Aires: Nueva Visión.

Grimberg, H. (1981) "Capítulo 22: Observación psicoanalítica sobre creatividad" en Teoría Psicoanalítica, Buenos Aires: Paidós.

Gutton, F. (1973) El juego de los niños, Barcelona: Nova Terra.

Hall, ET. (1959) The silent lenguage, Nueva York, Garden City.

Hammer, E. (2006) Tests proyectivos gráficos, Barcelona, Buenos Aires: Paidós.

Hogan, T. (2006) Pruebas psicológicas. Una introducción práctica, México: Manual moderno.

Hornstein, L. "Sublimación y creatividad, en Abreletras 3, publicación periódica de la Cátedra de Psicodiagnóstico, Editorial De la Campana, La Plata, 1999.

Ilia, C. (2013) Jugadores fuera de área, Buenos Aires: Noveduc.

Intebi, I. (1998) Abuso sexual infantil: en las mejores familias, Buenos Aires: Noveduc.

— "Valoración de sospechas de abuso sexual infantil", Seminario de formación y supervisión técnica en valoración de sospechas ASI, España, Colección [Documentos Técnicos], 2007.

— (2011) Proteger, reparar, penalizar, Buenos Aires: Granica.

Intebi, I.; Osnajanski, N. (2003) Maltrato de niños, niñas y adolescentes: detección e intervención, Buenos Aires: Familias del Nuevo Siglo.

Janín, B. (2005) *Niños desatento e hiperactivos*, Buenos Aires: Noveduc.

— (2011) El sufrimiento psíquico de los niños, Buenos Aires, Noveduc.

— (2013) Intervenciones en la clínica psicoanalítica con niños, Buenos Aires, Noveduc.

— "El juego en la constitución subjetiva del niño", en *Revista Actualidad Psicológica*, año XXXVIII, N° 427, Buenos Aires, 2014.

Jofré, GD. (2016) Niñas y niños en la justicia. Abuso sexual en la infancia, Maipue: Buenos Aires.

Jung, CG. Arquetipos e inconsciente colectivo, Paidós, 2013.

— El hombre y sus símbolos, Barcelona: Luis Caralt, 1984.

— Las relaciones entre el yo y el inconsciente, Paidós, 2012.

Klein, M. "Psicoanálisis de niños", en Obras completas, Buenos Aires: Paidós, 1987.

Koch, K. (1963) El Test del Árbol, Buenos Aires: Kapelusz.

Koppitz, EM. (1984) El dibujo de la figura humana en los niños. Evaluación psicológica, Buenos Aires: Guadalupe.

Lacunza, AB.; Castro Solano, A. y Contini, N. "Habilidades sociales preescolares: una escala para niños de contextos de pobreza", en Revista de Psicología, vol. XXVII, Pontificia Universidad Católica del Perú, octubre de 2009.

Lair, R. (1999) La comunicación eficaz, Buenos Aires: Urano.

Laplanche, J.; Pontalis, JB. Diccionario de psicoanálisis, Barcelona: Labor, 1981.

Leibovich de Duarte, A. "El problema del juicio clínico", Conferencia sobre las Técnicas Proyectivas en la investigación y en la clínica, Rosario, 1980.

— "Mas allá de la información dada: cómo construimos nuestras hipótesis clínicas", en Revista de la Sociedad Argentina de Psicoanálisis N° 3, Buenos Aires, 2000.

Levy, N. "Abordaje corporal en psicoterapia", en Revista Actualidad Psicológica, Buenos Aires, diciembre de 1980.

Liberman, D. (1966) La comunicación en terapéutica psicoanalítica, Buenos Aires: Eudeba.

— (1971) Lingüística, comunicación interactiva, Buenos Aires: Galerna.

Liporace Fernández, M. (1996) El dibujo de la figura humana. Aspectos psicométricos y proyectivos en el proceso psicodiagnóstico, Buenos Aires: Psicoteca.

Livingstone Smith, D. ¿Por qué mentimos? Las raíces del engaño del inconsciente, México: Océano, 2011.

López, MC. (2005) La búsqueda de la espada mágica: historia real de un largo silencio, Buenos Aires: Guadal.

— (2010) Abuso sexual. Cómo prevenirlo, cómo detectarlo, Buenos Aires: Paidós.

— "Consideraciones a tener en cuenta en el relato testimonial de los niños y niñas presuntas víctimas de delitos sexuales", Cuaderno Jurídico de Familia, El Derecho, UCA, N° 43, septiembre de 2013.

— (2013) La búsqueda de la espada mágica: historia real de un largo silencio, (nueva versión actualizada), Buenos Aires: Maipue.

— (2014) Los juegos en la detección del abuso sexual infantil, Buenos Aires: Maipue.

— "Crónicas de revinculaciones forzadas. La desprotección de los niños víctimas de incesto", en Revista Serie Victimología N° 20: Violencia familiar, protección niños víctimas; dirigida por Hilda Marchiori. Córdoba, Argentina. Encuentro, Brujas, 2017.

— (2017) La entrevista psicológica a niñas y niños víctimas de abusos sexuales, Buenos Aires: Maipue.

— (2018) El Imperio Azul, Buenos Aires: Maipue.

— (2018) El secreto de Suri, Buenos Aires: Maipue.

— (2018) Margarita, Trébol y… ¡Puaj!, Buenos Aires: Maipue.

— (2019) El Palacio de los Tribunales y el misterio de la Cámara Gesell, Maipue: Buenos Aires.

— (2019) Terapia del juego con muñecos en el abuso sexual, Maipue: Buenos Aires.

— (2020) Filomena la grillita y el Coronavirus, Buenos Aires.

López, MC.; Alarcón R. (2010) "Los dibujos de un niño abusado sexualmente", en Violencia familiar y abuso sexual, Perú: Unifé.

López, MC.; Müller, MB. (2011) Los dibujos en el abuso sexual infantil, Buenos Aires: Maipue.

— (2013) Madres de hierro. Las madres en el abuso sexual infantil, Buenos Aires: Maipue.

— (2018) Prevención del abuso sexual en la infancia: guía docente, Maipue: Buenos Aires.

— (2019) Bullying, ciberbullying, grooming y sexting: guía de prevención, Buenos Aires: Maipue.

Lowenfel, V.; Brittain, L. (1970) Desarrollo de la capacidad creadora, Madrid: Kapelusz.

Lunazzi de Jubany, H. (1992) Lectura del psicodiagnóstico, Buenos Aires: Fundación de Belgrano.

Lunazzi de Jubany, H. (2017) Relectura del Psicodiagnóstico, Buenos Aires: Lugar.

Luquet, GH. (1972) El dibujo infantil, A. Redondo.

Machover K. (1963) "Dibujo de la figura humana. Un método para investigar la personalidad", en H. Anderson y G. Anderson: Técnicas proyectivas del diagnóstico psicológico", Madrid: Rialp.

Maffioletti Celedón, F.; Rutte Barrera, MP. "Perfil de personalidad de agresores sexuales", en *Revista Serie Victimología* N° 4: Temas de victimología general; dirigida por Hilda Marchiori. Córdoba, Argentina. Encuentro, Brujas.

Maganto Mateo, C.; Cruz Sáez, S. (2003) "La entrevista psicológica", en Moreno Rosset, C. (coord.) Ejercicios prácticos de evaluación psicológica: concepto, proceso y aplicación en las áreas del desarrollo y de la inteligencia, Madrid: Sanz y Torres, 2003.

Mahler, M. (1975) El nacimiento psicológico del infante humano, Marymar.

Maldavsky, D. (2007) La intersubjetividad en la clínica psicoanalítica, Buenos Aires: Lugar.

Mannoni, M. (1965) La primera entrevista con el psicoanalista, Barcelona: Gedisa.

Marchiori, H. (1991) Relación autor-víctima del delito en el grupo familiar (en colaboración), Córdoba: Lerner.

— (1998) Criminología. La víctima del delito, México: Porrúa.

— (1998) Maltrato infantil. Prevención y atención (en colaboración), Bogotá: Universidad Sergio Arboleda.

— (1998) Victimología y asistencia a las víctimas (en colaboración), Montevideo: Álvarez.

— (2013) La víctima del delito (edición ampliada), México: Porrúa.

— "Paradojas victimológicas: La vulnerabilidad de las víctimas", en Revista Serie Victimología N° 20: Violencia familiar, protección niños víctimas; dirigida por Hilda Marchiori. Córdoba, Argentina. Encuentro, Brujas, 2017.

— (comp.) (2010) Victimología 9. Violencia en niños y adolescentes, Córdoba: Encuentro.

— "Los procesos de victimización. Avances en la asistencia a víctimas", Instituto de investigaciones jurídicas, UNAM, México, s/f.

Mariotti, F. (2008) Creatividad y desarrollo de la personalidad a través del juego, México: Trillas.

Martínez Selva, JM. (2005) La psicología de la mentira, Buenos Aires: Paidós.

Méndez, FX. (1998) Miedos y temores en la infancia. Ayudar a los niños a superarlos, Barcelona: Pirámide.

Mercado, B. "La creatividad ante la complejidad del psicodiagnóstico", conferencia central en el V Congreso Nacional de Psicodiagnóstico, XII Jornadas Nacionales, ADEIP, La Plata, 2001.

Miller, A. (1988) El saber proscrito, Buenos Aires: Tusquets.

— (2004) El cuerpo nunca miente, Buenos Aires: Tusquets.

Morales Aguiar, DP. "Desafíos en psicoterapia. Trauma complejo, apego, disociación", Centro clínico Humanitas, Roma, Italia, UNIFE, 2018.

Morales Miranda, C. (2007) Trauma psíquico y trastorno del estrés post-traumático, Perú: Libro Amigo.

Moretto, S. "Rol del psicólogo forense en las declaraciones de niños y adolescentes víctimas en el Fuero Penal. Ley 25.852. Testimonio de menores. Instrumento de validación", en Cuadernos de Medicina Forense, año 4, N° 2.

Morga Rodríguez, LE. (2012) Teoría y técnica de la entrevista, México: Tercer Milenio.

Morris, D. (2003) El mono desnudo: un estudio objetivo del comportamiento humano, Barcelona: Gedisa.

Müller, MB. (2015) Abuso sexual en la infancia. Mitos, construcciones e injusticias: el éxito judicial del falso síndrome de alienación parental, Buenos Aires: Maipue.

Nudel, CR. (2014) Herramientas para la pericia psicológica en delitos sexuales intrafamiliares, Buenos Aires: Akadia.

Ocampo, P.; Arzeno, ME. (1973) "Capítulo 3: Defensas en tests gráficos", en El proceso psicodiagnóstico y las técnicas proyectivas, Buenos Aires: Nueva Visión.

Paolicchi, G. "El juego y su facilitación en el desarrollo infantil", en Revista Actualidad Psicológica, año XXXVIII, N° 427, Buenos Aires, 2014.

Pease, A. (1997) El lenguaje del cuerpo: cómo interpretar a los demás a través de sus gestos, México: Paidós.

Perls, F. (1974) Sueños y existencia. Terapia guestáltica, Santiago de Chile: Cuatro Vientos.

Perpiñá, C. (coord.) (2012) Manual de la entrevista psicológica. Saber escuchar, saber preguntar, Pirámide.

Perrone, R.; Nannini, M. (2005) Violencia y abusos sexuales en la familia. Un abordaje sistémico y comunicacional, Buenos Aires: Paidós.

Piaget, J. (1969) Psicología del niño, Madrid: Morata.

— (1979) La formación del símbolo en el niño, México: Fondo de Cultura Económica.

— (1988) La psicología de la inteligencia, México: Crítica.

Porot, M. La familia y el niño, Barcelona: Luis Miracle, 1960, 2da. edición.

Quesada, HLA. "Gestos que hablan: el lenguaje corporal" (monografía), s/f.

Raznoszczyk de Schejtman, C. "Los juegos del niño en la actualidad. Su incidencia en la estructuración del psiquismo", Buenos Aires, Facultad de Psicología, Departamento de publicaciones de la Universidad de Buenos Aires (UBA), 2001.

Ribeiro, L. La comunicación eficaz, Buenos Aires: Urano, 2001.

Ridao, Á. "El lenguaje secreto de los juguetes", X Congreso Nacional y II Congreso Internacional: Repensar la Niñez en el Siglo XXI, Mendoza, Universidad Nacional de Cuyo, 2008.

Rodrigué, E. "La interpretación lúdica", en Revista de Psicoanálisis, tomo XX, N° 3, Buenos Aires, 1963.

Rodulfo, M. "La subjetividad destruida", en Diarios Clínicos, N° 5, Lugar, Buenos Aires, 1992.

Rodulfo, R. (1989) El niño y el significante. Un estudio sobre las funciones del jugar en la constitución temprana, Buenos Aires: Paidós.

— (1997) La problemática del síntoma, Buenos Aires: Paidós.

— (1999) Dibujos fuera de papel, Buenos Aires: Paidós.

Rosello, JI. "El derecho del niño a ser oído", en blog Palabras del Derecho, 2018.

Rozanski, CA. (2003) Abuso sexual infantil. ¿Denunciar o silenciar? Buenos Aires: Javier Vergara.

Rozental, A. (2013) El juego, historia de chicos. Función y eficacia del juego en la cura, Buenos Aires: Noveduc.

Ruesch, J. (1956) Non-verbal communication, Universidad de California.

Rulicki, S. (2013) Detective de sonrisas. Curso avanzado de comunicación no-verbal, Buenos Aires: Granica.

Rüssel, A. (1984) El juego de los niños, Barcelona: Herder.

Sami, A. (1972) El espacio imaginario, Buenos Aires: Amorrortu.

Sánchez, MV.; Fernández, Á. "La técnica terapéutica: La caja de arena", Madrid, Grupo Laberinto, 7/8/2015. Disponible: <grupolaberinto.es>.

Sartre, JP. (1964) Las palabras, Buenos Aires: Losada.

Schkolnik, F. "Representación, resignificación y simbolización", en Revista de Psicoanálisis, número especial internacional, Buenos Aires, 1999.

Spitz, R. El primer año de vida del niño, Madrid: Aguilar, 1972.

Stevens, JO. El darse cuenta. Sentir, imaginar y vivenciar. Ejercicios y experiencias en Gestalt, Santiago de Chile: Cuatro Vientos, 1976.

The History Channel (2013) *Los secretos del lenguaje corporal* [documental].

Toporosi, S. "Jornadas de Abuso Sexual Infantil" (apuntes). Organizado y abalado por el Instituto de Estudios Judiciales de la Suprema Corte de Justicia de la Provincia de Buenos Aires e Instituto de Niñas, Niños y Adolescentes del Colegio de Abogados de La Plata, y Ad Referéndum del Honorable Consejo de la Universidad de La Plata, 2015.

— (2018) En carne viva. Abuso sexual infantojuvenil, Topía.

Trapassi, L. (2008) Los recursos de la mentira, Barcelona: Anthropos.

Turkat, D. "Divorce related malicius mother syndrome", Journal of family violence, vol. 10, N° 3, 1995; en MB. Müller (2015) Abuso sexual en la infancia. Mitos, construcciones e injusticias: el éxito judicial del falso síndrome de alienación parental, Buenos Aires: Maipue, p. 95.

Vázquez Mezquita, B. (1995) Agresión sexual. Evaluación y tratamiento en menores, Madrid: Siglo XXI.

Veiras, A "Derecho a ser oído", en Revista del Departamento de Ciencias Sociales, vol. 2 N° 3, en Revista Electrónica del Departamento de Ciencias Sociales de la UNlu, 2015.

Volnovich, J. (comp.) (2002) Abuso sexual en la infancia, Buenos Aires: Lumen.

— (comp.) (2006) Abuso sexual en la infancia 2. Campo de intervención, Buenos Aires: Lumen.

Volnovich, JC. "Pensando en jugar", en Revista Argentina de Psicología, N° 33, Buenos Aires, 2014.

Walker, L. "Mujeres agredidas: la teoría del ciclo de la violencia", en Revista Serie Victimología N° 20: Violencia familiar, protección niños víctimas; dirigida por Hilda Marchiori. Córdoba, Argentina. Encuentro, Brujas.

Winnicott, D. Los procesos de maduración y el ambiente facilitador. Estudio para una teoría del desarrollo emocional, Buenos Aires: Paidós, 1971.

— Realidad y juego, Buenos Aires: Granica, 1972.

Se terminó de imprimir en el mes
de octubre de 2023 en Taller Gráfico Buenos Aires Print.
Pte. Sarmiento 459 - Lanús